[新篇] 眼科プラクティス
Practical Ophthalmology

シリーズ監修　大鹿哲郎［筑波大学教授］
シリーズ編集　園田康平［九州大学教授］
　　　　　　　近藤峰生［三重大学教授］
　　　　　　　稲谷　大［福井大学教授］

18

涙道診療オールインワン

編集●白石　敦［愛媛大学教授］

文光堂

■執筆者一覧 （執筆順）

白石　敦	愛媛大学眼科	井上英紀	愛媛大学眼科
宮崎千歌	兵庫県立尼崎総合医療センター眼科	野崎真世	梅北眼科
大櫛哲史	大櫛耳鼻咽喉科 はな・みみサージクリニック	田邉美香	九州大学眼科
鄭　有人	東邦大学眼科	藤田恭史	オキュロフェイシャルクリニック大阪
堀　裕一	東邦大学眼科	末岡健太郎	広島大学眼科
鈴木　亨	鈴木眼科クリニック	園田真也	園田病院
佐藤陽平	オキュロフェイシャルクリニック大阪	田松裕一	鹿児島大学大学院医歯学総合研究科解剖法歯学分野
横井則彦	京都府立医科大学眼科	大江雅子	多根記念眼科病院
山口昌彦	愛媛県立中央病院眼科	野口敦司	昴会アイセンター
渡辺彰英	京都府立医科大学眼科	今村日利	ツカザキ病院眼科
井上　康	井上眼科	後藤英樹	後藤眼科医院
中山知倫	奈良なかやま眼科	後藤　聡	聖マリアンナ医科大学眼科
鶴丸修士	鶴丸眼科	竹林宏紀	大阪みなと中央病院耳鼻咽喉科・涙道サージセンター
杉本　学	すぎもと眼科医院	坂井　讓	市立加西病院眼科
星　崇仁	筑波大学眼科	廣瀬美央	兵庫県立尼崎総合医療センター眼科
田崎邦治	筑波大学眼科	植田芳樹	真生会富山病院アイセンター
中村寿太郎	横浜市立大学眼科	新田啓介	群馬大学
澤　明子	兵庫県立尼崎総合医療センター眼科	新田安紀芳	新田眼科
鄭　暁東	はなみずき眼科	嘉鳥信忠	大浜第一病院/聖隷浜松病院　眼形成眼窩外科
梛野　健	順天堂大学眼科	北口善之	大阪大学眼科
猪俣武範	順天堂大学眼科	廣瀬浩士	名古屋医療センター眼科
藤本雅大	オキュロフェイシャルクリニック京都	松村　望	神奈川県立こども医療センター眼科
柏木広哉	静岡県立静岡がんセンター眼科	佐々木次壽	佐々木眼科
鎌尾知行	愛媛大学眼科	村田晶子	白神眼科医院
今野公士	八王子友愛眼科	四宮加容	徳島大学眼科
戸所大輔	群馬大学眼科	岩崎明美	大多喜眼科
三村真士	兵庫医科大学眼科	飯森宏仁	愛媛大学眼科
玉城和範	順天堂大学浦安病院眼科	下江千恵美	藤田眼科
松山浩子	大阪赤十字病院眼科	三谷亜里沙	愛媛大学眼科
中島勇魚	がん研究会有明病院眼科	頓宮真紀	松本眼科
辻　英貴	がん研究会有明病院眼科	目黒泰彦	仙台なみだの眼科クリニック

新篇眼科プラクティスシリーズ
序文

　眼科学に数多くの書籍があれど，1992年から2009年までⅡ期にわたって刊行された「眼科プラクティスシリーズ」ほど，眼科医の書架を占拠した本はないでしょう．当初は隔月刊で，後に月刊となり，計131巻が刊行されました（1992年からの第Ⅰ期が101巻，2005年からの第Ⅱ期が30巻）．1冊ごとにテーマが設定され，臨床に必要な知識が最新データとともに要領よくまとめられたもので，いわゆるムック本として多くの眼科医に愛されました．足掛け18年にわたって刊行された同シリーズは，増え続ける眼科医療情報を，正確かつタイムリーにまとめ，日常臨床にすぐ応用できる形で提供することにより，眼科成書の歴史に名を残すベストセラーとなりました．

　前シリーズ終了から13年が経ち，令和時代の眼科に合った形でのプラクティスシリーズ復活を要望する声が寄せられていました．検査器機の進歩，デジタル化とネットワーク化，新たな薬剤の開発，治療法の多様化，再生医療の導入，遠隔診療やAI診療に向けた動きなど，眼科学の進歩は以前に比べてさらに加速している感があります．情報の新陳代謝が一層活発になった現状を鑑みるに，最新知見を実践的に解説する分冊型シリーズの復刻が期待されるのは，故無きことではないと思われます．

　2020年に，9年振りに大改訂を行った「眼科学 第3版」を刊行しました．眼科学に関する基本的な知識を網羅した「眼科学 第3版」の刊行を受け，編集に携わった大鹿哲郎，園田康平，近藤峰生，稲谷 大の4名は，より臨床の現場に即した実際的な知識・技術，最新の情報を扱う「新篇眼科プラクティスシリーズ」の立ち上げを企画しました．前Ⅱシリーズのレガシーを尊重しつつ，かつ時代の要請に応えた編集方針としています．

　新シリーズが目指す特徴の1つは，"ビジュアル化"です．正確で詳細な知識の提供も重要ですが，多種の情報が溢れる現代において，わかりやすく記憶に

残るプレゼンテーションをすることも重要です．視覚に訴える紙面作りによって，忙しい臨床の先生方に手に取っていただきやすい教材とし，"読む教科書"であると同時に"視る教科書"を目指しました．

　各巻の編集企画は，原案を複数回の編集会議で繰り返し検討し，徹底的にブラッシュアップしました．執筆は，第一線の現場で臨床に携わっておられる方々にお願いしています．そして，出来上がった校正刷りを元に編集会議でさらに議論し，内容の一層の充実を図りました．

　この新シリーズが，忙しい眼科医および眼科関係者の一助となり，眼科医療に少しでも貢献することを願い，序文と致します．

シリーズ監修　大鹿哲郎
シリーズ編集　園田康平
　　　　　　　近藤峰生
　　　　　　　稲谷　大

「新篇眼科プラクティス18 涙道診療オールインワン」序文

　従来の涙道診療といえば，基幹病院でも涙管通水検査をして涙道洗浄を教わる程度で，一部の先生がブジーまたはチュービングを行い，涙嚢鼻腔吻合術（dacryocystorhinostomy：DCR）といえば専門家が行うものといった認識ではなかったでしょうか．眼科診療プラクティス「涙道疾患の診療」が出版されたのが2002年ですが，その後，涙道内視鏡が発表され，内視鏡を用いた涙道ブジーや涙管チューブ挿入術が開発されてきました．そして，DCRでも1990年代に耳鼻科で急速に発達したDCR鼻内法が眼科医にも拡大してきて，今やDCRの主流になろうとしています．この間，2012年に涙道・涙液学会が発足し，学会総会・講演会などの学術集会が頻回に開催されるようになり，学術的にも大きく進歩してきています．そして，涙道診療に興味のある先生方が多く学術集会に参加してくださるようになり，涙道診療の認知度が増してきました．社会的にも，涙道内視鏡を使用した涙管チューブ挿入術や涙道内視鏡検査が保険適用となり，涙道診療の重要性が広く理解されるようになってきました．このような涙道診療の発展に伴い，涙道診療に興味をもち，自ら取り組む先生方も増えてきており，眼科雑誌でも涙道に関する特集が多く組まれるようになってきました．しかしながら，最新の涙道診療全般を網羅した成書が存在しないため，情報収集に苦慮するという話を耳にすることがあります．

　今回，涙道診療に興味をもち，これから涙道診療を始めようという先生から，すでに涙道診療を行っているなかで疑問をもっている先生，さらにはステップアップしてエキスパートを目指す先生まで，あらゆる先生方のニーズに応えることを目指して本書を企画しました．診療机に常備すれば涙道診療のすべてがわかる1冊となることを目指しています．

　それぞれの項目で対象となる先生方に理解していただけるように，できるだけ多くの写真，イラスト，表，フローチャートを入れた構成となっています．

　涙道診療に興味をもっている先生方が，本書籍に触れることにより一歩踏み出して涙道診療を始めるきっかけとなれば，またすでに涙道診療を行っている先生方のスキルアップに役立てば幸いです．

2025年1月

愛媛大学眼科　白石　敦

目次

Practical Ophthalmology

18
涙道診療オールインワン

【総説】

涙道診療の進歩と現状 ……………………………………………………… 白石　敦　　2

【解説】

I. 総論

1. 解剖
 1）涙道の解剖 ……………………………………………………… 宮崎千歌　14
 2）鼻腔の解剖 ……………………………………………………… 大櫛哲史　20
2. 生理
 1）涙液分泌の生理 ……………………………………… 鄭　有人・堀　裕一　28
 2）涙道の生理 ……………………………………………………… 鈴木　亨　35
 3）ポンプ機能 ……………………………………………………… 佐藤陽平　37
 Ⓣ 涙道内圧測定 ……………………………………………………… 佐藤陽平　41
3. 流涙症
 1）流涙症総論 ……………………………………………………… 横井則彦　44
 2）眼表面疾患 ……………………………………………………… 山口昌彦　48
 3）眼瞼疾患 ………………………………………………………… 渡辺彰英　53
 4）機能性流涙 ……………………………………………………… 井上　康　57

II. 検査

1. 涙管通水検査 …………………………………………………… 中山知倫　62
2. 涙道内視鏡検査 ………………………………………………… 鶴丸修士　66
 Ⓞ 涙道内視鏡の手引き …………………………………………… 杉本　学　71
 Ⓐ リアルタイム画像鮮明化装置 ………………………………… 星　崇仁　73
 Ⓞ 涙道内視鏡の種類 ……………………………………………… 田崎邦治　75
3. CT・MRI ………………………………………………………… 中村寿太郎　77
4. 小児の検査 ……………………………………………………… 澤　明子　81
5. 非侵襲的TMH（tear meniscus height）検査 ……………… 鄭　暁東　84
6. 導涙機能検査 …………………………………………………… 鈴木　亨　88
7. QOL ……………………………………………………… 梛野　健・猪俣武範　93
 Ⓐ Bモード超音波検査・超音波生体顕微鏡 …………………… 藤本雅大　97

目次

Topics＝T
One Point Advice＝O
Advanced Techniques＝A
Controversy＝C

Ⅲ. 疾患

1. 涙道・涙囊疾患
    1）涙点・涙小管の狭窄・閉塞 ──────────────── 杉本　学　100
    T 抗癌剤による涙道障害 ─────────────────── 柏木広哉　104
    O S-1関連眼障害：前向き多施設study ──────────── 鎌尾知行　108
    2）涙小管炎の実態 ──────────────────── 今野公士　112
    3）急性・慢性涙囊炎 ────────────────── 戸所大輔　116
    4）鼻涙管狭窄・閉塞 ────────────────── 三村真士　120
    5）涙囊結石 ───────────────────── 玉城和範　124
    6）二次性涙道閉塞 ───────────────── 松山浩子　127
    7）涙道腫瘍 ──────────────── 中島勇魚・辻　英貴　130
    T 涙道疾患関連角膜潰瘍 ────────────────── 井上英紀　134
2. 眼瞼疾患（流涙症）
    1）睫毛乱生症 ──────────────────── 野﨑真世　139
    2）下眼瞼弛緩 ──────────────────── 田邉美香　143
    3）下眼瞼内反 ──────────────────── 藤田恭史　148
    4）下眼瞼外反 ─────────────────── 末岡健太郎　153

Ⅳ. 治療

1. 涙道治療の麻酔法 ──────────────── 園田真也・田松裕一　158
2. 涙管チューブ挿入術 ──────────────────── 大江雅子　163
    O チューブの種類 ─────────────────── 野口敦司　168
3. 涙道内異物の処置，対処法 ────────────────── 今村日利　170
    A G-SGI ───────────────── 後藤英樹・後藤　聡　172
4. DCR鼻外法 ───────────────────── 後藤　聡　174
5. DCR鼻内法 ──────────────────── 竹林宏紀　179
    O 鼻内視鏡の扱い方 ─────────────────── 竹林宏紀　186
6. 涙点・涙小管の狭窄・閉塞の治療（通常） ──────────── 坂井　讓　190
7. 経涙囊涙小管開放術 ──────────────────── 廣瀬美央　192
8. 結膜涙囊鼻腔吻合術（ジョーンズチューブ） ──────── 植田芳樹　194
9. 結膜涙囊鼻腔吻合術 ─────────────── 新田啓介・新田安紀芳　196
10. 結膜涙囊吻合術（涙囊移動術） ─────────────── 嘉鳥信忠　199
11. 涙小管断裂 ──────────────────── 北口善之　202
12. 涙囊摘出術 ──────────────────── 廣瀬浩士　205

Ⅴ. 小児の涙道疾患

1. 先天鼻涙管閉塞 ─────────────────── 松村　望　208

⊤ 先天鼻涙管閉塞診療ガイドライン	佐々木次壽 213
2. 後天性涙道閉塞	松村 望 216
3. 先天涙嚢瘤	村田晶子 218
4. 涙嚢皮膚瘻	四宮加容 220
Ⓒ 先天鼻涙管閉塞—"ブジー" or "内視鏡"	植田芳樹 222
Ⓒ 先天鼻涙管閉塞—"ブジー" or "経過観察"	岩崎明美 224
Ⓒ 先天鼻涙管閉塞—弱視	飯森宏仁 226

Ⅵ. 涙道診療の立ち上げ

1. 涙道診療の立ち上げ	下江千恵美 230
2. スキルトランスファー	鎌尾知行 235
3. Cadaver surgical training	三谷亜里沙 240
4. DCR 鼻外法をはじめるにあたって	頓宮真紀 244
5. DCR 鼻内法をはじめるにあたって	目黒泰彦 250

著者，編集者，監修者ならびに弊社は，本書に掲載する医薬品情報等の内容が，最新かつ正確な情報であるよう最善の努力を払い編集をしております．また，掲載の医薬品情報等は本書出版時点の情報等に基づいております．読者の方には，実際の診療や薬剤の使用にあたり，常に最新の添付文書等を確認され，細心の注意を払われることをお願い申し上げます．

総説

涙道診療の進歩と現状

愛媛大学眼科 **白石　敦**

I 涙道診療の歴史

1）涙嚢鼻腔吻合術（DCR）の歴史

　診療を行ううえで，解剖や生理，病理をしっかり学び，病態を理解してから最新の治療方法を習得することが重要である．しかしながら，どのような治療法でもいきなり治療方法が確立されたわけではなく，治療の歴史の過程で工夫・改良が加えられながら発展してきている．そして，どのような治療法でも利点・欠点があるので，その点をよく理解して治療を行うことが大切である．

　涙道診療の歴史は古く，1世紀にはCelusが涙骨を焼却して鼻腔まで解放したとされる．その後も長い間同様の処置がなされていた．涙器という概念の下で涙道診療が発展しはじめるのは，1584年にFallopiusによって，涙点から鼻腔に至る涙器の生理学的な記載がなされてからであった．18世紀になると，涙道プロービングや灌流といった手技が行われるようになり，1724年にWoolhouseによって涙嚢を除去して涙骨に穴をあけ，金属性のドレナージを留置するという術式が発表された．その後，Woolhouseの術式に改

良が加えられながら治療が行われる時代が続いた．そして，1904年にTotiが，現在の涙嚢鼻腔吻合術（dacryocystorhinostomy：DCR）鼻外法の原型となる術式を発表した．その成功率は70〜80％と報告している．その後，1912年Zeiss社が眼科手術顕微鏡の先駆けとなるルーペ眼鏡を作製したことにより術野の観察が向上し，Totiの報告したDCRは涙道診療の中心として多くの改良が加えられながら現在の術式へと発展してきた．一方で，Totiよりも約10年早く1893年にCaldwellがDCR鼻内法を報告している．その術式は，涙小管からブジーを挿入し，その先端を鼻腔側から焼却して穴をあけるという方法であった．Totiよりも早く発表したにもかかわらず，当時は鼻内を観察する顕微鏡や内視鏡が存在しておらず，鼻鏡で鼻内を観察しながらの操作であったため，耳鼻科医にも難度の高い術式であった．DCR鼻外法が眼科手術顕微鏡により発展している間，ほぼ1世紀にわたり進歩がみられなかったDCR鼻内法であるが，1989年にMc-Donoghが鼻内視鏡を併用したDCR鼻内法を報告してから急速に発展を遂げることになる．鼻内手術であるDCR鼻内法は耳鼻科医を中心に行わ

KEY SENTENCE

- 1世紀には，涙道治療が行われており，DCRは鼻外法，鼻内法とも100年以上の歴史．
- 涙道手術は，顕微鏡や内視鏡により術野が詳細に観察できることで発展．

れていたが，鼻涙管閉塞症の症状で患者が受診し，術後経過観察するのは眼科であるため，治療効果判定が十分に行われていたとはいえず，治療法の工夫や改良に活かしきれない側面があった．現在，眼科医も積極的にDCR鼻内法を行うようになり，さらなる工夫・改良が加えられ，より完成した術式に発展してきている．

2）涙道内腔再建術の歴史

　DCRが涙道閉塞治療の主流として発展しているなか，本来の涙道を再建しようという試みもなされてきた．1932年にGraueが金属製のステントを用いて鼻涙管閉塞部位を開放し，そのまま留置した報告が最初であり，その後1950年にHendersonがポリエチレン製，1962年にVeirsが金属製ロッドを用いた報告をしている．DCRによる涙道再建は非生理的であるため，より生理的な涙道再建を求めたのは当然の試みであろう．そして，1970年にQuickertとDrydenがSilicone intubationとして報告して，ステントの素材はSiliconeが主流となり，Silicone intubationは涙管チューブ挿入術の一般名として現在でも使用されている．わが国では1992年栗橋によって発表されたヌンチャク型シリコンチューブが，操作性と留置方法両面での利点が大きかったことより長年主流として活躍してきた．しかしながら，DCRの発展でも，術野の観察方法の開発が進歩を支えていたように，涙管チューブ挿入術も涙道内視鏡の登場で，涙道内腔が直接観察可能となったことにより，わが国を中心に急速な発展を遂げて現在に至っている(表1)．

3）涙道内視鏡診療の歴史

　涙道内視鏡診療は，1979年Cohenが小さな円筒状内視鏡で，初めて涙道内を観察したことを

表1｜涙道診療の歴史

涙道診療の歴史（DCR鼻外法含む）：黒字（うち青字は鼻内法） 涙道内腔再建術の歴史：緑字（うち紫字は涙道内視鏡）	
1世紀	Celusが涙骨を焼却して鼻腔まで解放
1584年	Fallopiusが涙点から鼻腔に至る涙器の生理学的な記載
18世紀初頭	涙道プロービングや灌流といった手技が行われる
1724年	Woolhouseが涙嚢を除去して涙骨に穴をあけて金属性のドレナージを留置
1893年	CaldwellがDCR鼻内法を報告
1904年	Totiが涙嚢鼻腔吻合術（DCR）鼻外法の原型となる術式を報告
1912年	Zeiss社が眼科手術顕微鏡の先駆けとなるルーペ眼鏡を作成
1932年	Graueが金属製のステントを用いて鼻涙管閉塞部位を開放してそのまま留置
1950年	Hendersonがポリエチレン製ステント
1962年	Veirsが金属製ロッドを用いたステント
1970年	QuickertとDrydenがSilicone intubationとして報告
1979年	Cohenが小さな円筒状内視鏡で，初めて涙道内を観察
1989年	McDonoghが鼻内視鏡を併用したDCR鼻内法を報告
1991年	Ashenhurstが内視鏡にビデオカメラを装着してモニター上で観察
1992年	栗橋がヌンチャク型シリコンチューブを報告
1997年	Emmerichが硬性ファイバー涙道内視鏡を用いた涙道再建術を報告
1999年	佐々木が乳管鏡を応用して涙道内の観察
2002年	鈴木が現在汎用されている涙道内視鏡を開発
2007年	杉本がシース誘導内視鏡下穿破法Sheath-guided endoscopic probing（SEP）を発表
2008年	井上がシース誘導チューブ挿入法sheath-guided intubation（SGI）を発表

報告したことからはじまる．1991年には，Ashenhurstがモニター上で観察することを報告し，1997年Emmerichが硬性ファイバー涙道内視鏡を用いた涙道再建術を報告している．わが国では1999年に佐々木が乳管鏡を応用して涙道内の観察が可能なことを報告している．そして，現在わが国で広く使用されている涙道内視鏡は，2002年に鈴木により報告された(図1)．この内視鏡はよりよい操作性を得るために，涙道の走行を

KEY SENTENCE

- 現在普及している涙道内視鏡は2002年に登場.
- 涙道内視鏡は涙道の走行を考慮したベントタイプ.

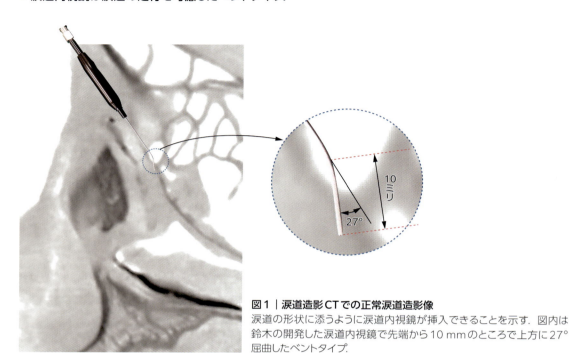

図1 | 涙道造影CTでの正常涙道造影像
涙道の形状に添うように涙道内視鏡が挿入できることを示す．図内は鈴木の開発した涙道内視鏡で先端から10 mmのところで上方に27°屈曲したベントタイプ．

考慮して先端から10 mmのところで，上方に27°屈曲したベントタイプであるが，この形状の優位性は，日本人のご遺体，涙道造影CT画像を用いた詳細な解剖学的検討によっても裏付けされている[1, 2]．

涙道内視鏡を用いた涙小管・鼻涙管閉塞治療では，閉塞または狭窄部の開放方法としては，内視鏡直接穿破法(direct endoscopic probing：DEP)が行われていたが，2007年杉本によって，シース誘導内視鏡下穿破法(sheath-guided endoscopic probing：SEP)が，2008年井上によってシース誘導チューブ挿入法(sheath-guided intubation：SGI)が報告され，すべての操作が可視化された状態で行われるようになった．涙道内視鏡は，現在2社から販売されており，操作性・画像ともに年々向上してきている(図2)．涙道内視鏡診療の手引きが日眼会誌2023年10月号に掲載されているので治療内容も含めて参考にしてほしい[3]．

II 涙道疾患診療

1) 流涙症

涙道疾患の主症状は流涙と眼脂であり，長らく両方の症状で受診した患者の場合にはまず涙道疾患が疑われるであろう．一方で，流涙症状だけで受診した場合には多くの疾患との鑑別が必要になる(表2)．涙液は涙腺から分泌され，眼表面を潤した後に涙道へ導かれ，鼻腔に排出されるが，この分泌と導涙のバランスが崩れたときに流涙症状が起こる．そのため，流涙は涙液分泌亢進による分泌性流涙(lacrimation)と，導涙機能の低下による導涙性流涙(epiphora)に分けられる．流涙の原因はいくつかの要因が関わりあって起こることも多いため，涙腺，眼瞼，眼表面，涙道，鼻腔のすべての部位における可能性を念頭に置いて診察することが重要となる．また，小児では，成人と異なる原因も多く，それらの疾患を念頭に診察する必要がある(表3)．

KEY SENTENCE

- 流涙には，涙液分泌亢進による分泌性流涙と導涙機能低下による導涙性流涙がある．
- 小児・成人ともに，流涙の原因は眼表面・眼瞼・涙道・鼻腔疾患など多岐である．

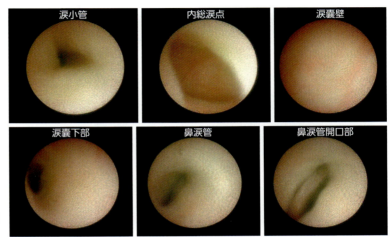

図2｜涙道内視鏡画像
1万画素の内視鏡で撮影した正常の涙道画像

表2｜成人の流涙症の原因

眼表面疾患	結膜炎・角膜炎	分泌性流涙
	角結膜上皮障害	
	結膜結石・異物	
	ドライアイ	
	結膜弛緩	分泌性流涙 導涙性流涙
眼瞼疾患	睫毛乱生	分泌性流涙
	眼瞼内反	分泌性流涙 導涙性流涙
	眼瞼外反	
	兎眼	
涙道疾患	涙道狭窄・閉塞	導涙性流涙
	涙嚢炎・涙小管炎	
	涙小管断裂	
鼻腔疾患	鼻炎・副鼻腔炎	導涙性流涙
	鼻腔・副鼻腔疾患	
そのほかの眼疾患	虹彩炎・ぶどう膜炎	分泌性流涙
そのほか	光刺激	分泌性流涙
	薬物	

表3｜小児の流涙症の原因

眼表面疾患	結膜炎・角膜炎	分泌性流涙
	角結膜上皮障害	
	結膜結石・異物	
	ドライアイ	
眼瞼疾患	睫毛内反	分泌性流涙
	眼形成不全（眼瞼内反・眼瞼外反・閉瞼不全）	分泌性流涙 導涙性流涙
涙道疾患	先天鼻涙管閉塞	導涙性流涙
	先天涙嚢瘤	
	涙点閉塞・涙小管形成不全	
	後天性涙道閉塞・狭窄	
	涙小管断裂	
	涙嚢皮膚瘻孔	
鼻腔疾患	鼻炎・副鼻腔炎	導涙性流涙
	鼻腔・副鼻腔疾患	
そのほかの眼疾患	虹彩炎・ぶどう膜炎	分泌性流涙
	小児緑内障	

KEY SENTENCE

- 小児では，特有の流涙症の原因があるため，そのことを念頭に置いて診察する．
- 流涙症の診察は涙の流れの上流，そして低侵襲検査から行う．

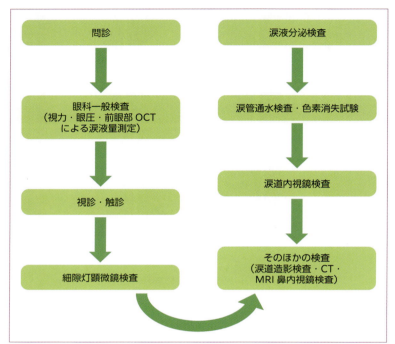

図3｜涙道外来の流れ

表4｜成人の流涙症の原因疾患の割合

		Ulusoyら[4]	Ishikawaら[5]
眼表面疾患		38.7%（63人）	78%（172人）
	ドライアイ	38.7%（63人）	44%（96人）
	結膜弛緩	—	25%（56人）
	結膜炎	—	9%（20人）
涙道疾患		51.0%（79人）	23%（30人）
	慢性涙嚢炎	22.1%（36人）	23%（30人）
	先天涙道狭窄	3.1%（5人）	
	涙点狭窄	25.8%（42人）	
眼瞼疾患		23.3%（35人）	8%（18人）
	眼瞼内反	16.6%（27人）	—
	眼瞼外反	3.1%（5人）	—
	睫毛乱生	3.6%（6人）	7%（16人）
	顔面神経麻痺	—	1%（2人）
そのほか		2.4%（4人）	—

2) 涙道診療の流れ

図3に涙道外来の診察の流れを示す．まずは問診であるが，流涙症状の原因疾患はさまざまであり，必ずしも涙道疾患が大半を占めているわけではない（表4）[4, 5]．それぞれの疾患・病態での流涙症状を念頭に置いて問診することであり，①発症時期，程度，眼脂の有無，頻度，左右差．②花粉症，結膜炎，副鼻腔炎，上気道感染症の有無や既往．③顔面または耳鼻科領域の外傷，手術歴．などは重要ポイントである．続いて眼科一般検査を行うが，前眼部OCTを用いたtear meniscus測定は，非侵襲的に定量ができるので有用である．眼瞼疾患は視診で診断可能なことが多く，細隙灯顕微鏡で診察する前に必ず視診で眼瞼のみならず顔面の観察を行う．細隙灯顕微鏡検査では，眼瞼や睫毛，結膜の状態を観察し，

KEY SENTENCE

- 高齢者の涙道閉塞ではドライアイがマスクされていることに留意する．
- 流涙症の原因のなかで，涙道疾患の頻度はそれほど高くない．

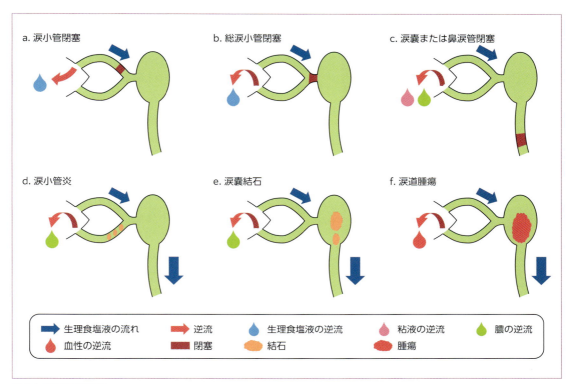

図4｜涙管通水検査
a 通過がなく，通水する涙点から生理食塩液の逆流を認め，対側涙点からの逆流がなければ通水側の涙小管閉塞である．
b 通過がなく，対側涙点から生理食塩液だけの逆流を認める．
c 通過がなく，対側涙点から粘液の逆流を認める．膿性逆流物を認める場合，涙囊炎を併発している．狭窄の場合はある程度の通過があり，逆流物を認める．
d 通過を認めることもあり，膿性の逆流を認める．小さな涙小管結石の逆流を認めることがある．
e 通過を認めることが多く，膿性の逆流を認める．
f 通過の有無は腫瘍の占拠の程度によるが，多くの場合血性の逆流を認める．

次にフルオレセイン染色を用いてtear meniscusの高さ，BUT，角結膜上皮障害の程度などを確認する．そして，導涙障害のために涙液分泌低下型ドライアイがマスクされていることがあるため，涙道手術後ドライアイの可能性も考慮して涙管通水検査の前に涙液分泌能検査をしておくことも重要である．涙道通過障害がある場合，涙管通水検査で，おおよその閉塞部位を推測することが可能である（図4）．涙管通水検査で異常を認めた場合には涙道の精密検査を行う．涙道内視鏡検査は，閉塞部位・性状の詳細な診断を行うことが可能であるため，治療を行う前に行うことが望ましい．涙道内視鏡で閉塞部位が不明な場合や占拠性病変が疑われた場合には，涙道造影検査，涙道造影CTやMRI検査を積極的に行うべきである．近年，頭頸部のみ精密かつ簡便に検査を行うことのできるCone beam CTが導入され，比較的容易に，少ない被曝量で検査が可能

KEY SENTENCE

- 涙管通水検査は，閉塞・狭窄の有無だけでなく，閉塞・狭窄の部位や原因も推測可能．
- 涙道以外に閉塞・狭窄の原因が疑われたときは積極的に画像検査を．

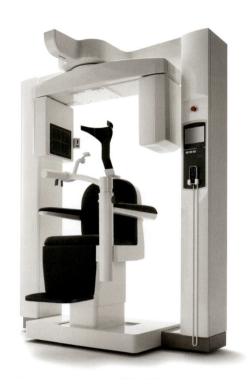

図5｜Cone-beam CT(CB-CT)
モリタ社製Cone beam CT. 1.8 m×1.8 mで設置可能．

となった．歯科や耳鼻科でも使用されているようにコンパクトであるため，クリニックでも導入可能である（図5）．

図6に流涙症状診断のフローチャートを示す．

III 涙道疾患の治療

1）涙点および涙小管疾患

涙点狭窄・閉塞は先天性と後天性に分けられ，先天性では涙乳頭を伴う先天涙点閉鎖と涙乳頭を伴わない涙点形成不全に分けられ，涙点形成不全では涙小管形成不全を伴うことが多い．後天性の原因として点眼などの薬物性，眼瞼・結膜炎，眼類天疱瘡，Stevens-Johnson症候群，腫瘍，原因不明などがあげられる．

涙小管閉塞・狭窄の原因としては，点眼などの薬物性，眼瞼・結膜炎，腫瘍，外傷，原因不明に加え，涙点プラグや涙道ブジーなどの医原性が原因となることもある．また，近年S-1など，抗癌剤による涙点および涙小管閉塞・狭窄の頻度が高くなっている．涙小管閉塞の治療を行うにあたっては，閉塞部位，閉塞している距離により，治療方法・治療成績が大きく異なる．閉塞部位の評価には矢部・鈴木分類が広く用いられている．涙管通水検査で上下交通のあるGrade 1は頻度も高く，プロービングまたは涙道内視鏡を用いた穿破により解放可能なことが多く，涙管チューブ挿入術を行うことにより治療成績は良好である．涙小管が数mm以上閉塞しているGrade 2以上の涙小管閉塞では，プロービングや涙道内視鏡による穿破が困難なことも多く難治とされており，よりよい術後成績を求めて種々の結膜涙囊鼻腔吻合術や結膜涙囊吻合術が報告されている．

涙小管炎は，涙小管内に生じた菌石が病因で，難治性の眼脂を主訴とする疾患であり，特徴的な所見として涙点周囲眼瞼部の充血腫脹，涙点の拡張やポリープ形成があり，涙点からの菌石の排出を認めることにより診断がなされる．涙小管は涙管通水検査で閉鎖している場合と通過する場合がある．治療は菌石の除去であり，菌石除去後に閉塞や狭窄を認めた場合には涙管チューブ挿入術を併用する．圧出法，鋭匙による搔爬だけでは菌石をすべて排石することは困難であるため，涙道内視鏡を用いて確認することが望ましい．

2）成人の鼻涙管閉塞・涙囊炎

鼻涙管閉塞により涙囊内に粘液が貯留して感染した状態が涙囊炎であり，急性涙囊炎と慢性涙囊炎に分けられる．急性涙囊炎は涙囊周囲の

KEY SENTENCE

- 涙小管閉塞の治療は閉塞の程度で難易度が異なる.
- 近年, 抗癌剤による涙点・涙小管閉塞が増加してきている.

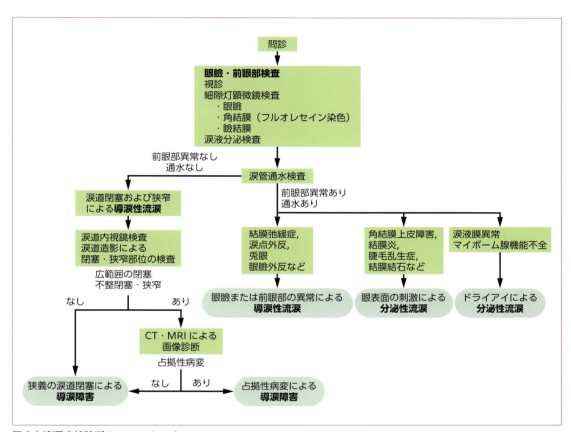

図6｜流涙症状診断のフローチャート

蜂窩織炎を併発した状態であり, 臨床所見から診断は比較的容易であり, 抗菌薬の全身投与により消炎を行った後に閉塞原因を精査するべきである. 慢性涙嚢炎では疼痛や腫脹はあまり認めず, 涙嚢部の圧迫により粘液や膿の逆流を認め, 多くの症例で流涙症状を認める. 慢性涙嚢炎では涙管通水検査において通過がなく, 粘液膿性逆流物を認めることが特徴である. 涙管通水検査でもおおよその閉塞部位の推測は可能であるが, 涙道内視鏡検査により, 詳細な閉塞部位の特定を行うことが望ましい. また, 血性逆流物を認める場合, 鼻腔手術や外傷の既往がある場合, DCR予定の場合は積極的にCTやMRIなどによる精密検査を行うべきである.

鼻涙管閉塞の根治には外科的治療が必要となる. DCR鼻外法が標準治療とされてきたが, 近年, 鼻内視鏡手術手技が向上したことに伴いDCR鼻内法の手術成績は, DCR鼻外法とほぼ同等になってきた. 一方, 涙管チューブ挿入術も涙道内視鏡を用いた手技の確立により手術成績が飛躍的に改善してきているが, 涙嚢炎の既往, 長期の罹病期間, 長い閉塞距離, 男性などでは再発率が高いと報告されている. 現在, 手術方法の選択に明確な基準はなく, 既往歴, 病態, 再発率,

KEY SENTENCE

- 涙道内視鏡の導入により，涙管チューブ挿入術の手術成績は飛躍的に向上した．
- DCR鼻内法が眼科医にも普及してきている．

表5 | 先天鼻涙管閉塞診療ガイドラインのクリニカルクエスチョン（CQ）

	クリニカルクエスチョン（CQ）
1	涙嚢マッサージは推奨されるか
2	保存的加療において抗菌薬局所投与は推奨されるか
3	生後6～15ヵ月の先天鼻涙管閉塞例に対する外科的介入は推奨されるか
4	先天鼻涙管閉塞の治療に涙道内視鏡の使用は推奨されるか
5	初回盲目的プロービング不成功例に対し，再度の盲目的プロービングは推奨されるか
6	先天鼻涙管閉塞は弱視リスクを増やすか
7	先天涙嚢瘤の診療はどうしたらよいか

（文献6より）

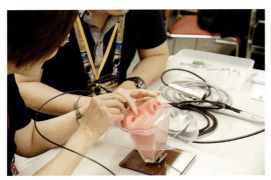

図7 | スキルトランスファー
iシミュレーターを用いた涙道内視鏡実習風景．

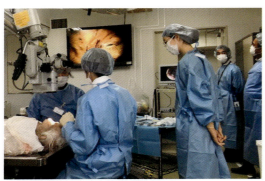

図8 | ご遺体を用いたキャダバーラボ

患者の希望などを考慮して術式が選択されている．

3）先天鼻涙管閉塞

出生直後から持続する流涙，眼脂を特徴とし，鼻涙管開口部の膜状閉鎖であり，新生児の6～20％に認め，性差や左右差はなく，生後12ヵ月までの自然治癒率は90％以上とされる．診断は，問診と視診により比較的容易に推測されるが，涙管通水検査や，色素残留試験により診断を行う．小児では上気道感染症により下鼻道が容易に閉塞して流涙や眼脂症状を呈するので，注意して問診を行う必要がある．先天鼻涙管閉塞に対する治療に関しては，マッサージは有効か？抗菌薬点眼は使用してもよいのか？プロービングはいつ？またはするべきか？など疑問に思っていることもあると思われるが，日眼会誌2022年11月号に掲載された先天鼻涙管閉塞診療ガイドラインで，7つのクリニカルクエスチョン（CQ）をあげて，これらの疑問に答えている（表5）[6]．

IV 涙道診療の立ち上げ

涙道診療ではこのように急速な発展を遂げているが，解決しなければならない課題も残っている．その一つが指導医不足であろう．涙道手術手技を教育できる指導医がいる大学病院や基幹病院が数多くないのが現状である．涙道涙液学会では，手術手技教育として，年次総会に合わせて，ドライラボでiシミュレーターを用いた涙道内視鏡と，DCR鼻内法の研修を行っている（図7）．また，アドバンスコースとしてご遺体を用いたキャダバーラボを愛媛大学で開催しており，涙道内視鏡，DCR鼻外法，DCR鼻内法の研修を行っている（図8）．DCR鼻内法は，鼻腔の解剖知識と鼻内視鏡の操作が必要となるため，ドライラボ，キャダバー

KEY SENTENCE

● 先天鼻涙管閉塞の治療はガイドラインを参考に.
● 涙道内視鏡，DCRのトレーニングには学会が主催するドライラボやキャダバーラボを活用.

ラボともに鼻内視鏡専門の耳鼻科医による研修が行われている.

　本書では，これから涙道診療をはじめようと考えている人に向けて，涙道診療の立ち上げの項目も充実させているので参考にしてほしい.

V｜おわりに

　涙道診療は，DCRでは顕微鏡や鼻内視鏡により術野が見やすくなることにより発展を遂げてきた. そして，涙道内視鏡の登場により涙道内腔を観察することが可能となり，さらなる発展を遂げている. 涙道治療が発展するに従い，病態の細分化はもとより正常の導涙機能の解明などの生理的な検討も盛んになされるようになってきた. 本書は，涙道診療の基礎から治療の応用まで網羅しており，涙道診療に興味をもつすべての人々の愛読書となることを祈願する.

参考文献

1) Narioka J, et al：Inclination of the superomedial orbital rim in relation to that of the nasolacrimal drainage system. Ophthalmic Surg Lasers Imaging 39: 167-170, 2008
2) Nakamura J, et al：Analysis of lacrimal duct morphology from Cone-Beam computed tomography dacryocystography in a japanese population. Clin Ophthalmol 16: 2057-2067, 2022
3) 杉本 学, ほか：涙道内視鏡診療の手引き. 日眼会誌 127: 896-917, 2023
4) Ulusoy MO, et al：How Important is the etiology in the treatment of epiphora? J Ophthalmol 2016: 1438376, 2016
5) Ishikawa S, et al：The proportion of ocular surface diseases in untreated patients with epiphora. Clin Ophthalmol 12: 1769-1773, 2018
6) 先天鼻涙管閉塞診療ガイドライン作成委員会：先天鼻涙管閉塞診療ガイドライン. 日眼会誌 126: 991-1021, 2022

I. 総論

1) 涙道の解剖

兵庫県立尼崎総合医療センター眼科　宮崎千歌

> **項目のポイント**
> - 涙道は可視化できる部位が少ない
> - 涙道内視鏡，鼻内視鏡を使用して診断治療をするためには，涙道周辺の解剖を理解することが大切である
> - 涙道モデルを使ったスキルトランスファーやキャダバーサージカルトレーニングへ積極的に参加する

I　涙道の解剖

　涙道周辺の解剖を理解することが，涙道診療には非常に役に立つ．涙点から鼻涙管下部開口部までの涙道のなかで，直接見える部分は涙点のみである．涙小管，鼻涙管は皮下に存在する．涙道内視鏡，鼻内視鏡で可視化できるようになったが，それぞれの画像は二次元である．

　涙道に涙道内視鏡を挿入し，鼻内視鏡で鼻腔内鼻涙管下部開口部を観察する．涙管チューブ挿入術で下鼻道にある鼻涙管下部開口部に出てきたシースを麦粒鉗子でつかみ，涙管チューブを挿入する．涙嚢鼻腔吻合術（dacryocystorhinostomy：DCR）で鼻粘膜，骨に侵襲を加える．すべての操作は，三次元の構造を頭のなかで構築しなくてはいけない．

　涙道を骨性涙道と膜性涙道に分けて解説する．

1．骨性涙道

　涙道周辺の骨は，顔面正面では鼻骨，上顎骨が存在する．鼻腔内では中鼻甲介，下鼻甲介，鼻中隔が観察される（図1）．眼窩右側方から涙道周辺を観察すると，前方から鼻骨，上顎骨，前頭骨（frontal bone），涙骨，篩骨，頬骨から構成されている．涙道前方の上顎骨の膨らみを上顎骨前涙嚢稜，涙道後方の涙骨の膨らみを涙骨後

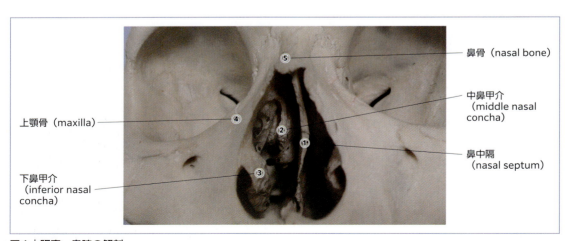

図1｜眼窩・鼻腔の解剖
顔面正面からみた涙道周辺の骨．

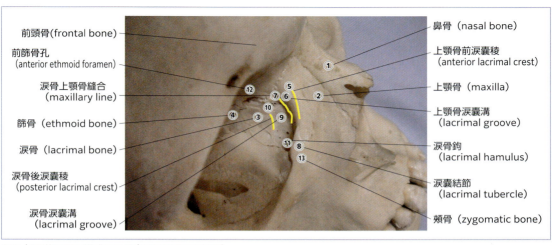

図2｜涙道周辺を構成する骨（眼窩右側から観察）

涙嚢稜といい，涙道鼻中隔側は，涙骨上顎骨縫合である．骨性涙道を構成する骨は，上顎骨前頭突起（frontal process of maxilla）（涙嚢溝，涙嚢結節を有する），涙骨［涙嚢溝，涙骨鉤，下行突起（descending process）を有する］，下鼻甲介［涙骨突起（lacrimal process）を有する］からなる（図2）．骨性鼻涙管の薄い骨（上顎骨前頭突起と涙骨）の部分にDCRの骨窓を作成する．涙骨上顎骨縫合（maxillary lineと呼ばれ手術の際の目印となる）より後方の涙骨は大変薄い．涙骨から後方には鉤状突起（uncinate process），半月裂孔（similunar hiatus），篩骨胞（ethmoid bulla）がある．

　涙骨も含め篩骨胞は大変薄い骨になっている．副鼻腔の内視鏡手術の際に注意すべき部位である．DCRの手技で篩骨眼窩板（orbital plate of ethmoid bone）まで手術操作が及ぶことはないが，器械が鼻涙管から奥に行きすぎないように注意する必要がある．

　顔面の発生，発達面において，骨性涙道は副鼻腔との関連があるといわれている．骨性涙道が大きな場合には，副鼻腔の含気が多いといわれている．副鼻腔の含気が少ない場合には，骨が厚くなる可能性があり，副鼻腔，涙道の手術の際には注意が必要である．

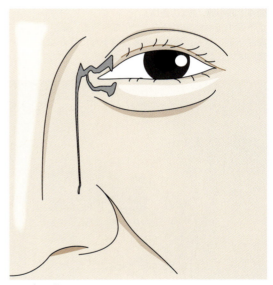

図3｜涙道
上眼瞼縁にある涙点から涙小管，総涙小管，涙嚢，鼻涙管を通り鼻腔へ開口する．鼻腔への開口部は，顔面表面から見る鼻翼（小鼻）あたりである．

2. 膜性涙道（図3, 4）

　膜性涙道は涙点，涙小管，総涙小管，涙嚢，鼻涙管からなる．涙点・涙小管と涙嚢鼻涙管は発生学的な違いにより，組織学的にも違いがある．

1）涙点・涙小管

　涙点は両上下眼瞼縁の内側にあり，涙点の開口部の大きさは直径0.1〜0.3 mm，約2.5 mmの涙小管垂直部がある．涙小管水平部の長さ約

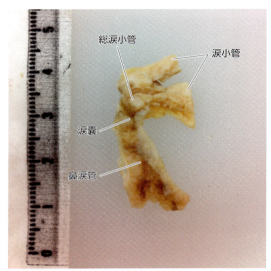

図4｜涙小管，左（ご遺体）
上下涙小管は総涙小管で一つになり涙嚢，鼻涙管を経て鼻腔へ開口する．涙嚢から鼻涙管下部に行くにしたがい管腔は大きくなる．

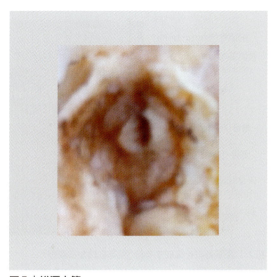

図5｜総涙小管
涙嚢側から見た総涙小管．

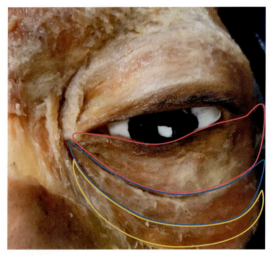

図6｜眼輪筋
眼輪筋は，眼窩部（黄），隔膜前部（青），瞼板前部（赤，HMを分枝）の3部位に分けられる．

1cmが眼瞼に平行に内眼角に向かい，上下涙小管が合流し総涙小管となり内総涙点から涙嚢に入る．涙小管水平部の内腔表面は平滑であるが，総涙小管では粘膜隆起がある．

内総涙点は厚くしっかりとした涙嚢耳側壁のやや前方に開口している．涙嚢の多くは内腔の左右径が狭く前後に深い管で，涙嚢窩に張り付くように位置する．

涙小管は眼輪筋に囲まれ，多くは上下涙小管が総涙小管として合流し涙嚢へ流入する．総涙小管は涙嚢に開口する部分が拡張していることがありマイエル洞と呼ばれている．

内総涙点は厚くしっかりとしており，涙嚢耳側壁のやや前方に開口している（図5）．

涙小管は眼輪筋のなかを走行している．眼輪筋は眼窩部，隔膜前部，瞼板前部［Horner筋（以下HM）を分枝］の3部位に分けられ（図6），涙小管のほとんどの部分はHMのなかを走行するのに対し，総涙小管はほとんどHMに覆われていない（図7）．涙点から挿入したプローブが涙嚢まで到達すると，プローブの方向を変えても，眼瞼が一緒に動かないのはそれが理由である．

涙小管は扁平上皮に覆われる個所が多いが，円柱上皮も認められる（図8）．涙道内視鏡で観察すると，内腔は白色で，血管がほとんど観察されない．マイエル洞に入ると，血管組織が豊富な場合もある（図9）．

2）涙嚢

涙嚢の長さは約1cmである．涙嚢の多くは内腔の左右径が狭く前後に深い管で，涙嚢窩に張り付くように位置する．

涙嚢の円蓋部には眼輪筋隔膜前部と眼輪筋眼窩部の線維が付着している．涙嚢上半分外側面

1）涙道の解剖　017

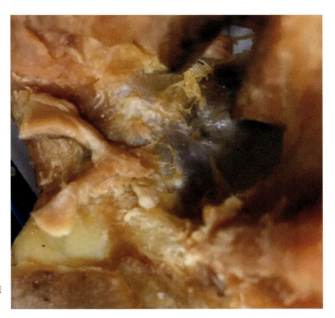

図7｜涙小管
涙小管のほとんどの部分はHMのなかを走行し総涙小管で一つになり涙嚢へ流入する.

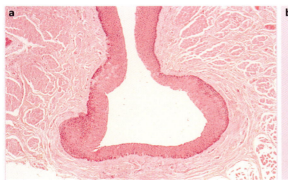
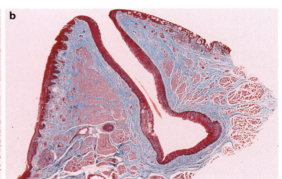

図8｜正常涙小管　組織像
a AE染色, b アザン染色.
扁平上皮に覆われる.

（画像提供：上野久脩先生）

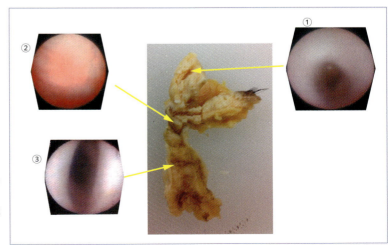

図9｜涙道内視鏡でみた涙道
①涙小管：血管組織が少ないために白く見える.
②涙嚢：血管組織の多い海綿組織である.
③鼻涙管：前後径が長い.

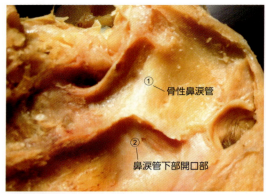

図10｜鼻涙管下部開口部（ご遺体）
骨性鼻涙管　腹側は上顎骨，背側は涙骨から形成され，鼻腔側に盛り上がっている．鼻涙管下部開口部は，下鼻道に開口する．

は結合組織を介してHMに覆われ，涙囊体部前面は内側眼瞼腱（medial canthal tendon：MCT）に覆われる．

涙囊体部前面はMCTに覆われる．下眼瞼側の眼輪筋隔膜前部，眼輪筋眼窩部は涙囊と鼻涙管の前面のみを覆い，涙囊外側壁，膜性鼻涙管は覆っていない．

骨性鼻涙管のなかの膜性鼻涙管を膜性鼻涙管骨内部，前方に屈曲し下鼻道外側壁の粘膜下を外方に向かう部位を膜性鼻涙管下鼻道部と呼ぶ．膜性鼻涙管の形態はさまざまある．

3）鼻涙管（図10）

鼻涙管の長さは約1.7 cmである．

骨性鼻涙管のなかの膜性鼻涙管を膜性鼻涙管骨内部，前方に屈曲し下鼻道外側壁の粘膜下を外方に向かう部位を膜性鼻涙管下鼻道部と呼ぶ．膜性鼻涙管の形態はさまざまある．

鼻涙管には眼輪筋の付着がない．涙囊にブジーや涙道内視鏡の先端が入った状態で鼻涙管方向に先端を変更しても，眼瞼が動くことはない．涙道内視鏡やブジーを挿入して，鼻涙管方向に先端を動かして，眼瞼が動くときは，涙囊まで先端が入っていないためである．涙囊は眼窩脂肪組織の内圧などにより変形する．

涙囊鼻涙管周辺の腫瘍では鼻涙管に対して機能的弁を形成し，涙囊炎様の症状を呈する．内眼角部の腫脹の場合には，症状は流涙，眼脂と両方あるが，腫脹部分が囊胞性か充実性かによって，涙囊炎か腫瘍なのかを考える．腫脹部分と涙道が交通しているかどうかを，涙管通水検査，涙道内視鏡検査をして，必ず確かめることが大切である．

涙囊，鼻涙管粘膜は円柱上皮のなかに扁平上皮も認められる．海綿状組織によって構成され多数の血管を含む．

4）涙道周辺の神経（図11）

涙道の手術をする際には，滑車下神経ブロック麻酔，前篩骨神経ブロック麻酔を施行する．

鼻毛様体神経は純知覚神経で，前篩骨孔のあたりで滑車下神経と前篩骨神経に分かれる．滑車下神経は上斜筋の下を通り，眼窩内側壁を前進し，滑車上神経と結合して神経弓をつくり，ここから眼窩枝を出し，上眼瞼・下眼瞼・内眼角の皮膚と涙囊に分布する．前篩骨神経は前篩骨孔を通って頭蓋腔に入り，篩板の上を前進し，さらに鼻孔に入って内鼻枝と外鼻枝に分かれる．内鼻枝は鼻粘膜の前上部に分布し，外鼻枝は鼻背に出て皮膚に分布する．滑車下神経ブロック麻酔，前篩骨神経ブロック麻酔を同時にする場合は，リドカイン塩酸塩（キシロカイン®2 %）をMCTの直上から眼窩壁に沿うように垂直に針の根本まで刺入し，液を1〜2 mL緩徐に注入する．滑車下神経ブロック麻酔のみの場合は，針を約1 cm刺入し，液を注入する．

5）涙道周辺の血管（図12）

涙道周辺の重要な血管としては，眼角動脈と前篩骨動脈がある．眼角動脈は，DCR鼻外法で顔面皮膚切開する際に損傷に気をつける．前篩骨動脈は，滑車下神経ブロックの際に針先で損傷すると球後出血の大きな原因になりうる．前篩骨神経，前篩骨動脈は前篩骨孔（図2）を通り，鼻腔と交通している．MCTの上縁からまっすぐ後方約20 mmに前篩骨孔が存在するため，滑車下神経ブロックに使用する針の長さは1/2インチ（13 mm）を使用するのが望ましいと考える．

DCRでは鼻腔の血管に注意を要する．鼻内法で扱う中鼻甲介領域では，ほぼ血管叢を形成しており，どこを切っても出血から逃れることはできな

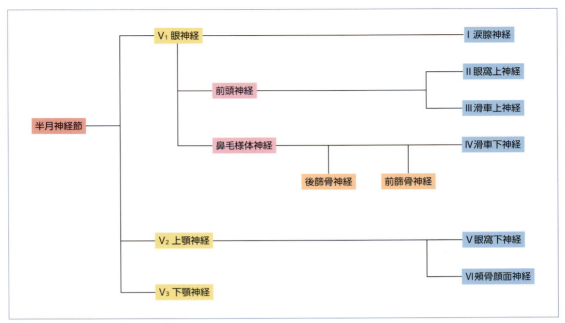

図11｜顔面の知覚神経（三叉神経）

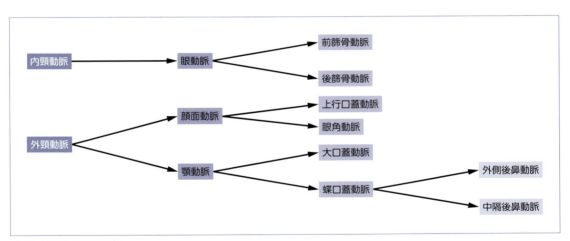

図12｜鼻腔内血管分布

い．さらに篩骨のなかは構造上，圧迫止血すらできない場所もあるので，確実な止血手技をマスターする必要がある．

こういった手技を学ぶ場として，年に1回開かれる涙道・涙液学会では，涙道モデルを使い涙道内視鏡を使用した涙管チューブ挿入術とDCR鼻内法のスキルトランスファーを開催している．

また愛媛大学では年に1回愛媛涙道手術手技研究会と称してキャダバーサージカルトレーニングを実施している．

実際の手術をする前に，こういった会に参加し技術を習得することは大切である．

I. 総論 ▶ 1. 解剖

2) 鼻腔の解剖

大櫛耳鼻咽喉科 はな・みみサージクリニック **大櫛哲史**

項目のポイント

- En-DCRに必要となる鼻副鼻腔の解剖についてまとめた
- より理解を深められるよう頭蓋骨標本、CT画像、内視鏡画像をそれぞれ掲載した
- 安全で確実な En-DCR を行うために前篩骨洞の解剖を理解しておくことが重要である

I | En-DCRに必要な解剖学

近年硬性内視鏡やカメラを用いて高精細な画像のなかで手術を行うことが可能となり，鼻内に挿入し高回転で骨を削開できるドリル装置なども開発されている．こういった機器の発展に伴って，鼻副鼻腔以外にも涙道・眼窩や頭蓋底などさまざまな部位が鼻内法により行われるようになっている．鼻内法で行う涙嚢鼻腔吻合術（endonasal dacryocystorhinostomy：En-DCR）は内視鏡手術のなかでも副鼻腔の前方の手術であるが，ドリルなどを用いて骨削開を行う手術である以上，十分な解剖知識がないまま手術を行うと眼窩内や頭蓋内の合併症を起こす可能性がある．合併症を予防するためには涙道の解剖だけではなく，周辺の鼻腔および副鼻腔の局所解剖を理解しておく必要がある．

解剖を理解する際には，まず実際の頭蓋骨での局所解剖を理解し，CT画像上でどのように映っているかを確認する必要がある．次に，頭蓋骨やCT画像上で理解し得た解剖を実際の内視鏡画面内での解剖にコンバートすることで，本当の手術解剖を理解し得たものとなる．そのため，本稿ではEn-DCRに必要な解剖について述べる際に，頭蓋骨上の解剖やCT画像の解剖の画像を載せるとともに内視鏡画像上の解剖についてもできるだけ

多くの画像を載せておいたので，じっくりと理解を深めてくれれば幸いである．また，実際の手術においてその解剖部位がどのように重要であるのかを解説していくので，ぜひ参考にしていただきたい．

1. 外鼻孔

内視鏡を鼻腔に挿入する際，最初に内視鏡が入る孔の部分を外鼻孔という（図1）．外鼻孔に続き鼻柱と鼻翼で囲まれる部分を鼻前庭といい，鼻前庭付近は皮膚で覆われ鼻毛が存在する．この部位では脂腺や特殊なアポクリン腺があり，鼻毛に付着した脂漏成分や出血が内視鏡を汚すことにより視野の悪化および頻回な内視鏡の出し入れにつながる．そのため術前に鼻毛を可級的に切除しておくと，その後の内視鏡操作がしやすくなる．外鼻孔の入り口付近は鼻翼軟骨にて形成され，その後方に外鼻軟骨があり鼻骨へと続く（図2）[1]．鼻翼軟骨および外鼻軟骨がある範囲の内側はほとんどが皮膚で覆われた鼻前庭であり，鼻骨や上顎骨で形成される梨状孔より後方が鼻腔となる．鼻前庭から鼻腔に移行する部位で皮膚は粘膜に移行する．

2. 鼻腔

鼻腔は鼻中隔により左右に隔てられ，左右それぞれの鼻腔は上壁・下壁・内側壁・外側壁の4壁で囲まれている[2]（図3a，b，図4）．

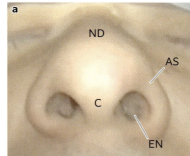
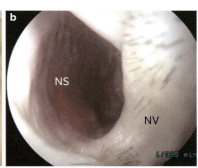

図1｜外鼻孔および鼻前庭の内視鏡画像（左鼻腔）
a：鼻および外鼻孔，b：外鼻孔に内視鏡を挿入し鼻前庭を観察．
ND：nasal dorsum（鼻背），C：columella（鼻柱），AS：alar sidewall（鼻翼），EN：external nostril（外鼻孔），NV：nasal vestibulum（鼻前庭），NS：nasal septum（鼻中隔）

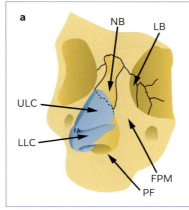
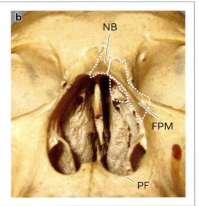

図2｜外鼻および梨状孔付近の解剖（模式図および骨格標本での画像）
a：外鼻を形成する軟骨および鼻腔周辺骨のイラスト，鼻骨，上顎骨前頭突起，涙骨の位置関係（左斜め前より）（文献1）より），b：鼻骨，上顎骨前頭突起の位置関係（正面より）．
LLC：lower lateral cartilage（鼻翼軟骨），ULC：upper lateral cartilage（外鼻軟骨），NB：nasal bone（鼻骨），FPM：frontal process of maxilla（上顎骨前頭突起），LB：lacrimal bone（涙骨），PF：piriform foramen（梨状孔）
（図aは文献1）をもとに作図）

上壁は非常に狭く，鼻骨・前頭骨・篩骨で構成される．下壁は鼻腔底とも呼ばれ，硬口蓋の上面であり，上顎骨で構成されている．

内側壁は鼻中隔であり，鼻中隔は鼻腔を左右に分けている隔壁でもある．鼻中隔は前方が鼻中隔軟骨，後上方は篩骨垂直板，後下方は鋤骨で構成される（図3c）．成長過程においてこれらの軟骨や骨に力が加わることで鼻中隔が彎曲することが多く，彎曲が強いとEn-DCRの操作ができなくなることもあるため注意を要する．

外側は非常に複雑な構造となっている（図3b）．外側壁から内下方に向かう甲介と呼ばれる羽根状の構造物が複数突出しており，外側壁は鼻骨，上顎骨，涙骨，前頭骨，篩骨，口蓋骨など複数の骨で構成されている（図3d）．手前下方から下鼻甲介，中鼻甲介，上鼻甲介などが突出する．下鼻甲介は下鼻甲介単独の骨として存在するが，中鼻甲介や上鼻甲介などは篩骨の一部として構成されている．下鼻甲介と鼻中隔との間にある空間は総鼻道と呼ばれ（図3a，図4），鼻呼吸の際のメインの呼吸路となる．中・上鼻甲介と鼻中隔の間にある空間は嗅裂と呼ばれ，呼吸路以外に嗅覚に関係する．中・上鼻甲介の外側にはそれぞれ中・上鼻道と呼ばれる空間があり，副鼻腔の一つである篩骨洞を形成する非常に重要な空間となる．下鼻甲介は鼻腔内で最も容積の大きい甲介であり，下鼻甲介がなだらかに外側に付着する部分を肩と呼んでいる．下鼻甲介の外側の空間は下鼻道と呼ばれ，下鼻道には鼻涙管の開口部が存在する．

3．副鼻腔

副鼻腔は篩骨洞，上顎洞，前頭洞，蝶形骨洞と呼ばれる4つの空洞で構成される（図3，4）．篩骨洞は前後に隔てられ，それぞれ前篩骨洞，後篩骨洞と呼ばれる．本稿では蝶形骨洞と後篩骨洞の説明は割愛し，En-DCRに関係する副鼻腔として非常に重要である前篩骨洞を中心に述べる．

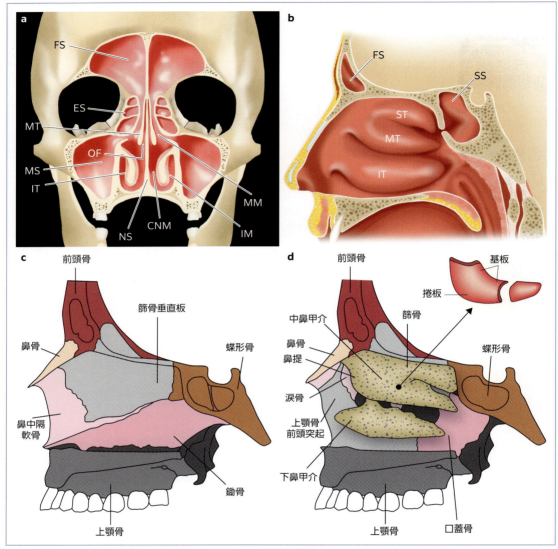

図3｜鼻腔・副鼻腔の全体像，内側壁（鼻中隔）および外側壁の模式図
a：鼻腔および副鼻腔，**b**：鼻腔の外側壁，**c**：鼻中隔を構成する軟骨および骨，**d**：鼻腔外側壁を構成する骨．
NS：nasal septum（鼻中隔），IT：inferior turbinate（下鼻甲介），MT：middle turbinate（中鼻甲介），ST：superior turbinate（上鼻甲介），MS：maxillary sinus（上顎洞），ES：ethmoid sinus（篩骨洞），FS：frontal sinus（前頭洞），CNM：common nasal meatus（総鼻道），MM：middle meatus（中鼻道），OF：olfactory fissure（嗅裂），IM：inferior meatus（下鼻道），SS：sphenoid sinus（蝶形骨洞）

1）前篩骨洞

　前篩骨洞は中鼻甲介と眼窩内側壁の間に存在し，薄い板状の骨で隔てられた複数の小空間（篩骨蜂巣）からなる．篩骨洞は非常に複雑な構造をしているが，解剖を理解するには中鼻甲介の構造および眼窩内側壁から発生するひだ状の構造をそれぞれ1つずつ理解するとわかりやすい．

2）中鼻甲介

　中鼻甲介は薄い板状の構造物で，捲板と基板と呼ばれる部位に分かれる（図3b, d）．捲板は前後に縦に伸びた構造部分で内視鏡で鼻腔内を観察した際に見えている部分である．捲板から外側にほぼ直角に彎曲し眼窩内側壁に付着する部分が基板である[3]．中鼻甲介の基板はほかの甲介の基

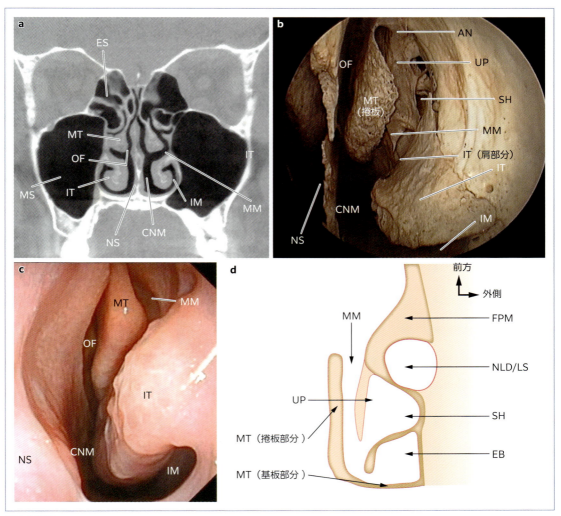

図4｜鼻腔
a：鼻腔のCT冠状断画像，b：鼻腔の頭蓋骨標本，左前篩骨洞の構造（左が右鼻腔，右が左鼻腔となっている）．中鼻甲介は鼻腔の後方まで連続して存在しているのに対し，鉤状突起は下鼻甲介の肩部分で，かなり手前でなくなる．c：鼻腔の内視鏡画像(左鼻腔)．d：中鼻甲介，上顎骨前頭突起，鉤状突起および鼻涙管・涙嚢の位置関係．
NS：nasal septum(鼻中隔)，IT：inferior turbinate(下鼻甲介)，MT：middle turbinate(中鼻甲介)，MS：maxillary sinus(上顎洞)，OF：olfactory fissure(嗅裂)，ES：ethmoid sinus(篩骨洞)，CNM：common nasal meatus(総鼻道)，MM：middle meatus(中鼻道)，IM：inferior meatus(下鼻道)，AN：agger nasi(鼻堤)，UP：uncinate process(鉤状突起)，SH：semilunar hiatus(半月裂孔)，FPM：frontal process of maxilla(上顎骨前頭突起)，NLD：nasolacrimal duct(鼻涙管)，LS：lacrimal sac(涙嚢)，EB：ethmoidal bulla(篩骨胞)

板と違い前後を完全に隔てている完全基板で，内視鏡下鼻内手術においてもこの基板の確認は非常に重要とされており，中鼻甲介基板もしくは第三基板と呼ばれている．この中鼻甲介の捲板と基板および眼窩内側壁に囲まれた空間を前篩骨洞と呼ぶ．

前篩骨洞を前方より内視鏡で観察した場合，中鼻甲介が鼻腔外側壁に上方で付着する隆起部分を鼻堤と呼ぶ(図4b，図5a，b)．前篩骨洞では外側より大きく分けて2つの突起部が存在し，前方より鉤状突起と篩骨胞と呼ばれる(図4b，d，5，6)．後篩骨洞は中鼻甲介の基板より後方で上鼻甲介と眼窩内側壁に囲まれた空間となる．

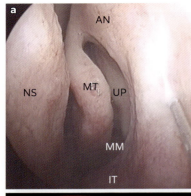
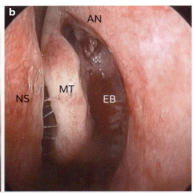
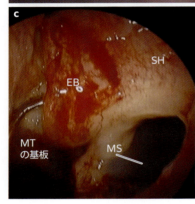
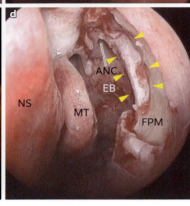

図5｜左前篩骨洞の内視鏡画像
a：左前篩骨洞，b：左前篩骨洞の鉤状突起を切除した画像，c：左前篩骨洞（中鼻道）内に内視鏡を接近させた画像，d：En-DCRにて鼻涙管・涙囊を露出させた画像（黄色▶に囲まれた部分が鼻涙管・涙囊）
NS：nasal septum（鼻中隔），MT：middle turbinate（中鼻甲介），AN：agger nasi（鼻堤），UP：uncinate process（鉤状突起），MM：middle meatus（中鼻道），IT：inferior turbinate（下鼻甲介），EB：ethmoidal bulla（篩骨胞），SH：semilunar hiatus（半月裂孔），MS：maxillary sinus（上顎洞），ANC：agger nasi cell（鼻堤蜂巣），FPM：frontal process of maxilla（上顎骨前頭突起）

3）鉤状突起

　鉤状突起はEn-DCRの際にも鼻涙管の位置や周囲の重要な構造を同定するための最初のメルクマールとなる構造物である（図4b, d, 5a, 6b, d, e）．鉤状突起は下方で下鼻甲介の肩に付着し上方にいくにしたがって鼻涙管を覆う上顎骨前頭突起に付着し，最終的に鼻堤の奥に入り込み眼窩内側壁や頭蓋底に付着する．涙囊や鼻涙管は前篩骨洞の前外側に位置し，En-DCRは鉤状突起を切除しつつその外側の骨を削除して涙囊内側を露出させていく手術といえる．そのため，鉤状突起の解剖理解は，En-DCRによって涙囊を完全かつ安全に開放するために非常に重要と筆者は考えている．鉤状突起は上方で眼窩内側壁，中鼻甲介付着部，頭蓋底に付着し，2つに分かれて付着することもある（図7）[4]．鉤状突起が頭蓋底に付着する場合，その認識がないまま鉤状突起および周辺骨の削除を続けていくと頭蓋底合併症など思わぬ副損傷をきたすことが考えられる．こういった鉤状突起のバリエーションの把握は，ひいては安全なEn-DCRの手術に非常に重要であると筆者は考えており，これらのバリエーションを術前に内視鏡や副鼻腔CTで十分に確認しておく必要がある．

　上記以外の鉤状突起のバリエーションとして，逆逬性鉤状突起がある．内視鏡で前篩骨洞を観察したとき，鉤状突起は通常眼窩側より後内方に突出する薄い板状の構造物である．しかし，ときどき鉤状突起が前方に折り返して中鼻甲介のように見えることがある．逆逬性鉤状突起では鉤状突起を中鼻甲介と誤認することで手術の操作方向が異常に外側に向いてしまい眼窩内への副損傷を引き起こす確率が高くなる．中鼻甲介は鼻堤部より始まり後鼻孔の手前まで伸びる板状の構造物であるのに対し，鉤状突起は鼻腔外側から下鼻甲介の肩にまでしか伸びない板状の構造物である．そのため，鉤状突起は下鼻甲介に付着するあたりで構造がなくなり，後鼻孔まで続くことはない．板状の構造物が鉤状突起か中鼻甲介か悩む場合は，その構造物が後鼻孔の手前まで伸びているか，下鼻甲介の肩に付着する前方で終わっている

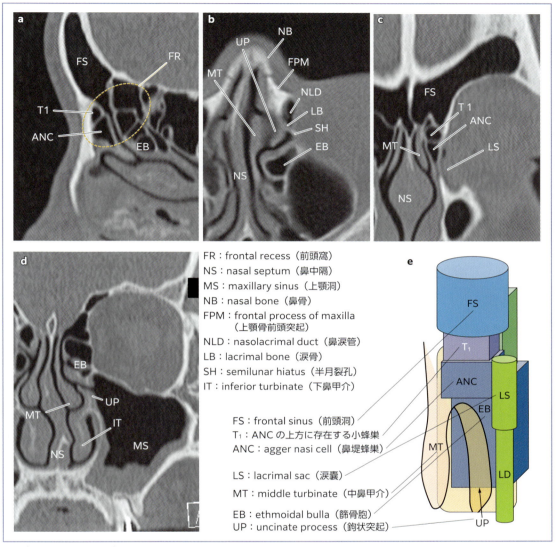

図6 | 左前篩骨洞および左涙嚢・鼻涙管を中心としたCT画像
a：左前篩骨洞の矢状断画像，b：左前篩骨洞の水平断画像，c：左前篩骨洞の冠状断画像（涙嚢レベル），d：左前篩骨洞の冠状断画像（cよりやや後方の鉤状突起および篩骨胞レベル），e：前篩骨洞と涙嚢・鼻涙管の位置関係．

かで両者を区別することができる．

4) 篩骨胞

篩骨胞は眼窩内側壁に付着する構造物で鼻涙管がある上顎骨前頭突起や涙骨より後方となるため，後方への安全確認として非常に重要な構造物である[5]（図4d, 5, 6）．En-DCRを行う際はこの篩骨胞が後方の限界壁となり，これより後方を手術操作すると頭蓋底や眼窩損傷の原因となりえる．中鼻甲介の基板部分（第三基板）より1つ空間を挟んで前方に篩骨胞が存在するため，まずは中鼻甲介の捲板部分から基板部分（第三基板）を確認すると，そのすぐ前方に位置する篩骨胞を同定できる．鉤状突起と篩骨胞の間にある溝状の空間は半月裂孔と呼ばれる．この溝の最深部は眼窩内側壁であり，鼻涙管または涙嚢と眼窩内との境界となる．そのため，眼窩内副損傷の予防に重要なメルクマールとなる．また，半月裂孔を上方に追っていくと下記に示す鼻堤蜂巣を発見しやすい．

5) 前頭窩および鼻堤蜂巣

前篩骨洞に属し，鼻堤の裏側に広がる空間を

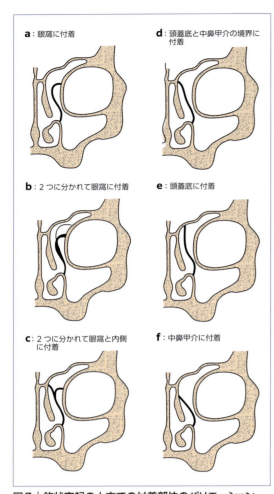

図7｜鉤状突起の上方での付着部位のバリエーション
（文献4）より改変）

a：眼窩に付着
b：2つに分かれて眼窩に付着
c：2つに分かれて眼窩と内側に付着
d：頭蓋底と中鼻甲介の境界に付着
e：頭蓋底に付着
f：中鼻甲介に付着

前頭窩と呼ぶ（図6）．内視鏡で中鼻道を観察した場合，前頭窩は中鼻道の上方に位置するも鼻堤の奥にあるため，ある程度手術で前篩骨洞を解放しないと見えない場所にある．前頭洞を解放する際に非常に重要な部位であるが，前頭窩の解剖も非常に複雑となっている．詳細は成書を参照されたいが，現在はIFAC（International Frontal Sinus Anatomy Classification）による分類[6]が用いられており，この分類のうちEn-DCRを行う際非常に重要な蜂巣として，鼻堤の裏側にある鼻堤蜂巣（agger nasi cell：ANC）がある．この蜂巣はほとんどの副鼻腔に存在し，内視鏡下鼻副鼻腔手術で前頭洞を解放する際にも前頭窩のなかで最初に探し出す非常に重要な部位である．こ

の鼻堤蜂巣の外側に涙嚢が存在するため，En-DCRで上顎洞前頭突起を削除していく際に鼻堤蜂巣を早い段階で確認し，鼻堤蜂巣より後方に削除が進まないよう気をつけることで頭蓋内損傷や眼窩内損傷を避けることができる．鼻堤蜂巣の上方に蜂巣が複数ある場合や鼻堤蜂巣自体が前頭洞内に入り込んでいる場合もあり，術前に副鼻腔CTでの確認が必要である．

6）上顎洞および前頭洞

副鼻腔のうち篩骨洞以外でEn-DCRに関係する副鼻腔に上顎洞と前頭洞がある．

上顎洞は基本的に単一の非常に大きな空洞で眼窩の下方に位置し，自然口が鉤状突起と篩骨胞の間に位置する半月裂孔に存在するため，鉤状突起を丁寧に取れると内視鏡下に自然口を確認できることがある（図5c，図6d）．

前頭洞は眼窩上に位置する副鼻腔で通常鼻堤蜂巣より後方に自然口をもつことが多い（図6a, c）．En-DCRで前頭洞を解放することはまずないものの，鼻堤蜂巣と前頭洞との位置関係は副鼻腔CTで確認しておくべきであると考える．

4．神経および血管

1）En-DCRに関係する神経として，下記の神経がある（図8）．

滑車下神経：眼窩内を走行する眼神経（V1）より分枝し，眼窩内側より鼻骨や上顎骨前頭突起周囲を穿通し鼻腔内に走行する．

眼窩下神経：上顎神経（V2）の分枝であり，眼窩下孔より出たあと涙嚢や鼻涙管周囲および鼻腔前方を走行する．

前篩骨神経：眼神経（V1）より分枝し，眼窩内側壁を頭蓋底よりに穿通し，副鼻腔内に枝を出している．

翼口蓋神経後鼻枝：上顎神経（V2）の分枝であり，蝶口蓋孔を経て鼻・副鼻腔内を走行する．

2）En-DCRに関係する血管として，下記の血管がある（図9）．

鼻背動脈：眼動脈の枝で，内眼角の付近で眼窩内から出て鼻背や涙嚢付近に分布するとともに鼻骨や上顎骨前頭突起周囲を穿通し，鼻腔内にも分布している．顔面動脈の枝である眼角動脈と

図8｜En-DCRに関係する神経
a：涙嚢周囲の神経，b：鼻腔外側壁の神経
ITN：infratrochlear nerve（滑車下神経），ION：infraorbital nerve（眼窩下神経），AEN：anterior ethmoidal nerve（前篩骨神経），ON：olfactory nerve（嗅神経），PPN：pterygopalatine nerve（翼口蓋神経），MT：middle turbinate（中鼻甲介），IT：inferior turbinate（下鼻甲介）

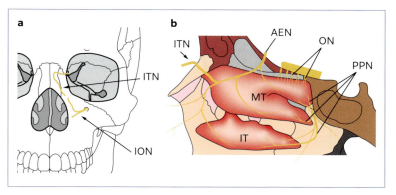

図9｜En-DCRに関係する血管
a：顔面側の血管，b：鼻腔外側壁の神経
DNA：dorsal nasal artery（鼻背動脈），AA：angular artery（眼角動脈），IOA：infraorbital artery（眼窩下動脈），FA：facial artery（顔面動脈），ECA：external carotid artery（外頸動脈），AEA：anterior ethmoidal artery（前篩骨動脈），PEA：posterior ethmoidal artery（後篩骨動脈），SPA：sphenopalatine artery（蝶口蓋動脈），MA：maxillary artery（顎動脈）

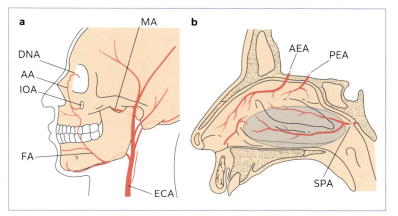

連絡している．

　眼角動脈：外頸動脈より分岐した顔面動脈が下顎体の表を回って顔面を走行し，蛇行しながら口角を経て鼻の側縁に沿って上向し内眼角に分布する．

　眼窩下動脈：顎動脈の枝で，翼口蓋窩から下眼窩裂を経て眼窩に入り，眼窩下孔を経て顔面に出て涙嚢や鼻涙管周囲に分布する．

　前篩骨動脈：眼動脈の枝で，眼窩内で頭蓋底よりに副鼻腔内に入り込み鼻副鼻腔粘膜に分布する．

　蝶口蓋動脈：顎動脈の終枝で，翼口蓋窩から蝶口蓋孔を通って鼻腔外側壁および鼻中隔と広い範囲に分布する．

文献

1) Jang YJ：Anatomy for rhinoplasty. Practical septorhinoplasty. An Asian perspective, (Jang YJ, et al, eds), Koon Ja Publishing, Seoul, 1-14, 2007
2) 柳 清：手術のための臨床解剖．耳鼻咽喉・頭頸部手術アトラス 第2版 上巻，（森山 寛 監修），医学書院，東京，239-259, 2018
3) Stammberger H：History of rhinology：Anatomy of the paranasal sinuses. Rhinology 27：197-210, 1989
4) 浅香大也：前篩骨洞手術．内視鏡下鼻内副鼻腔手術 副鼻腔疾患から頭蓋底疾患まで，（森山 寛 編），医学書院，東京，92-100, 2015
5) Wormald PJ：The International Frontal Sinus Anatomy Classification (IFAC) and Classification of the Extent of Endoscopic Frontal Sinus Surgery (EFSS). Int Forum Allergy Rhinol 6：677-696, 2016

I. 総論 ▶ 2. 生理

1）涙液分泌の生理

東邦大学眼科　鄭　有人
堀　裕一

項目のポイント

- 涙液は眼表面の湿潤・恒常性維持，酸素・栄養供給，感染防御，光学系維持に関わる
- 涙液の分泌には，基礎分泌，反射性分泌，情動性分泌がある
- 涙液の分泌は，反射性涙液分泌（reflex loop）の求心路三叉神経，遠心路副交感神経が重要である
- 涙液分泌の減少・増加をきたす疾患・薬物を見落とさない

I 涙腺の解剖

　ヒトの涙腺は，胎生10週に上円蓋部耳側の結膜上皮基底細胞が中胚葉組織の中に嵌入し形成される．そして，眼窩の上耳側縁に位置する主涙腺（main lacrimal gland）と眼瞼結膜や円蓋部結膜に開口する副涙腺（accessory lacrimal gland）に大別される．主涙腺は上眼瞼挙筋腱膜外側端によって眼窩葉と眼瞼葉に不完全に分けられ，大きさは約20×25 mm，厚さは眼窩葉が約5 mm，眼瞼葉が約3 mmである．眼瞼葉は眼窩葉より小さいが，上眼瞼を耳側上方に牽引し鼻側下方視させると，結膜下に膨隆して観察可能である．解剖学的には黄白色～灰白色の結節状組織で，被膜はないが細かな結合組織の偽膜に包まれている．眼窩葉からは6～8本ほどの導管が出て眼瞼葉を貫通して結膜円蓋部に開口する（図1）．したがって，眼瞼葉が損傷すると眼窩葉の導管も損傷し，涙液分泌が低下する原因となる．また，導管が閉塞すると涙腺嚢腫（dacryops）となる．
　副涙腺は円蓋部結膜に開口するKrause腺と瞼板縁の眼瞼結膜下に存在して開口するWolfring腺がある（図2）．Krause腺は，上方円蓋部に20～40個・下方円蓋部に6～8個，Wolfring腺

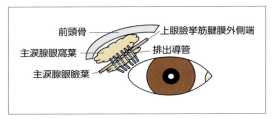

図1｜主涙腺
主涙腺は眼窩葉と眼瞼葉に分かれ，排出導管は眼瞼葉を貫通し，結膜円蓋部に開口する．

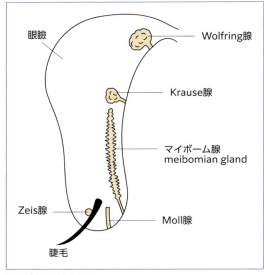

図2｜副涙腺と脂腺
副涙腺（Wolfring腺，Krause腺）は涙液基礎分泌の涙液層を，脂腺（マイボーム腺など）は油層を供給する．

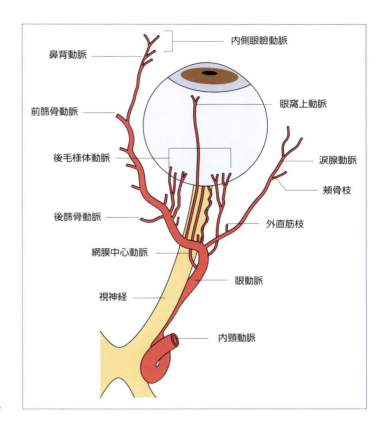

図3｜涙腺動脈
内頸動脈，眼動脈を経て涙腺動脈となる．

は上方に3個・下方に1個ほど存在するとされるが，肉眼的な観測は困難である．解剖学的には副涙腺はすべて合わせても主涙腺の1/10程度であるため，副涙腺は基礎分泌に関わっているとされる．

涙液の液層のうち粘液層の成分は，結膜の杯細胞(goblet cell)や角結膜上皮からも分泌される．また油層成分は，瞼板にある脂腺のマイボーム腺(meibomian glands)や，睫毛の毛包に開口する小さな脂腺であるZeis腺から分泌される．また睫毛の近傍には汗腺のMoll腺が開口する．

涙腺動脈は，内頸動脈から分岐した眼動脈が視神経の外側でさらに分岐し，外側直筋の上縁に沿って前外側方へ向かい，涙腺に至る(図3)．静脈は眼静脈へ注ぎ，リンパ管は結膜のリンパ管と合流し，耳下腺リンパ節へと注ぐ．

II 涙腺の組織(図4)

涙腺は腺房と導管からなる外分泌腺である．涙液の分泌を行う涙腺の終末部は漿液性の腺房細胞で構成され，多数の分泌顆粒を含む．その外周には基底膜が存在し，さらに腺房の周囲に筋上皮細胞がある．この筋上皮の収縮は反射性・情動性の涙液分泌に関与するとされる．また，腺房細胞で産生，分泌された涙液は円柱上皮細胞により構成される導管から排出される．腺房細胞から移行した小葉内導管は小葉間導管となり，小葉間導管が集まって最終的に約6〜12本の排出導管となり，結膜円蓋部に開口する．各小葉間には小葉間結合組織があり，間質細胞・脂肪細胞・血管・リンパ管・末梢神経などがみられる．間質細胞には形質細胞，マクロファージ，肥満細胞，T細胞，B細胞が存在する．形質細胞は，涙液中の分泌型IgAの産生を行う．形質細胞から産出されたIgAは涙腺上皮の分泌片と結合し，分泌型IgAとなる．この分泌型IgAは蛋白分解酵素に抵抗性を示し，導管内腔側に分泌される．

腺房(acinus)は，内腔を頂点とするようなピラミッド状の腺房細胞(acinar cell)から構成される．腺房細胞では，核は基底に位置し，発達した粗面小胞体やGolgi装置，そして多数の分泌

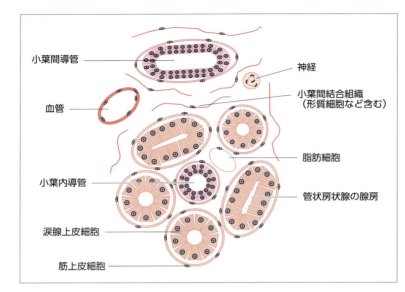

図4｜涙腺の組織図
涙腺腺房の周囲には筋上皮細胞が存在し，反射性・情動性分泌に関与する．小葉内導管，小葉間導管，排出導管を経て結膜円蓋部に開口する．小葉間結合組織の形質細胞がIgAを産出し，腺房細胞を経て分泌型IgAとして涙液に分泌される．

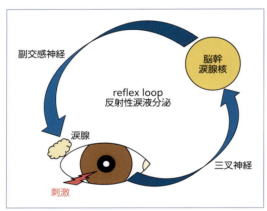

図5｜反射性涙液分泌（reflex loop）
眼表面が刺激されると，三叉神経（求心路）から脳幹の涙腺核にシグナルが入力され，副交感神経である顔面神経（遠心路）を経て涙腺（効果器）に作用し，涙液分泌が促進される．

顆粒がみられる．各腺房細胞間の内腔側にはtight junctionの形成がみられ，これはblood-tear barrierを形成する．

加齢に伴い涙腺組織は腺房の萎縮や線維化，腺腔の拡大，導管の閉塞などが生じる．涙液分泌量や蛋白分泌反応低下は，涙液中に存在する分泌型IgA，タウリン，リゾチーム，ラクトフェリンなどの抗酸化作用や抗炎症作用を有する物質量も減少する．また，涙腺上皮細胞にはアンドロゲンのレセプターが存在している．閉経後の女性にドライアイが多いのは，エストロゲンの低下によるものではなく，アンドロゲンやプロラクチンの低下によるものと考えられている．

III 涙腺の神経支配

涙腺分泌に関与する神経，反射性涙液分泌の求心路である知覚神経の三叉神経，遠心路の交感神経と副交感神経があげられる（図5）．そして反射性分泌に重要なのは，副交感神経である．まず角結膜上皮に存在する三叉神経第1枝末端の自由終末に存在する機械感覚受容器，ポリモーダル侵害受容器，冷感受容器の3種類の侵害受容器が刺激を受けると痛みや異物感，不快感などが三叉神経節・三叉神経核や傍状核を経て脳に伝わる．ついで脳幹にある顔面神経運動核の一つである上唾液核近傍の涙腺核を介して遠心路である副交感神経が興奮し，節前神経である大浅錐体神経（greater superficial petrosal nerve：GSPN）は翼口蓋神経節（pterygopalatine ganglion：PPG）でシナプスを置き換え，節後神経は頬骨神経と合流し涙腺神経を経て涙腺に達し，涙液分泌をもたらす（図6）．

副交感神経受容体のうち，涙腺で最も関係の深いサブタイプはM3ムスカリン作動性アセチルコリン受容体（M3 muscarinic acetylcholine receptor：M3R）である．シェーグレン症候群ではこのM3Rに対する自己抗体が判明している．

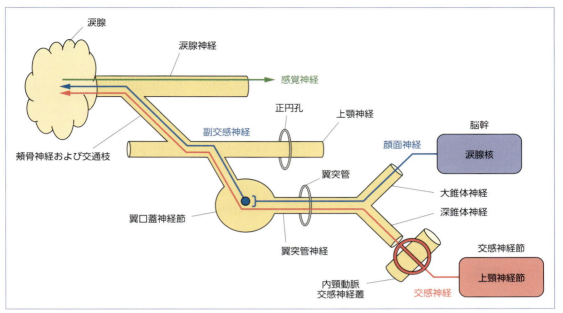

図6｜涙腺を支配する神経
涙腺は感覚神経（求心路），副交感神経と交感神経（遠心路）に支配され，制御されている．

　また近年の研究ではvasoactive intestinal polypeptide（VIP）・pituitary adenylate cyclase-activating polypeptide（PACAP）などのペプチド性神経伝達物質により，涙腺に作用することもわかった[1]．

　一方，交感神経は涙液の基礎分泌の調整を担っているとされる．交感神経の節後線維が上頸神経節から起こり，内頸動脈の血管壁で神経叢を形成し，深錐体神経を経て，翼突管神経にて副交感神経と合流する．その後は副交感神経と同様の経路にて涙腺に至る．交感神経終末はノルアドレナリンを放出し，涙腺に作用する．

　上唾液核・涙腺核は，上位にある視床下部からの下降性の線維を受けており，情動により涙が出る機序とされる．

IV 涙液の組成と機能

　角結膜の眼表面に分布する涙液の構造モデルはムコイド層・水層・油層の3層に分けられるが，実際には水層とムコイド層の間に厳密な境目はなく，角膜上皮の糖衣から連続する濃度勾配をもった1層のゲル構造の水層ムコイド層の上に油層が存在する2層構造のモデルも提唱されている．最も浅層の油層は，マイボーム腺やZeis腺の脂腺から分泌される．涙液の蒸発を防ぎ，また眼瞼縁に沿ってバリア（涙液メニスカス）を形成して，そこから涙液がこぼれることを防いでいる．その成分はろう（wax）やコレステロールエステル，脂肪酸などである．この層の性状が変わると涙液層破壊時間（break up time：BUT）が短縮して，ドライアイの症状を呈する．油層は0.1 μm以下ととても薄いため，肉眼で干渉色パターンはみられない．涙液の主成分である水層は主涙腺と副涙腺から分泌される．その厚さは油層に比べて厚く，過去の報告では7〜8 μmとされていたが，共焦点顕微鏡を用いた観察で30〜40 μmとする報告もある．その主な成分は水分，電解質，蛋白質，抗菌性物質である．涙液のグルコースの濃度（〜3 mg/dL）は血清より低い．電解質の濃度は血清と類似するが，K^+に関しては血漿の4 mEq/Lと比べて，涙液は46〜95 mEq/Lと濃度が高い．蛋白質の主要なものにはラクトフェリン，リゾチーム，免疫グロブリンなどがある．ラクトフェリン，リゾチームは抗菌性物質として働く．免疫グロブリンで特徴的なのは涙腺の形質細胞で産生される分泌型IgAである．なお，基礎分泌の涙液と比べ

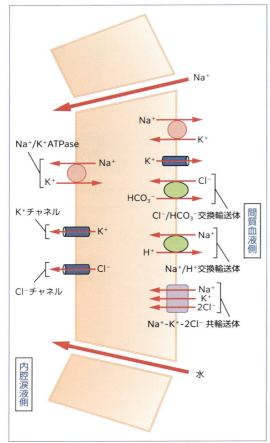

図7｜涙腺上皮の涙液分泌
基底膜側5種，内腔側3種の膜蛋白の働きにより，涙液は水分98％，300 mOsm/Lとやや高浸透圧，高カリウム（46～95 mEq/L，血漿は4 mEq/L）となっている．

表1｜Schirmer試験

第Ⅰ法	点眼麻酔なし：シェーグレン症候群の診断基準に必要．基礎分泌と反射性分泌の和
第Ⅰ法変法	点眼麻酔あり：基礎分泌を反映．第Ⅰ法の約40％程度
第Ⅱ法	鼻腔刺激あり：反射性分泌の予備能力の評価．涙液減少疾患の重症度の把握に有効

えてCl^-チャネルとK^+チャネルの膜蛋白の存在が報告されている．

具体的には膜蛋白の働きにより，Cl^-が腺房内腔へ排出される．Cl^-によって腺房内腔の電位が陰性になると，間質に存在するNa^+が電位差によって細胞間隙を通って腺房内腔へ移動する．そして高張になった腺房内腔へ間質から水の移動が起こる．涙液に塩味を感じる（NaClが多く存在する）のはこのためである．

V｜涙液量を評価する方法

涙液は1分間に1～2μL分泌され，1年間では約150～300 g程度分泌される．65歳では壮年期の約60％，80歳では約30％に減少する．

また，眼表面涙液層には1.1μL，涙液メニスカスには2.9μL，結膜嚢には4.5μLの涙液が存在するとされる．

涙液量を評価する一般的な方法としてSchirmer試験がある（表1）．Schirmer試験紙を指標で折り，座位にした患者にやや上方視させ，下眼瞼耳側1/3の結膜嚢に引っ掛けるように静置する．5分後に折り目から吸収された涙液量をmm単位で表し，測定値とする．一般臨床で最も頻繁に行われているのが，Schirmer試験Ⅰ法である．これは基礎分泌と反射性分泌の和を測定しており，正常値が10 mm以上，5～10 mmがボーダーライン，5 mm以下が異常と判定される．鼻涙管閉塞や狭窄の症例では，涙液貯留量の増加により，見かけ上多く測定される．局所麻酔薬を点眼後5分でSchirmer試験Ⅰ法を施行するのが，Schirmer試験Ⅰ法変法である．これは涙液の基礎分泌量を反映するとされ，通常の測定値はSchirmer試験Ⅰ法の約40％程度である．Schirmer試験Ⅰ法で涙液分泌が少ない症例に関

て反射性涙液はアルブミンが少なく，グロブリンやリゾチームが多いとされる．また情動で分泌された涙液は，基礎分泌の涙液と比べて高K^+，高蛋白といわれる．

涙液中の水の分泌の基本は，電解質の分泌によって生じた浸透圧勾配に起因する受動的なものと考えられている．電解質の輸送は，細胞膜に存在する種々の輸送蛋白質を介して行われる（図7）．涙腺の上皮細胞のbasolateral membrane（基底膜・間質血液側）には，Na^+/K^+-ATPase，K^+チャネル，Na^+/H^+交換輸送体，Cl^-/HCO_3^-交換輸送体，Na^+-K^+-$2Cl^-$共輸送体の5つの膜蛋白の存在が知られている．一方，apical membrane（頂端膜・内腔涙液側）には，Na^+/K^+-ATPaseに加

表2｜流涙をきたす代表的な薬物一覧

ムスカリン性コリン受容体作動薬	治療適応
ベタネコール塩化物	慢性胃炎，麻痺性イレウス，神経因性膀胱による排尿困難（尿閉）
ピロカルピン塩酸塩，セビメリン塩酸塩水和物	放射線治療に伴う口腔乾燥症状，シェーグレン症候群の口腔乾燥症状
注射用アセチルコリン塩化物	麻酔後麻痺性イレウス，消化管機能低下のみられる急性胃拡張，円形脱毛症
メタコリン塩化物	気管支喘息の診断
カルプロニウム塩化物	脱毛，乾性脂漏，尋常性白斑
コリンエステラーゼ阻害薬	**治療適応**
ピリドスチグミン臭化物，アンベノニウム塩化物	重症筋無力症
ネオスチグミン臭化物	重症筋無力症，麻酔後麻痺性イレウス，排尿困難（膀胱麻痺），弛緩性便秘症
ジスチグミン臭化物	重症筋無力症，緑内障点眼
ドネペジル塩酸塩，リバスチグミン，ガランタミン臭化水素酸塩	アルツハイマー型認知症
エドロホニウム塩化物	重症筋無力症の診断，作用は5分程度と短い
イトプリド塩酸塩	慢性胃炎における消化器症状（腹部膨満感，上腹部痛，食欲不振，胸やけ，悪心，嘔吐）
アコチアミド塩酸塩水和物	機能性ディスペプシア
ヨウ化エコチオパート	緑内障点眼，縮瞳薬
有機リン系　全般（下記は代表例）	
イソフルロフェート	有機リン系農薬
パラチオン	有機リン系農薬，殺虫剤，ダニ駆除剤
サリン	有機リン化合物，化学兵器
カーバメート系　全般（下記は代表例）	
フィゾスチグミン	カラバル豆の種から分離されたアルカロイド，血液脳関門を通過する

しては，Schirmer試験II法を施行する．これは綿棒にて同側の鼻腔内を刺激し，Schirmer試験I法の測定を行う．測定値は10 mm以下で異常と判定し，涙液分泌の予備能力の低下を反映する．

またそのほかの非侵襲的な涙液測定方法として，フルオレセイン染色・メニスコメトリー・前眼部OCTを利用した涙液メニスカスの測定により涙液量を計測する手法も試みられている．

VI 涙液分泌を障害する疾患や薬物

涙液分泌はさまざまな疾患や薬物で障害される．結膜炎や角膜異物などの角結膜が刺激される状態で涙液分泌が亢進するが，原因として薬剤性も見落としてはならない．具体的にはムスカリン作動性アセチルコリン受容体作動薬と，アセチルコリンの分解を阻害して作用させるコリンエス

テラーゼ阻害薬がある．また有機リン系・カーバメート系の農薬殺虫剤も同様の機序にて流涙をきたす．代表的な薬剤の一覧を示す（表2）．

反対に，抗コリン薬により涙腺の涙液分泌減少をきたす[2]．代表的な薬剤の一覧を示す（表3）．また反射性涙液分泌のいずれかが障害されれば涙液減少をきたす（表4）．

また，開口や咀嚼運動時に涙液が分泌されてしまう病態をワニの涙症候群（空涙症候群）と呼ぶ（表5）．これは顔面神経のミスディレクションにより起きる症状であり，末梢性顔面神経麻痺の回復期や回復後などにおいて発症することがある．先天性疾患として，Duane症候群の一症状として報告がある．

文献

1) Tomoya N, et al : PACAP suppresses dry eye signs by

表3｜涙液減少をきたす代表的な抗コリン薬物一覧（抗コリン薬のリスクスケール一覧表）

3点（最高リスク）	2点（強リスク）	1点（中リスク）
アミトリプチリン塩酸塩（トリプタノール®）	アマンタジン塩酸塩（シンメトレル®）	レボドパ・カルビドパ水和物（ネオドパストン®）
アトロピン硫酸塩水和物	バクロフェン（ギャバロン®）	エンタカポン（コムタン®）
クロルフェニラミンマレイン酸塩（ポララミン®）	セチリジン塩酸塩（ジルテック®）	ハロペリドール（セレネース®）
クロルプロマジン塩酸塩（コントミン®）	シメチジン（タガメット®）	メトカルバモール（ロバキシン®）
シプロヘプタジン塩酸塩水和物（ペリアクチン®）	クロザピン（クロザリル®）	ミルタザピン（リフレックス®）
ジサイクロミン塩酸塩・水酸化アルミニウムゲル・酸化マグネシウム（コランチル®）	ロペラミド塩酸塩（ロペミン®）	パロキセチン塩酸塩水和物（パキシル®）
ジフェンヒドラミン塩酸塩（レスタミンコーワ®）	ロラタジン（クラリチン®）	プラミペキソール塩酸塩水和物（ビ・シフロール®）
フルフェナジンマレイン酸塩（フルメジン®）	ノルトリプチリン塩酸塩（ノリトレン®）	クエチアピンフマル酸塩（セロクエル®）
ヒドロキシジン塩酸塩（アタラックス®）	オランザピン（ジプレキサ®）	ラニチジン塩酸塩（ザンタック®）
ロートエキス（ロートエキス®）	ロペラミド塩酸塩（ロペミン®）	リスペリドン（リスパダール®）
イミプラミン塩酸塩（トフラニール®）	トルテロジン酒石酸塩（デトルシトール®）	セレギリン塩酸塩（エフピー®）
ジフェンヒドラミンサリチル酸塩・ジプロフェリン（トラベルミン®）		トラゾドン塩酸塩（レスリン®）
塩酸ペルフェナジン（ピーゼットシー®）		
プロメタジン塩酸塩（ピレチア®）		
チザニジン塩酸塩（テルネリン®）		

表4｜涙液減少をきたす疾患の原因別一覧

求心路（三叉神経）が障害を受ける原因	白内障手術やLASIKなどの角膜知覚神経に障害をきたす処置・手術
	糖尿病角膜障害
	コンタクトレンズ装用
	β遮断薬・NSAIDs・局所麻酔点眼
遠心路（顔面神経）が障害を受ける疾患	ギランバレー症候群 Guillan-Barré syndrome
	ホルネル症候群 Horner syndrome
	ベル麻痺 Bell's palsy
	ラムゼイハント症候群 Ramsay-Hunt syndrome
	サリドマイド催奇形性（サリドマイド胎芽病）
涙腺のムスカリン性アセチルコリン受容体の障害をきたす疾患	シェーグレン症候群 Sjögren syndrome
	ミクリッツ病 Mikulicz disease
	全身性IgG4関連疾患
導管の障害をきたす疾患	スティーブンス-ジョンソン症候群 Stevens-Johnson syndrome
	中毒性表皮壊死融解症 Toxic epidermal necrolysis
	化学外傷

表5｜開口・咀嚼時の流涙をきたす疾患

ワニの涙症候群（空涙症候群） ※末梢性顔面神経麻痺後に神経のミスディレクションが起き，開口や咀嚼運動時に涙液が分泌されてしまう
Duane症候群（先天性）

stimulating tear secretion. Nat Commun 7：12034, 2016

2) Rudolph JL, et al：The anticholinergic risk scale and anticholinergic adverse effects in older persons. Arch Intern Med 168：508-513, 2008

I. 総論 ▶ 2. 生理

2) 涙道の生理

鈴木眼科クリニック　**鈴木　亨**

項目のポイント

- 生理的導涙状態では，涙の第一波は涙点から流入後の最速1分以内に鼻腔へ達する
- 涙道内を満たす涙全体の動きとしては，5分時点では涙嚢から鼻涙管へ移行する過程にあり，10分時点でも一定量が鼻涙管に残留する

I　HurwitzとPaulsenの研究

　導涙は涙点からの流入，涙道内での移動と貯留，鼻涙管開口部からの流出のバランスで制御されており，全体の動きを知るには，Hurwitzらの示した生理的な導涙の様子が最も参考になる[1]．また，その動きは鼻涙管の海綿体の状態で調節されている．調節のしくみを知るにはPaulsenらの示した海綿体モデルが参考になる[2, 3]．

II　生理的な導涙の様子

　涙液は涙点から流入した後，ホルネル筋のポンプ機能などによって下鼻道まで運ばれ，最終的に下鼻道へ流出する．Hurwitzは核医学的研究でその動態を示した．

　彼は一定の放射線活性に調整した溶液を座位のまま被験者に自動点眼し，ピンホールを装着したガンマカメラを利用して，それが下鼻道へ移動していく様子を記録した．結果の代表例として，内眼角部，涙嚢部，鼻涙管部における放射線測定値の経時的変化を図1に示す．

　図1aでは，内眼角における放射線活性は2分時点で急速に減少している．つまり点眼液は滴下後直ちに涙点から涙道に流入し，2分のうちには大部分が涙小管から流れ去ることがわかる．

　図1bでは，涙嚢における放射線活性は4分時点でピークを示している．つまり点眼液は4分で涙嚢まで流入し，5分を過ぎると大部分がさらに遠位へと流れ去ることがわかる．

　図1cでは，鼻涙管における放射線活性のピークは5～10分時点まで持続している．つまり，点眼液はおよそ10分間も鼻涙管に留まっていることがわかる．

　これらの結果から，涙液は涙点から流入して4分で涙嚢を満たした後，5分で鼻涙管に流れ出し，10分でも鼻涙管から流出しきっていないと考えてよい．一方でMRIを用いた涙道造影研究では，点眼した溶液が最初に鼻腔に到達する時間は最速で38秒，平均で151秒であったとされている[4]．また，その速さは点眼量にも影響を受けることが知られており，量が1滴では遅いが複数滴では早い[5]．

III　海綿体の役割

　Paulsenらによれば，骨鼻涙管内の2/3は海綿体組織で占められている[2, 3]．膜性鼻涙管の内腔容積はこの海綿体が膨張すれば狭くなり，収縮すれば広がる．彼はそれによって導涙の速さが影響を受けることを示した（図2）．色素だけ点眼した場合に比して，血管収縮作用をもつ薬液をあらかじめ点眼しておくと海綿体が収縮して内腔容積が増え，それが涙液リザーバーとなって色素通過時間が延長した．また，生理的には涙嚢がスリット状になっていることに注目し，それで適正な導涙

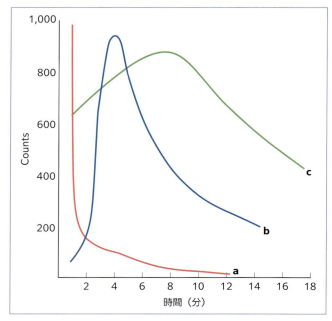

図1｜点眼後の放射線活性の経時的変化
a 内眼角部．結膜嚢と涙小管を含む範囲の放射線活性変化．
b 涙嚢部．ピークは4分時点．T Max SAC＝4分
c 鼻涙管部．10分時点まで高活性が持続している．T Max DUCT＝7分

（文献1）より作成）

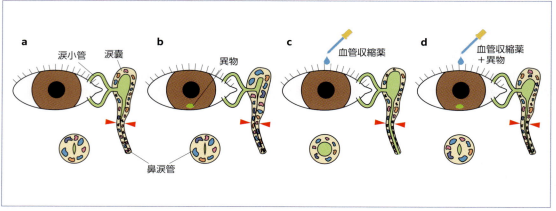

図2｜海綿体と涙道内腔の安静状態下と実験的条件下での違い
a 安静状態では海綿体は適度に膨張しており内腔は適正に保持されている．
b 角膜に異物刺激があると神経ネットワークを通して海綿体が過度に膨張し，内腔が狭窄する．
c 血管収縮薬を点眼すると海綿体が収縮し，内腔のスリット構造が失われる．
d 角膜刺激と血管収縮薬を同時に与えると，神経ネットワークの支配が強いため，海綿体の収縮は抑制される．

（文献2）より）

速度が維持されるとしている．これが海綿体の収縮で破綻すると導涙が遅れると考察した．

さらに，角膜知覚を刺激した場合は海綿体が逆に膨張し，この場合も色素通過時間が延長した．導涙を抑制して流涙に都合よい条件を作り，異物の排出，すなわち組織の保護を促す．このための角膜から鼻涙管への神経ネットワークが存在すると考察した．

文献
1) Hurwitz JJ, et al：Brit J Ophthal 59：308-312, 1975
2) Paulsen FP, et al：Ocular Surf 1：180-191, 2003
3) Ayub M, et al：Invest Ophthalmol Vis Sci 44：4900-4907, 2003
4) Singh S, et al：Orbit 40：34-38, 2021
5) Tucker NA, et al：Ophthal Plast Reconst Surg 10：256-259, 1994

I. 総論 ▶ 2. 生理

3）ポンプ機能

オキュロフェイシャルクリニック大阪　**佐藤陽平**

> **項目のポイント**
> - 涙液ポンプの動力源は眼瞼の開閉瞼である
> - Horner筋と涙小管・涙嚢の関係を理解することが重要である
> - 瞬目による動的な涙液ポンプと神経調節による静的な涙液ポンプがある

I 眼におけるポンプ

　ポンプとは，圧力の作用によって液体や気体を吸い上げたり送ったりするための装置のことである．心臓は血液を全身に送り込むポンプであるが，涙道は涙液を眼表面から鼻腔へと送り込むポンプであるといえる．涙液は涙腺から眼表面に分泌され，瞬目に伴い涙点から涙小管，総涙小管，涙嚢，鼻涙管へと能動的に排出される．涙液排出には，涙液の眼表面からの蒸発，結膜での吸収，重力，毛細管現象，涙道のポンプ作用，Krehbiel flowの6つが関わっているとされ，涙道のポンプ作用が最も重要と考えられている[1]．この涙液が送り込まれる過程は，涙液ポンプ（lacrimal pump）や導涙機構（lacrimal drainage system）といわれている．涙液ポンプの仕組みを理解することは，流涙症に対する治療選択をするうえで非常に重要であると考えている．

II 涙液ポンプ

　現在，涙液ポンプの有力な説は，Kakizakiが提唱するtetra-compartment theoryである[1,2]．これは，涙小管と涙嚢がそれぞれHorner筋（近年Horner-Duverney's muscleといわれることもある[3]が本稿ではHorner筋と述べる）との関係によって2つの部分に，つまり，涙小管はHorner筋に覆われている耳側と覆われていない鼻側に，涙嚢はHorner筋と接する上部と接していない下部に分かれて機能しているというものである（図1, 2）．涙液ポンプを理解するには，涙道が位置する

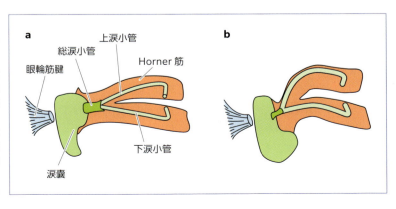

図1｜瞬目と涙小管・涙嚢の動きの模式図
a 閉瞼時．Horner筋が収縮し，上下涙小管は圧平され，総涙小管は拡張し，涙嚢上部は拡張し涙液が涙嚢内へ流入する．
b 開瞼時．Horner筋が弛緩し，上下涙小管は拡張し，総涙小管は収縮し，涙嚢上部は収縮し涙液が鼻涙管方向へ送り出される．

（文献2）より）

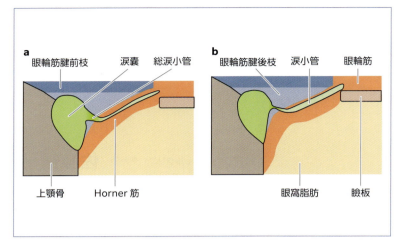

図2 | 開閉瞼時の涙嚢上半分軸位断の模式図

a 閉瞼時. 眼輪筋およびHorner筋は収縮し涙小管は圧迫される. Horner筋は瞼板-後涙嚢稜間で直線上になろうとするため涙嚢から離れ, 涙嚢は眼輪筋腱や結合組織に牽引され拡張する. 総涙小管は深部方向に牽引され拡張する.

b 開瞼時. 眼輪筋およびHorner筋は弛緩し, 涙小管は拡張する. Horner筋は眼窩脂肪に押され, 前内方に凸の弓型になり涙嚢を圧迫する. 総涙小管は前方に押され眼輪筋腱とHorner筋に挟まれ閉塞する.

(文献1)より)

図3 | 眼窩部眼輪筋を除いた内眼角部の前額断の模式図

a 閉瞼時. 挙筋腱膜内角は眼輪筋腱上部と接している. 涙嚢底部は眼輪筋に牽引され上方に拡張する. 涙嚢下部は眼窩内圧の上昇と, capsulopalpebral facia (CPF) の弛緩により内側へ押される.

b 開瞼時. 挙筋腱膜内角は眼輪筋腱を牽引し, 涙嚢上部を深部方向へ圧迫する. 涙嚢下部はCPFの緊張により外側へ牽引される.

(文献4)より)

内眼角部の解剖とHorner筋との関係を理解することが重要であると考えている.

 III | Horner筋

Horner筋は深部の眼輪筋であり, 内眼角部に位置し, 後涙嚢稜後方から起始し瞼板鼻側に付着している. 弛緩時は, 前方に凸の弓状となっており, 収縮時は最短距離をとるため直線上になる(図2)[1,2]. 涙小管は垂直部と水平部に分けられ, 垂直部周囲はRiolan筋が分布し, 水平部の耳側4/5はHorner筋に覆われているとされていたが, 近年電子顕微鏡および三次元組織学を用いた研究により, 垂直部の周囲にもHorner筋が存在していることが指摘されている[3]. またHorner筋はI型筋線維(遅筋)とIIb型筋線維(速筋)が均等に分布しており, さまざまな涙液排出の状態に対応できると考えられている[3]. またHorner筋は顔面神経支配であるが, アドレナリン作動性神経, コリン作動性神経, 感覚神経支配の存在が認められており, 自律神経系の調節を受けている可能性がある[3].

 IV | 内眼角部の解剖

涙液ポンプの最初の過程, つまり眼表面から涙道へ涙液が送り込まれる過程は瞬目によって, つまり眼瞼の開閉瞼が動力源となっている. 開瞼は上眼瞼挙筋 [挙筋腱膜 (levator aponeurosis) とMüller筋], 閉瞼は眼輪筋が司っている. 内眼角部では上眼瞼挙筋腱膜内角 (medial horn of levator aponeurosis : MH) は眼輪筋腱に付着し, 下眼瞼牽引筋腱膜 (lower eyelid retractors) の一部であるcapsulopalpebral fascia (CPF) は下瞼板に付着する(図3)[4]. MHとCPFは眼輪筋の拮抗筋であると考えられている[4].

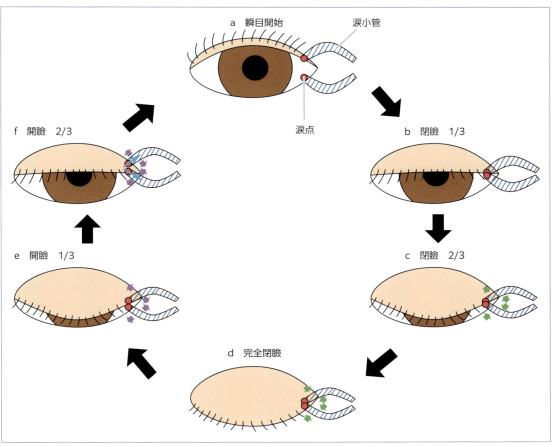

図4｜瞬目の段階と涙点・涙小管の模式図
a 閉瞼の開始時点で，前の瞬目で流入した涙液がすでに涙小管内に滞留（青い斜線）している．
b 上眼瞼が下降しはじめると涙乳頭が対側の眼瞼縁に接し，涙点を閉塞し，涙液の逆流を防ぐ．
c 閉瞼の2/3の段階では眼輪筋の収縮により涙小管を圧迫し涙小管内は陽圧となり（緑矢印），鼻涙管方向へ涙液を押し出す．
d 完全に閉瞼した段階では，涙小管内に涙液はほとんどみられない．
e 開瞼が開始した段階では涙点はまだ閉塞している．
f 開瞼の2/3の段階で，涙点は開放され，涙小管も拡張し涙小管内は陰圧となり（紫矢印），涙液が流入する（青矢印）．
（文献5)より）

V 眼瞼ポンプ

閉瞼開始時には涙小管内には前の瞬目で流入した涙液が存在している．閉瞼が開始され上眼瞼が下降すると，涙点開口部を含む涙乳頭が対側の瞼縁に接触し，上下涙点はkissingし効果的に閉塞する．閉瞼が進むと，眼輪筋，Horner筋の収縮により涙小管は圧平され涙液を鼻涙管方向へ押し出す．完全に閉瞼すると涙小管内に涙液はほぼなくなる．開瞼が開始された段階ではまだ涙点が閉塞したままであり，開瞼が2/3ほど進むと，涙乳頭が離れ，上下涙点が瞼縁から離れ，眼表面と眼瞼に形成された涙液メニスカス内の涙液が涙点へと流れ込む．この涙液の涙道への吸引は毛細管現象や涙小管内に生じた陰圧によると考えられている（図4)[5]．

VI 涙小管ポンプ

涙小管は重層扁平上皮で構成され，弾性線維で包まれている．耳側4/5は周囲をHorner筋に覆われており，鼻側1/5ではHorner筋は後方へ向かい，涙小管は通常鼻側前方へ向かう．

Horner筋は弛緩時には前方に凸の弓状の構造を
しており，収縮すると涙嚢と離れる方向に動くた
め，涙嚢は外側に膨らみ上下涙小管を圧平し起
始方向である後内方に牽引し，涙液を総涙小管
へ排出する(図1, 2). 総涙小管は眼輪筋腱前枝
と接しているが，Horner筋の収縮時には下方の
結合組織の牽引により拡張する. Horner筋弛緩
時は前外方に動き，涙嚢上部は収縮し，圧平さ
れていた上下涙小管は拡張し耳側に移動し，涙
点から涙液を吸引する. 総涙小管は，前内方に
動きHorner筋と眼輪筋腱前枝に圧平され，また
眼輪筋腱前枝はMHによって深部方向に牽引さ
れ，さらに圧迫され涙嚢からの涙液の逆流を防止
する.

VII 涙嚢ポンプ

涙嚢の上部外側はHorner筋が眼輪筋腱後枝
と結合組織を介して覆っており，涙嚢上部の底部
には眼輪筋眼瞼部，眼窩部の深部線維が付着し
ている. 下眼瞼側眼輪筋は涙嚢と鼻涙管の前面
を覆い，涙嚢外側壁，鼻涙管膜性部外側壁は覆
われていない(図3).

涙嚢上部ではHorner筋は弛緩時前方へ凸の
弓状構造をとっており，収縮すると涙嚢から離れ
る方向へ動き，涙嚢壁は眼輪筋腱後枝，結合組
織による牽引と弾性によって外方へ拡張する. 弛
緩時は涙嚢を内方へ押し，弾性のために収縮す
る[1, 6](図2).

涙嚢下部外側や鼻涙管外側はCPFに覆われて
いる. 閉瞼時には眼輪筋が収縮しCPFに緊張が
かからず，眼球が深部方向に陥凹するので，眼
窩内圧が上昇し，涙嚢下部外側が内側へ押され
る. 開瞼時にはCPFに緊張がかかり涙嚢下部外
側や鼻涙管外側を外側へ牽引する(図3). 下眼瞼
側の眼輪筋の収縮は涙嚢下部前面を深部方向へ
押す. Horner筋は瞼板へ直接付着しているので

Horner筋収縮時には瞼板を深部方向へ牽引し，
眼窩内圧上昇に寄与する. 涙嚢上部の底部の部
分には眼輪筋の付着があるため，筋収縮時は牽
引され上方へ拡張する(図3).

涙嚢内に貯留した涙液は涙嚢の1回の動きで排
出されるのではなく，7〜8回の動きの後に一塊と
して鼻涙管方向に押し出される[7].

VIII 鼻涙管

鼻涙管では瞬目に伴う動的な涙液排出は積極
的には行われておらず，涙液再吸収や局所性，
神経性調節が主に行われている. 鼻涙管は涙嚢
と同様に円柱上皮で覆われており，多数の血管や
神経線維を含み，海綿状組織を形成し，下鼻道
と連続している. 動脈血流が増え静脈に貯留する
血液が増加すると，涙嚢壁および鼻涙管壁は肥
厚する. このとき涙腺からの涙液分泌は亢進する.
動脈血流が減少し，静脈からの排出が促進する
と涙嚢壁および鼻涙管壁は薄くなる. 副交感神経
作動薬の点眼で鼻涙管壁は肥厚し，交感神経作
動薬で鼻涙管壁は薄くなることが知られており[8]，
涙嚢壁，鼻涙管壁の血流調節は自律的に行われ
ていると考えられる. この静的な涙液ポンプが動
的な涙液ポンプと連動し，涙液を排出していると
考えられる.

文献

1) 柿崎裕彦：日眼会誌 111：857-863, 2007
2) Kakizaki H, et al：Ophthalmology 112：710-716, 2005
3) Ali MJ, et al：Ocul Surf 18：689-698, 2020
4) Kakizaki H,et al：Ophthalmologica 218：419-423, 2004
5) Doane MG：Ophthalmology 88：844-851, 1981
6) Becker BB：Ophthalmology 99：1139-1145, 1992
7) Amrith S,et al：Graefes Arch Clin Exp Ophthalmol 243：127-131, 2005
8) Narioka J, et al：Am J Ophthalmol 141：689-698, 2006

Topics
涙道内圧測定

オキュロフェイシャルクリニック大阪　佐藤陽平

瞬目時の涙道内圧の変化

　瞬目により涙液は眼表面から涙点，上下涙小管，総涙小管，涙嚢，鼻涙管を通り鼻腔へと排泄される．瞬目時に涙道の各部位がどのように動くかは，ハイスピードカメラを用いた前眼部の撮影[1]，涙嚢鼻腔吻合術後の鼻腔からの涙嚢部の観察[2]，超音波検査[3]やMRI[4]などの画像検査などで検討されてきた．しかしながら，瞬目時に涙道各部位の圧力がどのように変化するかは不明であった．

　涙道内圧を調べた報告は少ないながらもあるが，静止時の涙道内の圧力を検討したもの[5]や，陰圧か陽圧かを調べた報告[6]であり，開瞼/閉瞼時に涙道内圧がどのように変化するか詳細に検討した報告はなかった．

涙道内圧測定方法

　血管などの狭い管腔の内圧を測定する方法としてカテーテルを使用した方法がある．スワンガンツカテーテルではカテーテルの先端を心臓や肺動脈に挿入することで右心房圧や肺動脈楔入圧を測定する．

筆者らはこの原理を応用することを考えた．Fiso Technologies社のfiber optic pressure sensorは直径0.3 mmの超小型光ファイバー圧力センサーカテーテルであり，さまざまな部位の圧力をリアルタイムで測定することが可能なマイクロ圧力計である．このマイクロ圧力計を涙道内に挿入することで，涙道内圧を測定できる可能性があると考えた．マイクロ圧力計を涙道内に挿入することは可能であったが，カテーテルの先端が涙小管壁に触れると圧力が急激に上昇し，正確な圧力を測定することが困難であったため，24Gの血管留置針外筒にマイクロ圧力計を挿入し，圧力計の先端を外筒先端から1 mm内側にすることで，涙道内の圧力を正確に測定することが可能となった（図1）[7]．

　対象は流涙をきたす前眼部疾患のない正常ボランティア11名，平均年齢30.7歳．点眼麻酔，涙道内表面麻酔後に24Gの血管留置針の外筒を装着したマイクロ圧力計を下眼瞼結膜嚢，上下涙小管，涙嚢下部に挿入した．上下涙小管は上下涙点から5 mm，涙嚢は上涙点から15 mm挿入した部位で測定した．自然な開閉瞼（自然瞬目）を2秒ごとに，その後，意

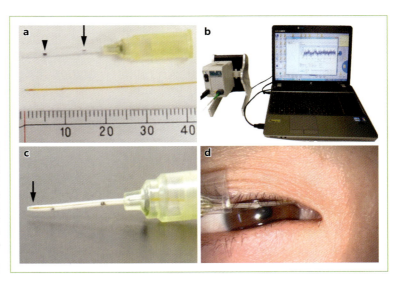

図1｜圧力測定システムの写真
a 24G血管留置針外筒の先端から5 mmの部位と15 mmの部位に印を付け，涙小管測定の場合は涙点から5 mmの位置まで，涙嚢測定の場合は15 mmの位置まで挿入して内圧を測定する．b fiber optic pressure sensorと繋ぐシグナルコンディショナーシステムを接続．c マイクロ圧力計の先端を1 mm内側で固定する．d 上涙点から5 mmの位置まで挿入し上涙小管内圧を測定している写真．

（文献7）より改変）

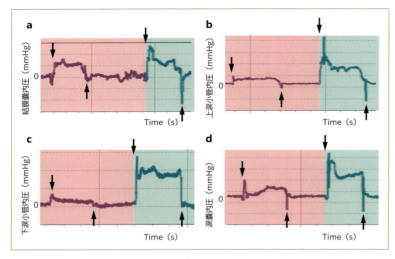

図2｜経時的圧力測定の結果を示すグラフ
a 結膜囊, b 上涙小管, c 下涙小管, d 涙囊下部.
自然瞬目(赤色で強調表示)および意図的強瞬目(緑色で強調表示).
下向き/上向きの矢印は閉瞼/開瞼のタイミングを示している．すべての測定部位で正負の圧力スパイクは閉瞼/開瞼に直後に観察された．

(文献7)より改変)

図的な強い開閉瞼(意図的強瞬目)をそれぞれ3回ずつさせ，下眼瞼結膜囊，上下涙小管，涙囊の圧力をそれぞれ経時的に測定し，それぞれの平均値を算出した．Doaneは自然瞬目における閉瞼相は約0.08秒，開瞼相は0.18秒と報告しており[1]，瞬目時の詳細な変化を捉えるために測定頻度は1秒あたり200回(0.005秒ごと)とした．

結果を以下に示す．自然瞬目，強瞬目ともに閉瞼直後，開瞼直後に結膜囊，上下涙小管，涙囊すべての部位で，正/負の圧力スパイクを認めた(**図2**)．すべての部位において閉瞼時の静止状態での内圧は正であり，開瞼時の静止状態での内圧はほぼ0 mmHgであった．強瞬目時の最大内圧の平均値は，結膜囊：8.00 mmHg，上/下涙小管：12.39/12.93 mmHg，涙囊10.59 mmHgであり，最小内圧の平均値は，結膜囊：－3.18 mmHg，上/下涙小管：－3.91/－3.43 mmHg，涙囊：－3.31 mmHgであった．涙小管/涙囊の最大/最小内圧は結膜囊の最大/最小内圧と正の相関関係にあり，また結膜囊，上下涙小管，涙囊下部の圧力波形は同期しており，結膜囊と涙道は同調して機能していることが示唆された．また，強閉瞼時は涙小管>涙囊>結膜囊の順で内圧が有意に高く，結膜囊から涙道へ涙液が流れていないことが示唆された．自然瞬目時の最大/最小内圧の圧較差は各部位において有意差は認めず，その平均値は5.77 mmHgであった．

本研究で得られた結果は，現在の涙液ポンプの有力な説であるtetra-compartment theory[8]を裏づけるものと思われた．自然瞬目，強瞬目ともに，結膜囊・涙小管・涙囊下部は同様の内圧変化を示したことから，結膜囊，涙小管，涙囊は一つの統合された管腔として同期して機能していることが示唆された．つまり涙道はRosenmüller弁のような弁で分かれているのではない可能性が示唆された．開瞼直後に観察された陰圧のスパイクは涙液の結膜囊から涙道への吸引を意味しており，閉瞼直後に観察された陽圧のスパイクは涙小管から涙囊，涙囊から鼻腔への涙液排出を意味していると思われ，これらの陽圧・陰圧のスパイクが涙液ポンプの動力源として重要であると思われた．さらに，強閉瞼時は涙小管>涙囊>結膜囊の順で内圧が高かったことから，涙液が結膜囊から涙道へスムーズに流れるためには閉瞼直後の陽圧スパイクよりも，開瞼直後の陰圧スパイクによる結膜囊から涙道内への涙液の吸引がより重要であると思われた．このことは日常臨床において，開瞼が不十分な退行性眼瞼下垂患者や，閉瞼が過剰となっている眼瞼痙攣患者が流涙を訴えることがあることを裏づけるものである．Watanabeらは眼瞼挙筋短縮術後に涙液量が減少することを報告しており，開瞼時に涙小管内に生じる陰圧スパイクが挙筋短縮によって強まる可能性を示唆している[9]．また，涙道内に効果的に陰圧がかかるためにはHasner弁が開瞼時に閉鎖することが重要であると思われた(**図3**)．涙囊鼻腔吻合術後に，涙道通過障害が改善されても流涙症状が残存する症例を経験することがあるが，この理由は涙囊鼻腔吻合術を施行するとHasner弁の役割(陰圧をかけるために涙道排出口を塞ぐ)を果たすものがなくなるため，開瞼時の陰圧スパイクが弱まり涙液の吸

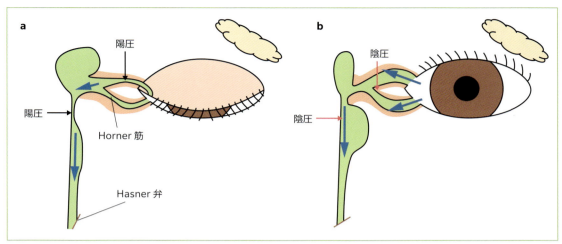

図3｜閉瞼時，開瞼時の涙道内圧と涙液ポンプのシェーマ
a 閉瞼時．Horner筋が収縮し，涙小管および涙嚢下部は陽圧となる（黒矢印）．涙小管から総涙小管へ，涙嚢下部から鼻涙管へ涙液が流入する（青矢印）．Hasner弁は開放される．
b 開瞼時．Horner筋が弛緩し，涙小管および涙嚢下部は陰圧となる（赤矢印）．眼表面から涙小管へ，涙嚢上部から涙嚢下部へ涙液が流入する（青矢印）．Hasner弁が閉鎖することで涙道内に効果的に陰圧がかかる．

引が減少するためと考えられる．

　本研究の対象者は20〜30代の正常者が多かったが，加齢に伴い下眼瞼は弛緩するため結膜嚢内圧は低下すると思われる．正常者であっても加齢に伴い，それぞれの部位の内圧が変化する可能性があり，今後さまざまな年齢の対象者を増やすことで，加齢に伴う涙液ポンプの変化を捉えることができる可能性がある．また，涙道閉塞患者，機能性流涙症患者の瞬目に伴う下眼瞼結膜嚢，涙小管，涙嚢の内圧を測定，解析し正常群と比較，検討することにより，さまざまな流涙症の患者の導涙機構の病態解明の助けとなる可能性があると考えている．

文献

1) Doane MG：Ophthalmology 88：844-851, 1981
2) Becker BB：Ophthalmology 99：1139-1145, 1992
3) Pavlidis M, et al：Graefes Arch Clin Exp Ophthalmol 243：228-234, 2005
4) Amrith S, et al：Graefes Arch Clin Exp Ophthalmol 243：127-131, 2005
5) Tucker SM, et al：Ophthalmology 102：1639-1645, 1995
6) Kamel R, et al：Acta Otolaryngol 123：325-329, 2003
7) Sato Y, et al：Ophthalmic Plast Reconstr Surg 38：22-28, 2022
8) Kakizaki H, et al：Ophthalmology 112：710-716, 2005
9) Watanabe A, et al：Investig Ophthalmol Vis Sci 56：54-58, 2014

1) 流涙症総論

京都府立医科大学眼科　横井則彦

項目のポイント
- 流涙症は，大きく，分泌性流涙，導涙性流涙，それらの複合型に分けて診断を進め，治療を考える
- 分泌性流涙の原因としてはドライアイが，導涙性流涙の原因としては涙道閉塞が，複合型の原因として結膜弛緩症が最も頻度が高く重要である

I 流涙症を定義すると

多因子疾患である流涙症の定義は，まだない．しかし，流涙症の対極にあり，同様に多因子疾患であるドライアイの最新の定義[1]を参考にすると，流涙症を「さまざまな要因により涙液量が増加する疾患であり，眼不快感や視機能異常を伴う」と定義できるのではないだろうか[2]．ここに，ドライアイと流涙症の大きな違いは，ドライアイでは涙液の質（安定性）の低下が，流涙症では涙液の量の増加が生じていることである．

II 基本となる流涙症の分類

流涙症の原因を診断する際に役立つ分類として，分泌性流涙（lacrimation）と導涙性流涙（epiphora）に分ける分類法があり，流涙症の診療に有用である[2]．そして，その分類のうえに原因疾患を並べることで流涙症を体系づけることができる（図1）．分泌性流涙は，涙液の過剰分泌に基づく流涙であり，ドライアイやアレルギー性結膜疾患などが原因となる．一方，導涙性流涙は，涙液メニスカスから涙点を経て鼻涙管開口部に至るまでの涙液の流れの障害に基づく流涙であり，涙道の通過障害のみならず，眼瞼や涙液メニスカ

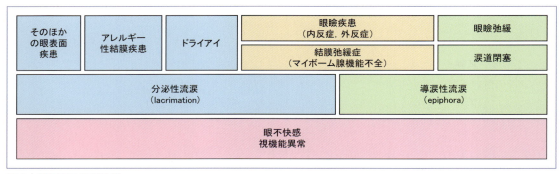

図1｜流涙症の疾患体系
流涙症は，眼不快感（流涙による）や視機能異常をきたす疾患であるが，さまざまな原因疾患が，涙液の過剰分泌（分泌性流涙），あるいは導涙の障害（導涙性流涙）を介して症状を引き起こす疾患として体系づけることができる．

（文献2）より改変）

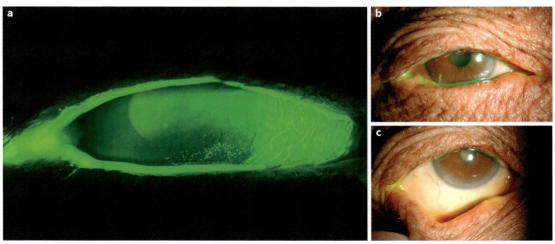

図2｜ドライアイと眼瞼弛緩が流涙症状の原因となっている症例
フルオレセイン染色で，line breakと角膜下方の上皮障害がみられ，涙液減少型ドライアイと診断される（a）．Pinch testで眼瞼弛緩と診断され，ドライアイによる分泌性流涙と眼瞼弛緩による導涙性流涙が流涙症の原因になっていることがわかる．

スの機能も関与する．流涙症では，まず，分泌性か，導涙性かで分類し，その上流の疾患を探る診断方法が有用であり，上流の疾患に対する治療を行っていく．また，流涙症の原因検索は，分泌性，導涙性の順に進めることが重要であり，先に眼瞼に触れたり，涙道の検査を行うと涙液層破壊時間（breakup time：BUT）の検査ができなくなり，ドライアイが看破されなくなる．単一の原因で説明できない流涙症状もまれではなく，眼表面，眼瞼，涙道の機能障害や疾患のすべてが多少なりとも関与する流涙症が，高齢者ではしばしばみられる（図2）．

III 分泌性流涙の原因とその診断

分泌性流涙の原因として，まず，ドライアイをあげることができる．ドライアイは，水滴のついたフルオレセイン試験紙をよく振って水分を落とし，下眼瞼縁に触れるだけの操作で涙液量を増加させないように涙液を染色し，自然瞬目下で開瞼を維持して，フルオレセインBUTを3回計測し，平均値5秒以下で，かつ，ドライアイ症状（眼不快感，視機能異常）があれば診断される[1, 3]．一方，ドライアイの治療目的にドライアイのサブタイプ分類を行う場合は，breakup patternを評価し，TFOD/TFOT（眼表面の層別診断/層別治療）に基づいて進める[3]．アレルギー性結膜疾患は，季節性，通年性によらず，アレルギー炎症が分泌性流涙の原因となる．診断の際には，眼瞼を反転し，アレルギーに関連した結膜の異常（濾胞，乳頭など）の有無を観察する．

IV 導涙機能には，眼表面や眼瞼も関与する

導涙機能には，眼表面における涙液の流路である涙液メニスカスの機能，涙液メニスカスの陰圧に抗して涙道へ涙液を引き込む眼瞼による涙道ポンプ，涙嚢における涙液の再吸収，涙点以降の涙液の流路としての涙道の総合的な働きが関与する．そして，その機能低下によって生じる導涙性流涙には，涙液メニスカスの機能低下，涙道ポンプの機能低下，涙道閉塞（狭窄）が関与する．

V 分泌性と導涙性の複合型の流涙症の原因とその診断

分泌性と導涙性の複合型の流涙症の原因として，結膜弛緩症があげられる．結膜弛緩症は，主に下方涙液メニスカスにおける涙液の流れを遮断して，眼表面における導涙機能の障害を引き起こす．一方，結膜弛緩症が，涙液層の破壊を促して反射性の涙液分泌を引き起こし，分泌性流涙

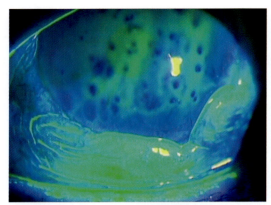

図3｜結膜弛緩症とそれによる涙液層破壊（spot break）
結膜弛緩症は，導涙性のみならず分泌性流涙の原因にもなり，間欠性の流涙症状を引き起こすことがある．

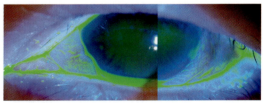

図4｜結膜弛緩症と共存しうる半月ひだおよび涙丘の耳側変位
涙点より耳側に変位していると涙液メニスカスにおける涙液の流れを遮断する原因となり，外科治療の際には，これらの治療も必要となる．

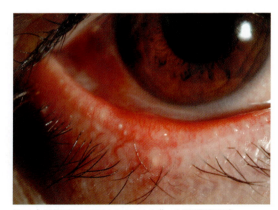

図5｜流涙症の原因となるマイボーム腺機能不全
マイボーム腺機能不全では，眼瞼縁炎が分泌性流涙の原因となり，涙液油層機能の低下による疎水性のバリア機能低下が，メニスカスから涙液が溢れやすい原因になっていると考えられ，その意味から導涙性流涙の原因にもなっていると考えられる．

の原因となる場合がある（図3）．また，結膜弛緩症を有する眼には，半月ひだや涙丘の耳側変位がしばしば合併し[4]（図4），涙点の耳側で，涙液メニスカスの涙液の流れが遮断され，導涙性流涙の原因となる．さらに，マイボーム腺機能不全（meibomian gland dysfunction：MGD）[4]では，眼瞼縁の炎症が反射性の涙液分泌を生じさせるとともに，涙液を保持する働きをもつ涙液メニスカスにおいて，表面張力を与える油層の減少が，涙液を眼瞼縁から溢れさせるため，複合型の原因疾患として捉えることができる（図5）．MGDは，自覚症状（流涙症状が重要）に加えて，びまん性にマイボーム腺開口部閉塞所見を認め，拇指による眼瞼の中等度圧迫，もしくは鑷子や鉗子による眼瞼の圧迫でマイボーム腺開口部からのマイボーム腺脂質（meibum）の圧出が低下している，もしくは粘稠なmeibumの圧出を認める場合にMGDと診断される[5]．

内反症や外反症を代表とする眼瞼疾患も，分泌性流涙の原因になるとともに，眼瞼の弛緩に基づく涙道ポンプの機能低下を伴えば，導涙性流涙との複合型となる．

VI 眼瞼弛緩による導涙性流涙とその診断

眼輪筋の涙囊部を構成するHorner筋は，瞬目時に涙小管・涙囊を圧迫することで，涙道にポンプとしての機能を与え，瞬目ごとに涙液が涙道に吸引される．したがって，眼瞼弛緩で眼輪筋の機能が低下するとポンプ機能の低下を招いて，流涙症状が生じる．眼瞼弛緩による導涙性流涙は，見逃されやすく，治療においてもアンメットニーズがある．

フルオレセインで染色された涙液メニスカスの高さが高いと思われる場合，高さをみながら，瞬目させる．この際，高さが減れば，涙道ポンプ機能に異常がないこと，および涙道に通過障害がないことを推察でき，高さが変わらなければ，涙道ポンプや涙道の通過障害を疑う．涙道ポンプ機能低下の関与を推定する簡便な眼瞼の検査としてSnap back testやPinch test（図2c）があり，これに異常がなければ，涙管通水検査を行って涙道の通過障害の有無を検索する．一方，涙液メニスカスの高さが特に高い場合は，涙小管の閉塞を疑う．

表1｜導涙に関係する各組織の機能とその機能障害，ならびに流涙症の分類

		機能	機能障害/原因	流涙の分類
涙腺		涙液分泌	・涙液分泌亢進/眼瞼疾患・眼表面疾患	分泌性流涙
眼表面		涙液の流路（涙液メニスカス）	・涙液メニスカス遮断/結膜弛緩症，半月ひだと涙丘の耳側変位 ・（マイボーム腺機能不全）	導涙性流涙
眼瞼		涙道ポンプ	・Horner筋の機能低下/眼瞼下垂，眼瞼弛緩	
涙道		涙液の流路（涙道）	・涙道閉塞/原発性，続発性	
		涙液の再吸収[涙嚢/（鼻涙管）]	・涙嚢（鼻涙管）疾患/原発性，続発性	

（文献2）より改変）

表2｜流涙症の原因となる導涙機能の障害とそれを検出するための検査法

	機能障害/原因	検査
涙腺	・涙液分泌亢進/眼瞼疾患・眼表面疾患	・涙液検査(Schirmer試験I法/BUT) ・角結膜上皮障害検査
眼表面	・涙液メニスカス遮断/結膜弛緩症，半月ひだと涙丘の耳側変位 ・（マイボーム腺機能不全）	・涙液メニスカスの遮断の観察 　（涙点と結膜弛緩症・半月ひだ・涙丘との位置関係） ・（マイボーム腺開口部と眼瞼縁の観察）
眼瞼	・Horner筋の機能低下/眼瞼下垂，眼瞼弛緩	snap back test, pinch test, distraction test
涙道	・涙道閉塞/原発性，続発性	・涙管通水検査，涙道内視鏡検査
	・涙嚢（鼻涙管）疾患/原発性，続発性	・涙道内視鏡検査, CT, MRIなど

（文献2）より改変）

VII 涙道の通過障害による導涙性流涙の原因とその診断

通水検査は，上・下それぞれの涙点から行い，一方の通水の可否，他方からの逆流，上・下涙小管の閉塞の有無を診断する．通水がなく，逆流する液体に粘稠な粘液が含まれていれば鼻涙管閉塞を疑い，上・下一方の通水が不可であれば，涙小管水平部の閉塞を疑う．また，通水が可能でも逆流が多い場合は，涙道狭窄が流涙症の原因となっていると考えられる．最後に閉塞部位および狭窄部位の確認のために涙道内視鏡検査を行う．

VIII 流涙症に対する包括的アプローチ

流涙症においては，涙液動態に基づいて，眼表面，眼瞼，涙道の順に視点を移しながら，分泌性と導涙性の病型を鑑別し（表1），その上位の原因疾患を有効な検査法を駆使して（表2）部位別に診断していくことが大切であり，以上が流涙症の診療の基本といえる．

文献
1) 島崎 潤，ほか：日本のドライアイの定義と診断基準の改定（2016年度版）．あたらしい眼科 34：309-313, 2017
2) 横井則彦，ほか：流涙症とは－定義・診断・メカニズムまで－．眼科手術 27：518-522, 2014
3) 横井則彦：TFOD and TFOT Expert Lecture. ドライアイ診療のパラダイムシフト pp.1-48，メディカルレビュー社，大阪，2020
4) 横井則彦：流涙症治療のための涙丘切除術．眼科手術 22：214-216, 2009
5) マイボーム腺機能不全診療ガイドライン作成委員会：マイボーム腺機能不全診療ガイドライン．日眼会誌 127：109-228, 2023

I. 総論 ▶ 3. 流涙症

2）眼表面疾患

愛媛県立中央病院眼科　**山口昌彦**

項目のポイント

- 眼表面疾患に起因した流涙症の原因は多岐にわたるため，的確な原因究明が必要である
- 眼表面因子に重点を置いた流涙症の診断ステップでは，過剰な刺激性涙液分泌を防ぐために侵襲性の低い検査から行うのが鉄則である
- 流涙症を招く眼表面疾患としては，ドライアイ，MGD，アレルギー性結膜炎，角結膜上皮障害，結膜弛緩症，Lid-wiper epitheliopathy などがあげられる
- 鼻側結膜隆起性病変により，涙湖の容積が減少したり，上下涙点がブロックされたりして流涙症を招くことがある

I 眼表面疾患に起因した流涙症

　流涙症は導涙性流涙（epiphora）と分泌性流涙（lacrimation）に分類され，眼表面疾患に起因する流涙症の大部分は分泌性流涙に分類される（表1）．しかし，結膜弛緩症のように分泌性と導涙性の両方の要素をもつ眼表面疾患も存在し，現在起こっている流涙症の原因は，導涙性なのか，分泌性なのか，それとも両者の混合性なのかを見極めることが重要である．流涙症はQOL（quality of life），QOV（quality of vision）に影響を及ぼす疾患であり，的確に原因を追求できないと患者満足度の低い治療に終わりかねない．眼表面疾患に起因した流涙症の原因を見極めるためには，丁寧な診断ステップが必要である．流涙症の原因となる眼表面疾患は多様性に富んでおり，要因を絞り込むのはなかなか難しいことも多い．しかし，何度か診察しているうちにみえてくる原因もあり，器質的な涙道障害を伴わない流涙症をみた場合，粘り強く眼表面の診察を行うことは流涙症診療においてとても重要である．

表1 ｜ lacrimation（分泌性流涙）とepiphora（導涙性流涙）の原因

lacrimation		epiphora	
反射性（刺激性）分泌が亢進した状態		導涙機能が低下した状態	
眼瞼	眼瞼内反症 睫毛乱生	眼瞼	顔面神経麻痺 眼瞼外反 眼瞼下垂 下眼瞼弛緩
結膜	結膜炎 　（特にアレルギー性） 結膜弛緩症 異物	結膜	結膜弛緩症
角膜	角膜上皮障害 異物	涙道	涙道閉塞（涙点含む） 涙道狭窄（涙点含む） 涙小管炎
涙液	ドライアイ ワニの涙症候群	鼻疾患	鼻腔内炎症 副鼻腔腫瘍

II 眼表面因子に重点を置いた流涙症の診断ステップ

　眼表面疾患が原因で流涙症に至る症例では，そのままの涙液の状態を把握するために刺激性分泌を最小限に抑えて検査を進めることが重要である．よって，検査は侵襲性の低いものから順に行うのが鉄則である．

2）眼表面疾患

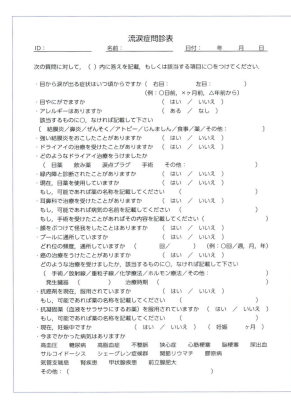

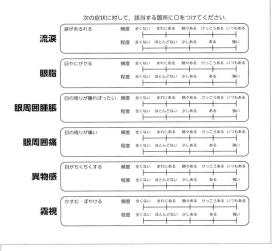

図1｜流涙症の問診票
自覚症状や既往歴について聴取し，さらに流涙症で多くみられる症状について頻度と程度についても尋ねる．
（愛媛大学涙道外来使用バージョンを一部変更して掲載）

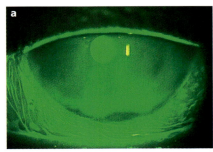 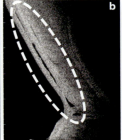 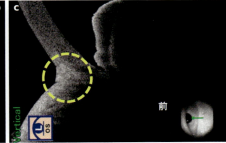

図2｜前眼部OCT検査
涙液メニスカスの高さや面積（黄点線），結膜弛緩症（白点線）の状態評価が可能である．　　　　　　　　　　　　　　（画像提供：鄭 暁東先生）

1. 問診

問診票（図1）を使うと効率的に症状を把握できる．発症時期，リスクファクター，既往歴を聴取し，余裕があれば，流涙や眼脂，霧視などの症状について，頻度と程度を評価する．流涙や眼脂，霧視が主症状である場合は，涙道閉塞を推測できる場合もある．

2. 肉眼による外眼部の観察

肉眼で兎眼，閉瞼不全，眼瞼外反・内反，瞬目状態などについて観察する．

3. 前眼部OCT

前眼部OCT装置のある施設では，施行しておくと有益な情報を得ることができる．涙液メニスカスの高さを定量（面積，容積も定量可能）できるほか，流涙症の原因となる代表的な眼表面疾患である結膜弛緩症について断層的に評価できる（図2）．

4. スリットランプ検査

最も重要な検査であり，表2のような項目につ

表2｜スリットランプ検査

①涙液ブレークアップパターン判定およびBUT測定
②涙液メニスカス高(通常,瞬目後)
③涙液の両外眼角への溢出程度
④Marx's lineの観察
⑤結膜弛緩症の部位・程度の評価
⑥涙丘・半月ひだ・翼状片など鼻側結膜の観察
⑦涙点の状態確認(開閉・狭小化・kissingなど)
⑧角結膜上皮障害
⑨Lid-wiper epitheliopathy
⑩結膜乳頭増殖,瘢痕などの評価

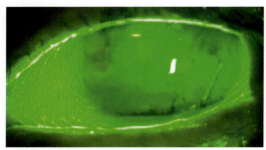

図3｜Random break pattern
ドライアイで流涙症を認めるのは,涙液分泌能が比較的保たれているrandom break patternを示す症例で多いことが示唆されている.

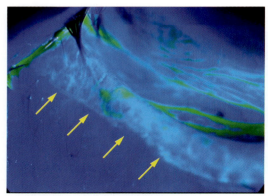

図4｜Marx's lineの前方移動
MGDによりMarx's line(皮膚粘膜移行部)が前方移動すると,涙液が皮膚側へ溢出傾向になり,流涙感を覚えるようになると思われる.

いて観察,評価を行う.

5. Schirmer試験

刺激性涙液分泌能を確認するため,Schirmer試験I法(無麻酔)を行う.自験例(未発表データ)であるが,両眼ともドライアイ確定あるいは疑いと診断(2006年ドライアイ診断基準)され,片眼のみ流涙症を訴える16例(平均65.3±15.6歳,両側とも通水検査で通過障害を認めない)において,流涙症を訴える側(平均14.5±8.4 mm)のほうが流涙症を訴えない側(平均10.3±8.4 mm)よりもSchirmer試験I値が有意に高いという結果が得られた(p=0.00013；paired t-test).

6. 涙液クリアランスの評価

簡便なものとしては,保険点数の算定可能なフルオレセイン色素消失試験がある.そのほか,Schirmer試験紙フルオレセイン比色法[1],前眼部OCT法[2],レバミピド点眼液負荷試験法[3],PPFテスト(PMMA particles in fluorescein test)[4]などがある.

7. 涙管通水検査

最後に最も侵襲性のある涙管通水検査を行い,器質的な涙道狭窄や閉塞がないかを確認する.

III 流涙症を招く主な眼表面疾患

1. ドライアイ

ドライアイでは逆説的に間欠的流涙を認めることがある.とくに反射性涙液分泌能が保たれているBUT (tear film break-up time)短縮型ドライアイでみられることが多く,なかでもBUP (tear film break-up pattern)でrandom break pattern(図3)を示す症例で流涙症の頻度が高いという報告[5]もある.また,導涙機能が低下している高齢者では,後述する結膜弛緩症との合併により流涙症が増悪しやすいと考えられる.

2. マイボーム腺機能不全

2023年に改定された分泌減少型のマイボーム腺機能不全(meibomian gland dysfunction：MGD)の診断基準[6]の自覚症状のなかに「流涙」がある.推察されるメカニズムとしては,MGDによりドライアイを招くことに加えて,MGDによるMarx's line(皮膚粘膜移行部)の前方移動[7]も関与しているのではないかと推測される.マイボーム腺脂質(meibum)は涙液メニスカスの涙液の皮膚側への溢出を抑制していると考えられているため,Marx's lineが前方移動した状態(図4)では,

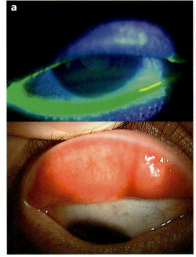
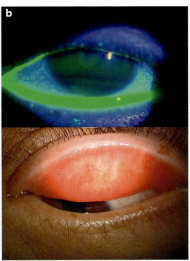

図5｜アレルギー性結膜疾患
本症例はアトピー性角結膜炎で，重症の流涙症を認めた（a右眼，b左眼）．治療には涙道鼻腔吻合術が必要であった．

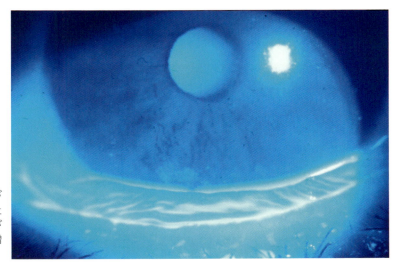

図6｜結膜弛緩症
弛緩結膜によって涙液メニスカスが分断され，流涙を招く．下方角膜上皮との間で生じる瞬目時の摩擦がlacrimationを助長し，流涙症を増悪させる場合もある．

meibumの涙液溢出抑制機能が低下し，実際に流涙までは至らないが，常に外眼角などが濡れた状態，いわゆる「流涙感」を覚える状態になっているのではないかと推察される．

3. アレルギー性結膜疾患

アレルギー性結膜疾患ガイドライン第2版[8]によれば，アレルギー性結膜疾患の自覚症状の第4位に流涙があり，約30〜50％に流涙を認めるとされている．自験例であるが，アトピー性角結膜炎の重症例において，点眼治療および涙管チューブ挿入術では流涙症を制御できず，涙道鼻腔吻合術を要した症例（図5）を経験したことがある．

4. 角結膜上皮障害

ドライアイや睫毛乱生症などによる角結膜上皮障害，角結膜異物，結膜結石などにより，知覚が刺激されたり過敏になったりして流涙症を招く．

5. 結膜弛緩症

特に下眼瞼縁にみられる結膜弛緩症（図6）は，涙液メニスカスを占拠することによって，涙液メニスカス上の涙液の流れ（krehbiel flow）を妨げて流涙を生じさせることがある．ドライアイを合併していると，弛緩結膜が下方角膜上皮との間に瞬目摩擦を生み，角膜上皮障害が生じて流涙症を増

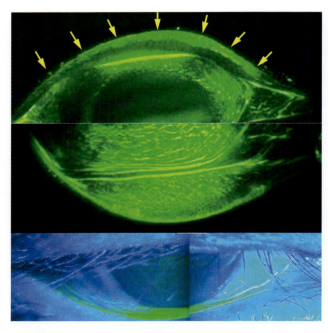

図7 | Lid-wiper epitheliopathy(LWE)
瞬目摩擦亢進のサインであるLWE(矢印)が認められる．本症例の流涙症には，結膜弛緩症も関与していると思われる．

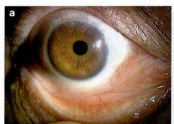 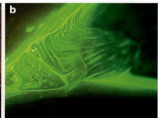 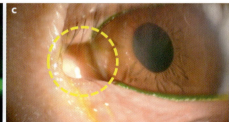

図8 | 鼻側結膜隆起性病変
涙丘腫脹(a甲状腺眼症)や翼状片(b)により涙湖(c点線)のスペースが占拠されたり，上下涙点がブロックされたりして流涙症を招く．

悪させる要因になる．

6. Lid-wiper epitheliopathy(LWE)

瞬目摩擦亢進の結果みられる病変としてLWE(図7)がある．LWEがみられる全例に流涙症が認められるわけではないが，瞬目摩擦亢進による刺激性涙液分泌の高まりに，涙液クリアランスの低下などが合併すると，流涙症に至るのではないかと考えられる．

7. 鼻側結膜隆起性病変

甲状腺眼症などによる涙丘腫脹(図8a)，大きな半月ひだや盛り上がった翼状片(図8b)などの鼻側結膜隆起性病変により，いわゆる「涙湖(図8c)」の容積が減少したり，涙点が上下ともにブロックされたりすることによって流涙症を招くことがある．

文献

1) Xu KP, et al：Arch Ophthalmol 113：84-88, 1995
2) Zheng X, et al：Acta Ophthalmol 92：e105-111, 2014
3) 坂井 譲, ほか：あたらしい眼科 31：1867-1871, 2014
4) Yamaguchi M, et al：Acta Ophthalmol 92：e676-680, 2014
5) Ishikawa S, et al：Clin Ophthalmol 12：1769-1773, 2018
6) マイボーム腺機能不全診療ガイドライン作成委員会：日眼会誌 127：109-228, 2023
7) Yamaguchi M, et al：Am J Ophthalmol 141：669-675, 2006
8) アレルギー性結膜疾患診療ガイドライン編集委員会：日眼会誌 114：829-870, 2010

I. 総論 ▶ 3. 流涙症

3）眼瞼疾患

京都府立医科大学眼科　**渡辺彰英**

項目のポイント

- 眼瞼は涙液動態および涙液保持に重要な役割をもつ
- 内反症，外反症，兎眼症などにより流涙症をきたす
- 眼瞼下垂手術により流涙症の改善が得られる

I 涙液と眼瞼

　涙液に対する眼瞼の役割には，瞬目による涙液の分配・排出・ターンオーバーといった動的役割と，瞼縁の涙液メニスカスによる涙液の保持といった静的役割がある．眼瞼は，眼表面と適度な圧力をもって接触し，動的・静的に絶妙なバランスのもとに眼表面に分布する涙液量および涙液の質を調整している．したがって，涙液と眼瞼は密接な関係であり，そのバランスの破綻が流涙症を引き起こす．

II 流涙症を引き起こす眼瞼疾患

　眼瞼疾患によって，さまざまな流涙症が引き起こされる（表1）．

　流涙症を診察する際には，表1の流涙症を引き起こす眼瞼疾患の有無について診断する必要がある．

1. 眼瞼腫瘍

　眼瞼腫瘍が涙点や瞼縁に存在する場合，流涙症の原因となりうる（図1）．涙点や瞼縁に存在する腫瘍の大部分は良性の母斑であるが，まれに脂腺癌や基底細胞癌などの悪性腫瘍もありえる．瞼縁の腫瘍は異所性メニスカスの原因となる．

　母斑などの良性腫瘍であれば治療は単純切除のみでよい．その際，瞼縁の形を損なわないように，ある程度腫瘍が残存しても瞼縁に沿って切除することが重要である．涙点が母斑に覆われているような場合は，瞼縁にある腫瘍と同様に瞼縁に沿った切除を行い，涙点閉塞予防に涙管チューブを挿入し，1～2ヵ月で抜去する．

2. 内反症

　眼瞼内反症や睫毛内反症（図2），睫毛乱生は，睫毛が眼表面に接触することで分泌性流涙を引き

表1｜流涙症を引き起こす眼瞼疾患

①	眼瞼腫瘍による物理的涙点閉塞，涙点偏位，涙液メニスカス形成不全，異所性メニスカス（導涙性流涙）
②	内反症による眼表面刺激，角結膜上皮障害（分泌性流涙）
③	外反症，兎眼による涙液メニスカス形成不全（導涙性流涙），角結膜上皮障害（分泌性流涙）
④	顔面神経麻痺（眼輪筋麻痺）や眼瞼弛緩，眼瞼下垂などによる涙液ポンプ機能不全，機能性流涙（導涙性流涙）

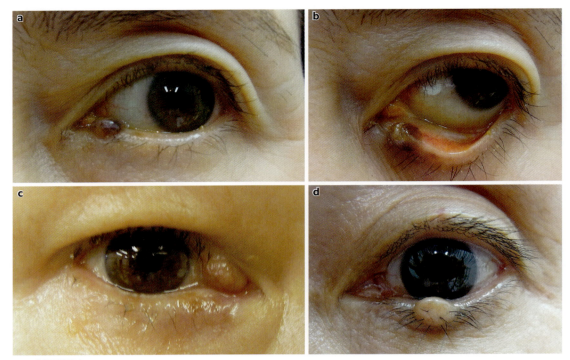

図1｜眼瞼腫瘍
a, b 左下涙点の母斑．涙点は母斑内に認める．
c 左上涙点の母斑．下涙点付近まで眼表面を占拠しており，導涙不全を引き起こす．
d 下眼瞼縁の母斑．異所性メニスカスの原因となる．

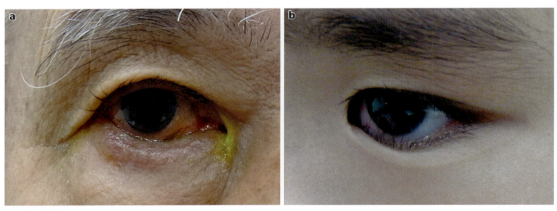

図2｜内反症
a 加齢による眼瞼内反，b 小児の睫毛内反．

起こす．睫毛抜去は一時的な接触回避にしかならないため，基本的には手術治療を考慮する．

　眼瞼内反は加齢に伴う内反症で，主に垂直方向のlower eyelid retractors（LER）の弛緩が原因で眼瞼が眼表面側に反転している状態である．第一選択はJones変法（Kakizaki法）であるが，水平方向の弛緩も強い場合はlateral canthoplastyやlateral tarsal strip（LTS）[1]を併用する．

　睫毛内反は小児に多く，先天的なLERの皮膚穿通枝の脆弱により，後葉と比較して相対的前葉余剰となり，瞼縁に皮膚が乗り上げて睫毛が眼表面に接触している状態である．手術は睫毛下切開からのHotz変法が適応されることが多いが，皮膚切除，眼輪筋・線維性脂肪組織切除を併用

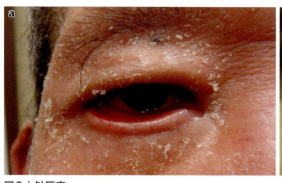 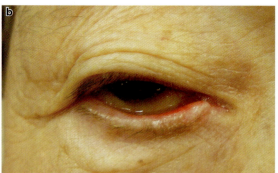

図3 | 外反症
a 皮膚疾患による瘢痕性外反症，b 加齢による外反症．

するかどうか，術者によってバリエーションが多い．近年ではHotz変法の際にLERを瞼板からリリースして後葉を上昇させることで再発率を減少させる方法が用いられることが多い．

3. 外反症・兎眼

1）外反症

加齢や顔面神経麻痺，眼瞼手術後などによる外反症（図3）は，流涙症を引き起こす代表的な眼瞼疾患である．眼瞼が眼表面に接していなければ下方の涙液メニスカスは瞼縁に保持されず，導涙不全による流涙症が生じる．外反症をみた際には，麻痺や弛緩による外反症なのか，後葉の物理的肥厚による外反症なのか，前葉が不足した瘢痕性外反症かをまず診断し，治療方針を立てることが重要である．

顔面神経麻痺後の外反症の場合，発症後半年以内であれば神経麻痺の回復に伴い外反症が自然治癒する可能性があるが，発症後1年を経過すると自然回復はほぼ期待できないため，手術治療が必要となる．加齢や顔面神経麻痺による外反症に対しては，LTSが第一選択である．また，後葉の物理的肥厚による外反症には後葉切除・短縮術，鼻側のみの外反症ではLazy-T法など，眼瞼後葉をターゲットとした手術が必要となる．過剰な皮膚切除や外傷などによる瘢痕性外反症では，前葉の不足を補うため植皮や皮弁による前葉を補う手術が必要である．

2）兎眼症

兎眼によって涙液は眼表面に分配されず，涙液排出，ターンオーバーも十分行われないため，流涙症をきたす．兎眼はさまざまな要因で生じるが，顔面神経麻痺（完全麻痺）が残存した場合は下眼瞼の麻痺性外反症に加えて，閉瞼不全，上眼瞼後退も加わり重篤な兎眼となり，角膜混濁をきたす症例も多い（図4）．そのほか，外傷や眼瞼手術による瘢痕性兎眼，甲状腺眼症による眼瞼後退，眼窩腫瘍や甲状腺眼症による眼球突出などが兎眼の原因となる．

兎眼をみた場合，原因が麻痺性兎眼なのか，瘢痕性兎眼なのか，甲状腺眼症や眼球突出がないかをまずチェックする必要がある．流涙症をきたしている原因が兎眼である場合，保存的な治療では十分でないことが多く，手術治療が根治のためには必要である．

兎眼の手術法は多く存在するが，大きく分けて上眼瞼を降ろす手術と下眼瞼を挙上する手術がある．上眼瞼を降ろす手術には上眼瞼延長術があり，上眼瞼延長術には挙筋およびMüller筋を後転し，ゴアテックス®や保存強膜などをスペーサーとして用いる方法や，挙筋のhinge切開による延長，Müller筋切除，眼瞼全層切開（blepharotomy）などがあるが，いずれも入手困難や侵襲が大きいなどの問題点がある．しかし，眼窩隔膜を反転しflapにして挙筋を延長する術式は，スペーサーを用いずに少ない侵襲で上眼瞼を延長する方法であり簡便で有用である[2]．

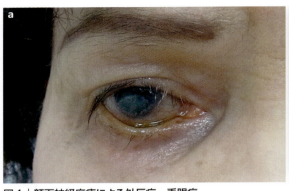
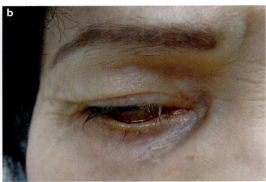

図4 | 顔面神経麻痺による外反症・兎眼症
a 右顔面神経麻痺の開瞼時，下眼瞼外反を認める．b 閉瞼時，兎眼を認める．

3) 眼瞼下垂と流涙症

　眼瞼下垂は加齢に伴い増加する疾患であるが，眼瞼下垂によって瞬目による上眼瞼の移動距離は短くなり，涙液ポンプ機能は低下する．したがって，眼瞼下垂のある症例で涙液メニスカスが高く，流涙症を訴える症例に対しては，眼瞼下垂手術によって流涙症を改善させることができる可能性がある[3]．

　筆者らは，涙道通過障害のない眼瞼下垂症に対して挙筋短縮術(挙筋腱膜前転法)を施行し，メニスコメトリーを用いて眼瞼下垂手術前後の涙液メニスカス曲率半径Rを検討したところ，涙液貯留量の有意な減少を認めた．また，術前のRが高いほど術後のRが減少しやすく，涙液減少効果は術後3ヵ月後，6ヵ月後も持続していた[4]．以上の結果から，涙道通過障害のない症例において，涙液メニスカスが高く眼瞼下垂症を伴っていれば，眼瞼下垂手術が流涙症の治療となりうることが示唆された．しかし，同程度のメニスカスであっても必ずしも同様に涙液減少が得られるわけでなく，下眼瞼の弛緩の程度など多くの要因が影響し，症例ごとの個人差も大きいため，眼瞼下垂手術に伴う涙液減少や流涙症改善の可能性については，術前に十分説明しておく必要がある．

III 流涙症の治療のポイント

　涙道閉塞を伴わない流涙症の原因に眼瞼が関与していることは多いが，眼瞼疾患のみを治療してもなかなか流涙症が改善しないこともしばしばである．涙液とは，眼表面・眼瞼・涙道の三者のきわめて合理的なバランスのもとに存在しているのであり，一つの側面からでは解決しないことが多いのもまた事実である．流涙症の治療に際しては，流涙の原因となっている，または関与している可能性がある病態を見極め，優先順位をつけて治療していくことが重要である．

文献

1) Anderson RL, et al：The tarsal strip procedure. Arch Ophthalmol 97：2192-2196, 1979
2) Watanabe A, et al：Turn-over orbital septal flap and levator recession for upper-eyelid retraction secondary to thyroid eye disease. Eye 27：1174-1179, 2013
3) Watanabe A, et al：Short-term changes in tear volume after blepharoptosis repair. Cornea 33：14-17, 2014
4) Watanabe A, et al：Long-term tear volume changes after blepharoptosis surgery and blepharoplasty. Invest Ophthalmol Vis Sci 56：54-58, 2015

I. 総論 ▶ 3. 流涙症

4）機能性流涙

井上眼科　**井上　康**

項目のポイント

- 涙管通水検査で通水が認められ，眼瞼，眼表面にも原因となる疾患がないにもかかわらず，流涙症を呈する症例を機能性流涙と診断する
- 機能性流涙は涙小管および涙囊のポンプ機能低下が原因と考えられている
- 現時点（2024年9月）では確立された治療法はない
- 涙管チューブ挿入によって導涙機能が改善する可能性がある

I　機能性流涙の診断

　機能性流涙の診断には，涙道閉塞がないにもかかわらず貯留涙液量が増加していること，眼表面，眼瞼，鼻腔に導涙性流涙および分泌性流涙の原因となる疾患がないことを確認しなければならない．したがって，貯留涙液量の指標となる涙液メニスカス高（tear meniscus height：TMH）が高いことが一つの条件となる．前眼部OCTは光源が赤外光であり，観察光による涙液の反射分泌を誘発することなく正確な測定が可能になるので，できれば細隙灯顕微鏡検査の前に行っておくことが望ましい．得られた画像からTMH以外にもtear meniscus depth（TMD），tear meniscus area（TMA）など貯留涙液量を表す指標を測定することができる（P.86図4参照）．後眼部用のOCTでも前眼部アダプターを装着すれば同様に測定が可能になる（図1）．

　細隙灯顕微鏡検査ではTMHを記録するとともに，涙液層破壊時間（breakup time：BUT）などを測定しておく．また，結膜結石，結膜弛緩など結膜所見，眼瞼下垂，眼瞼内反，眼瞼外反，睫毛内反などにも注意する．アレルギー性結膜炎を疑う場合，結膜所見だけで除外できない場合は免疫グロブリンIgEキット（アレルウォッチ®涙液IgE）を参考にする．涙小管炎では涙管通水検査で通水がある症例も多いため，涙点の状態も確認する必要がある．涙点周囲の発赤，涙点の火山状隆起，粘調な膿の逆流がある場合は涙小管炎の可能性が高い（図2）．

　ついで涙管通水検査を行う．通水がなければ涙道閉塞の可能性が高い．通水があっても涙道狭窄

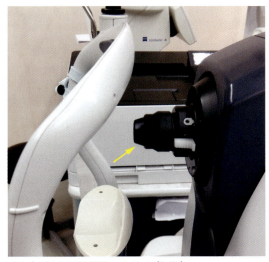

図1｜前眼部用のアタッチメント（矢印）
後眼部用のOCTでもTMHなどの測定が可能になる．

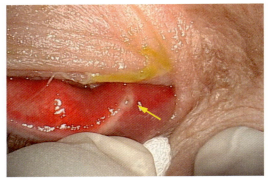

図 2 | 涙小管炎
涙点周囲の発赤, 涙点の火山状隆起(矢印)が確認できる.

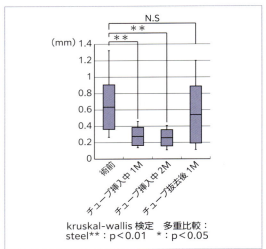

図 3 | 機能性流涙に対する涙管チューブ挿入術前後のTMHの変化
涙管チューブ留置中のみTMHの有意な低下を認めた.

の可能性は残るので, 最終的には涙道内視鏡検査を行い, 涙道狭窄を除外することが必要となる.

II 涙液クリアランス測定

導涙機能の評価手段として涙液クリアランス測定が報告されている. Zhengらは5μLの生理食塩液の点眼後における涙液メニスカスの経時的変化を前眼部OCTにより撮影し, 測定したTMHおよびTMAの減少率から涙液クリアランスを評価するという試みも報告している[1]. 反射分泌に対する予備的な導涙機能を評価することができ, 何よりも簡便であることから, 今後, 流涙の評価方法として普及する可能性がある.

また, 筆者らは前眼部OCTにより涙液メニスカス中の懸濁性点眼液の粒子を撮影し, 懸濁粒子の平均反射輝度から懸濁粒子濃度を算出し, 濃度変化から懸濁粒子のクリアランスを求める方法を報告している. 懸濁粒子の動態が涙液の動態と一致すれば懸濁粒子クリアランスは涙液クリアランスを表すと考えられる[2]. 測定には煩雑な手技が必要になるが, 治療の効果判定には有力な指標となる可能性がある.

III 機能性流涙の治療とその評価

涙囊鼻腔吻合術後に流涙を訴える症例に対して, 涙管チューブ挿入術を行うことにより症状の改善が得られたことが報告されている[3]. 涙管チューブに導涙機能を高める作用があるとすれば, 機能性流涙にも同様の効果が期待できると考えられる.

機能性流涙に対する涙管チューブ挿入術の効果を以下に示す[4]. 2006年ドライアイ診断基準によるドライアイ疑い・確定例, 明らかな眼瞼外反, 眼瞼内反, 眼瞼下垂, そのほか結膜疾患症例を除外し, 涙管通水検査にて通水があり, 涙道内視鏡所見にて涙道閉塞, 狭窄および涙石を認めない9名13側(男性3名4側女性6名9側, 両眼性4名8側, 片眼性5名5側, 年齢77.3±5.7歳範囲70.0～85.4歳)を対象とした. 検討項目は涙管通水検査, TMH, Schirmer試験紙を用いたフルオレセイン色素消失試験(fluorescein dye disappearance test: FDDT), 流涙に関する自覚症状評価(VAS)に加え, レバミピド懸濁点眼液をトレーサーとして用いた前眼部OCTによる涙液クリアランステストである. 術中合併症はなく, 全例に涙管チューブを挿入することができた.

TMHは術前0.64±0.33 mmに対し, 術後1ヵ月では0.28±0.12 mm, 術後2ヵ月では0.23±0.09 mmと有意に改善していたが($p<0.01$), 涙管チューブ抜去後1ヵ月では0.63±0.36 mmとなり術前との間に差はなかった(図3). 涙液クリアランス率は術前21.20±7.48 %/minに対し, 術後1ヵ月では46.30±17.43 %/min, 術後2ヵ月では48.37±16.70 %/minと有意に改善していたが($p<0.01$), 涙管チューブ抜去後1ヵ月では19.55±20.16 %/minとなり術前との間に差はなかった

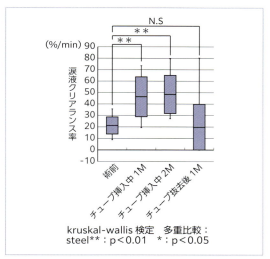

図4│機能性流涙に対する涙管チューブ挿入術前後の涙液クリアランス率の変化

涙管チューブ留置中のみ涙管クリアランス率の有意な上昇を認めた.

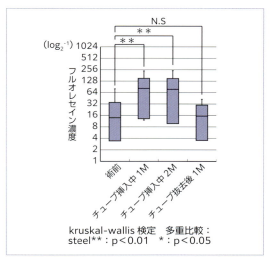

図5│機能性流涙に対する涙管チューブ挿入術前後のFDDTの結果

涙管チューブ留置中のみFDDTにおいても涙管中のフルオレセイン減少率の有意な上昇を認めた.

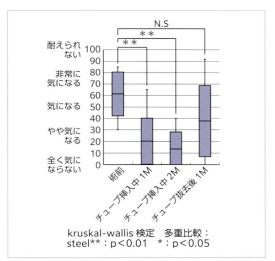

図6│機能性流涙に対する涙管チューブ挿入術後の自覚症状のアンケート結果

涙管チューブ留置中のみ自覚症状は有意に改善していた.

(図4).FDDTの結果も同様に術前13.88±21.24倍に対し,術後1ヵ月では82.37±69.26倍,術後2ヵ月では77.74±72.35倍と有意に改善していたが(p<0.01),涙管チューブ抜去後1ヵ月では15.38±14.66倍となり術前との間に差はなかった(図5).流涙に関する自覚症状評価も術前に比べ,術後1ヵ月,術後2ヵ月の時点では有意に改善していた(p<0.01).涙管チューブ抜去後1ヵ月では術前との間に差はなかった(図6).

これらの結果から,機能性流涙に対する涙管チューブ挿入術の有効性が確認できた.流涙症の原因は眼瞼,眼表面,涙道,鼻腔など幅広い領域に存在する.その多くが加齢性の変化であることから,複数の原因により発症することも考えられる.機能性流涙の診断ではこれらをすべて除外することが必要になるため,慎重に検査診断を進めることが重要になる.また,機能性流涙には確立された治療法はなく,最も有効な治療方法は何なのかを模索しているというのが現状である.

文献

1) Zheng X, et al：New method for evaluation of early-phase tear clearance by anterior segment optical coherence tomography. Acta Ophthalmol 92：105-111, 2013
2) 井上康,ほか：レバミピド懸濁点眼液をトレーサーとして用いた光干渉断層計涙液クリアランステスト.あたらしい眼科 31：615-619, 2014
3) Kim NJ, et al：Lacrimal silicone intubation for anatomically successful but functionally failed external dacryocystorhinostomy. Korean J Ophthalmol 21：70-73, 2007
4) 越智進太郎,ほか：機能性流涙に対する涙管チューブ挿入術の効果.あたらしい眼科 33：1201-1205, 2016

Ⅱ. 検査

II. 検査

1. 涙管通水検査

奈良なかやま眼科　**中山知倫**

検査のポイント

- 外来診察で容易に施行可能である
- 患者に疼痛を感じさせないために，涙小管の解剖の理解が必要である
- 通過性の確認だけでなく，逆流物の性状から得られる情報も多い

I　概要

涙管通水検査は，涙道内に生理食塩液を通す検査である．

涙道の通過性を確認することが第一の目的とはなるが，涙道が閉塞している場合でも，逆流物の性状を観察することで得られる情報は多い．

II　検査の準備

必要なものは，涙管洗浄針，シリンジ，生理食塩液である(図1)．

涙管洗浄針は涙点から涙道に刺入するための鈍針で，径の太い一段針と，径の細い二段針がある(図2)．二段針は，細いために涙点からの刺入はしやすいが，細いがゆえに涙小管と涙管洗浄針の間に空間が存在してしまうことで，通水の際に水圧が涙管洗浄針側に逃げやすい．一段針のほうは太いために涙点への刺入がやや難しくはあるが，刺入してしまえば涙小管と涙管洗浄針の間の空間が比較的狭くなるため，水圧が涙道側にかかりやすい．よほど涙点が小さい場合を除いて基本的には一段針を使用したほうが，しっかりとした通水が可能である．

また，涙管洗浄針の形状は直針と曲針がある．曲針は先の曲がった部分だけしか涙道内に刺入できないが，涙嚢内には到達可能である．また，シ

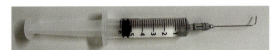

図1｜検査において準備するもの
生理食塩液を充填したシリンジに涙管洗浄針（曲針の一段針）をつけた状態．

リンジを長軸で回転させることで涙管洗浄針の先を360°回転させることができるため，操作もしやすい．直針は，ブジーと同様の形状であるから，涙嚢よりも先の鼻涙管まで刺入が可能である．操作においては，涙管洗浄針の先とシリンジの長軸方向が一直線となるため，涙管洗浄針の向きも変えるためにはシリンジの長軸の向きを変える必要があり，大きく動かす必要がある．

シリンジは，通水に要する十分な内容量があればよく，また，涙管洗浄針の刺入の際にはシリンジを動かす必要があるため，サイズがあまり大きいと操作性は悪くなる．この点において，5 ccシリンジが一番よいと考える．実際に5 ccシリンジを用いている者は多い．

III　検査方法

1. 被検者の姿勢

涙管通水検査時の患者の姿勢については，仰向けでも座位でもどちらでも可能であるが，座位

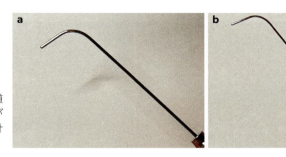

図2｜涙管洗浄針
a 一段針，b 二段針．涙点から涙道に刺入する鈍針で，径が太いものが一段針（a），径が細いものが二段針（b）である．

のほうが通常の診察と同時に涙管通水検査が可能であるため，便利である．ただし，座位は患者の頭部の固定が不安定になる．座位で行う場合には，まれに上半身ごと大きく後ろ方向に仰け反るように動く患者がいるため，椅子から落ちないように注意を要することもある．頭部が動いてしまい検査が難しい場合には，頭部の安定が得られる仰臥位のほうが有利である．

2. 局所麻酔法

次に，局所麻酔を行う．オキシブプロカイン塩酸塩点眼液0.4％の点眼が頻用される．少し時間が経過したほうが高い麻酔効果を得られるため，可能であれば涙管通水検査の直前よりは，先んじて行ったほうがよいとされる[1]．一般眼科診察も同時に行うのであれば，その際に点眼をしておくのもよい．

3. 涙点の同定

涙管洗浄針を刺入する際には，まず涙点を同定する必要がある．ほとんどの場合は肉眼で確認が可能である．しかし涙点がきわめて小さい場合には難しい場合もあり，涙管洗浄針の刺入の前に涙点拡張針を使用する必要がある．涙点閉鎖の場合には涙点拡張針でも穿破が難しいこともあり，20G程度の針か先尖メスで涙点部を穿刺することが必要である．

4. 涙管洗浄針の刺入

涙道の解剖は他稿で述べられているのでここでは省略するが，涙点から涙管洗浄針を刺入すると，まずそこには涙小管が存在する．涙小管は上下とも涙小管垂直部と涙小管水平部を経て総涙小管となり涙嚢部へと到達する．すなわち，涙小管は曲がっているわけである．この形状を想像しながら涙管洗浄針を刺入する必要がある．

まず，涙小管がなるべくまっすぐになるように眼瞼を耳側に牽引する（図3a）．そして，涙点からは垂直方向に涙管洗浄針を刺入し（図3b），すぐに水平部に移行する部分で涙管洗浄針の向きを変える（図3c）．その進行方向は涙嚢の方向である．下涙小管であれば，斜め上方向であり，上涙小管であれば，斜め下方向である．涙小管は細いため，適切な向きで涙管洗浄針を進めていかないと涙小管の内壁に接触してしまい，涙管洗浄針が進まなくなる．また，涙小管の内壁を刺激すれば患者が疼痛を感じる要因となる．

5. 生理食塩液注入による涙管通水検査方法

基本的には涙嚢内に涙管洗浄針の先が入るまで刺入してから，シリンジを押して生理食塩液を注入する．シリンジを押す際に，涙管洗浄針が動いてしまうと患者の疼痛の原因となるため，涙管洗浄針を直接指で固定しながらシリンジの操作を行ってもよい．涙小管内で通水をすると，前述のとおり，涙小管は曲がっていて細いため，涙管洗浄針の先に涙小管の内壁が接触し閉塞することで通水ができなくなる可能性がある．これを涙小管閉塞と評価してしまう可能性もある．ただし，涙小管閉塞の場合でも，涙管洗浄針が閉塞部分から先に進まなくなるため，内壁に当たっているだけなのか，涙小管閉塞部に当たっているのかをしっかり判断できるようになる必要がある．このためには，涙小管の走行をしっかり理解し，正しい方向に刺入している確信をもって，そのうえで涙小管閉塞によって涙管洗浄針が進まないのだと判断できるようになる必要がある．

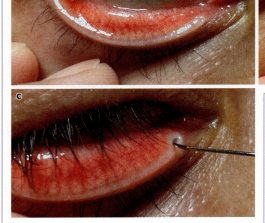
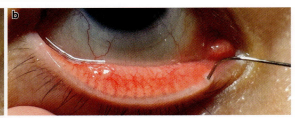

図3｜涙小管への涙管洗浄針の刺入方法
a 右下眼瞼を耳側方向へ牽引している．
b 右下眼瞼を耳側方向へ牽引した状態で，涙管洗浄針（一段針）を涙小管垂直部へ刺入している．
c 右下眼瞼を耳側方向へ牽引した状態で，涙管洗浄針（一段針）を涙小管垂直部から水平部に刺入している．

　涙管洗浄針の操作は，経験を積めば積むほど，スムーズに行うことができるようになることもまた事実であるため，無理な操作で患者に疼痛を与えないことを前提に，経験を積んでいくことが必要である．

IV　検査結果の評価

　まず，大前提として，生理食塩液が涙道を通過できなければ，涙道は閉塞していることになる．通過できたかどうかは，基本的には逆流がなければ間違いないが，逆流がある場合であっても通っていることもある．多くの場合では，患者自身が喉の奥に生理食塩液を自覚するため，それで通過しているかわかることが多いが，慣れてくると逆流量やシリンジを押すのに要す力からも通過しているかがわかるようになる．

　涙小管閉塞であれば，涙管洗浄針を刺入している涙点から逆流を認め，上下涙点の涙管洗浄針を現に刺入していないほうの涙点から逆流を認めることはない（図4）．総涙小管より遠位の閉塞であれば，涙管洗浄針を現に刺入していないほうの涙点からの逆流を認める（図5）．

　総涙小管閉塞と鼻涙管閉塞との鑑別は，あくまで感覚的にはなってしまうが，その経路を考えれば想像ができるように総涙小管閉塞は速やかに逆流を認めるのに対して，鼻涙管閉塞では涙嚢を満たしてから逆流してくるため，注入を開始後，少ししてから逆流が認められることが多い．

　また，涙嚢炎を併発している場合には，逆流物は膿性となる．そのほか，膿性までいかなくとも，逆流物に混濁や，スジ状の粘性物質の混入を認めることもあり，これらは炎症を示唆している可能性がある．

　涙小管炎の際には，菌石が出てくることもある．

　また，通水ができなくても，しっかりと圧をかけていると通ってくることもある．

　特に涙道閉塞加療後の涙管チューブ挿入中の涙管通水検査では，はじめからよく通る場合にはそれで問題ないが，抵抗がある場合も多い．はじめは抵抗があっても圧をかけていくうちに通るようになることも多いため，しっかり圧をかけるつもりで通水することも重要である．

V　検査結果の利点

　涙道診療においては，現在は涙道内視鏡による涙道内の観察が可能となっている．解像度もよくなってきており，得られる情報は涙管通水検査よりも多い．しかしながら，どこの施設にでも常備されている環境にはなっておらず，また誰でも施行可能な検査ではないため，涙管通水検査の利点が失われることは今後もないであろう．眼科医であれば，習得しておきたい基本検査の一つで

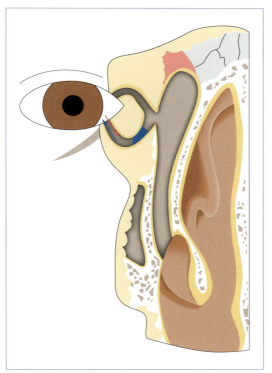

図4｜右下涙小管閉塞
赤矢印：涙管通水検査での水の流れ，青矢印：逆流の流れ．右下涙点から通水をしたとすると，右下涙点から逆流を認める．

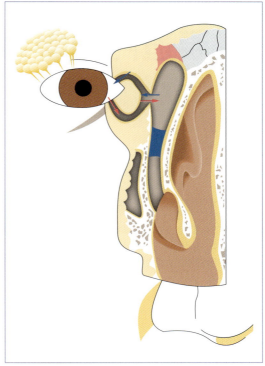

図5｜右鼻涙管閉塞
赤矢印：涙管通水検査での水の流れ，青矢印：逆流の流れ．右下涙点から通水したとすると，右上涙点から逆流を認める．

ある．

文献
1) 頓宮真紀，ほか：点眼麻酔20秒後と5分後の涙管通水検査時の痛みの検討．あたらしい眼科 39：1561-1563, 2022

2. 涙道内視鏡検査

鶴丸眼科　**鶴丸修士**

> **検査のポイント**
> - 検査では涙点，涙小管，涙嚢と鼻涙管でそれぞれ操作のコツがあり，丁寧に行う
> - 検査中，痛みが起きると，以後の検査が困難になるため，痛みを起こさない工夫が必要である
> - 涙管通水検査は涙道検査の基本であり，省くことなく行うようにする

I｜概説

涙道内視鏡がわが国で使用されはじめて約20年となる．その間に涙道内視鏡は，性能向上による画像の鮮明化，操作技術の発展などがあり徐々に臨床の場に浸透普及してきている．また，2015年に涙道内視鏡検査実践ガイド[1]，2023年に涙道内視鏡診療の手引き[2]が発表され，より医療機器として認知度が増した．

また，2018年には涙道内視鏡検査が健康保険の適応となったことで一般診療にも取り入れやすくなった．

わが国では，ヌンチャクチューブの開発が先行しており，涙道内視鏡は当初，チューブを挿入するための機器という認識が強く，涙道内視鏡を使用したチューブ挿入のテクニックや治療成績が注目を浴びた．しかしながら，本来，内視鏡は"見る"ための機器であり，近年は性能の向上も手伝って，本来の検査としての一面が注目されてきている．

II｜涙道内視鏡の種類，スペック

わが国では，一般的に直径0.9mmで，先端は27°に屈曲したタイプが使用されている．以前の画素数は6,000であったが，現在は10,000〜15,000まで改良されて画像が鮮明化された（図1）．現在わが国では，町田製作所社，ファイバー

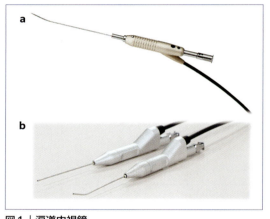

図1｜涙道内視鏡
a ファイバーテック社，**b** 町田製作所社．

テックの2社から発売されている．また，画素数は3,000であるが，涙点が狭い例や，より検査しやすい先端外径が0.7mmのモデルも登場している．内視鏡内部は，ライトガイドファイバー，イメージガイドファイバー，還流チャネルをもつ．観察は常に助手が還流を行い水圧をかけ，内腔を拡張して行う．現在では術者がフットペダルで還流できる装置もあり，人員不足の場合，利用するとよい．そのほか，近年では眉毛部の突出が大きい（彫りが深い，いわゆる奥眼）症例に対応するダブルベントタイプも発売されている．

III 検査を行う目的

涙道内視鏡検査を行う目的としては次の2つがあげられる．

1つは，涙道内腔の所見，状態を確認することである．これまでは前述のように涙道閉塞症に対して，閉塞部位を穿破した後，チューブを入れるための機器としての役割が大きかったこともあり，涙小管，涙嚢，鼻涙管の粘膜所見について検査され，詳細に検討されることが少なかった．また流涙症はあるが，涙管通水検査で問題なく通水する，原因不明な流涙も積極的に内視鏡検査を施行してみると，涙道狭窄や菌石がある症例がある（図2）．この場合，内視鏡検査のみで原因が判明するため，閉塞がなくても，流涙症の症例に内視鏡検査を行うことは重要である．ただし，結膜弛緩症やドライアイなど，明らかに流涙症の原因となるほかの疾患を除外したうえで行うべきである．

次に，涙道閉塞の治療指針を決定する一つの指標となり得る，ということである．

涙道閉塞は，涙小管，総涙小管，涙嚢，鼻涙管がそれぞれ単一，もしくは複合的に閉塞して起きる疾患である．チューブ治療の成績は，閉塞距離，罹病期間などさまざまなファクターで決まるが，最も重要なのは閉塞部位であり，内視鏡所見で閉塞部位がある程度でもわかれば，チューブ治療の成功率が推察できる．チューブ治療もしくは涙嚢鼻腔吻合術（dacryocystorhinostomy：DCR），どちらの治療を選択すべきか，患者に提案し判断するための重要な検査となる．

1. 検査の前に

内視鏡検査を行う前に問診，診察を行う．詳細は総論に譲るが，まず問診で特発性なのか，続発性なのかの鑑別，また血性流涙の有無による腫瘍の存在の可能性などを否定する．診察ではtear meniscus height（TMH）の高さや，結膜弛緩症，ドライアイなど，流涙症を起こしうるほかの疾患の存在を確認する．涙管通水検査では，上下，いずれかの涙点から通水を行い，逆流が対側の涙点からある場合は総涙小管以降の閉塞

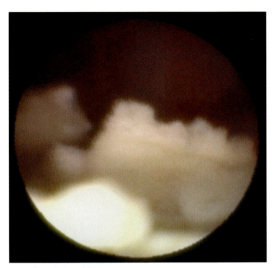

図2｜涙嚢内の菌石
通水はあったが，流涙症状あり，内視鏡検査で判明した．菌石をすべて排出することが治療となる．

と推察される．対側から全く逆流がない場合は涙小管閉塞の可能性，また通水があっても逆流が多い場合は，涙道狭窄の可能性がある．

IV 実際の検査方法

1. 麻酔

検査の施行前，まず麻酔を行う．熟練者であれば，オキシブプロカイン塩酸塩点眼液，および涙道内腔へ4％リドカイン塩酸塩を注入し，粘膜麻酔にて検査が施行可能である．しかし，内視鏡初心者や，涙点が非常に狭い患者であれば疼痛を伴うことがあらかじめ予測されるため，2％リドカイン塩酸塩などを使用した滑車下神経ブロックを行い検査することを勧める（「IV．1．涙道治療の麻酔法」参照）．

また，局所麻酔のみでは，患者の恐怖心が拭えないため，近年ではミダゾラムを用いた鎮静や笑気麻酔を併用する場合[3]もあり，より患者に優しい選択肢が増えてきている．

2. 涙道への内視鏡の挿入操作方法，テクニックについて

涙点は拡張針を用いて内視鏡が挿入できるサイズに拡張する．涙点のサイズに比し，あまりに細

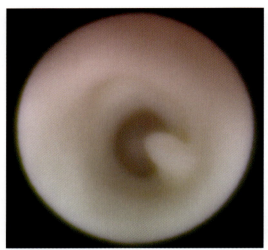

図3｜涙小管ポリープ
炎症がある症例で多いが，正常でも認めることがある．

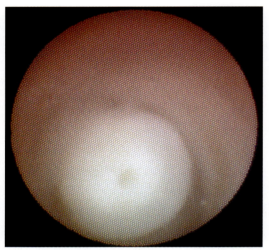

図4｜涙小管内に迷入したプラグ
流涙があり来院．プラグ挿入歴あり．原因不明のため，内視鏡検査を施行し判明．治療として，内視鏡でプラグを鼻内まで排出した．

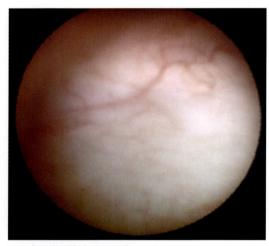

図5｜正常涙嚢内腔の写真
涙小管から空間が広がり，粘膜血管が見える．

いと容易に涙点の垂直部の粘膜を穿孔し，仮道形成を起こす可能性があるため注意する．マーク付きの拡張針もあるので使用するとよい．拡張のみで十分内視鏡挿入可能な場合が多いが，難しいときは涙点の耳側を1mm程度切開するとよい．

　涙小管の観察では，内視鏡を涙点に挿入した後，下眼瞼を外側に引き，涙小管を水平化して行う．涙小管は垂直部が約2mm程度あり，盲目的に挿入する．水平部は白色状の粘膜組織である．閉塞以外の所見としては，涙小管炎に代表される涙小管結石やポリープ(図3)がある．ポリー

プは正常涙道でも散見されるが，炎症が存在するサインの可能性もあるため，注意して観察を行う．また，迷入したプラグなどの異物も流涙の原因となる．診察で涙点にプラグはないが，問診でプラグ挿入歴がある流涙症は注意して検査すべきである(図4)．

　総涙小管〜涙嚢で注意すべきなのは，総涙小管の方向である．総涙小管の方向は個体差が大きく，なかには屈曲している症例もあり，内視鏡操作に注意しないと仮道を形成する可能性がある．特に総涙小管閉塞は穿破にコツがあり，一旦仮道形成すると再建しにくくなるため，内視鏡検査で総涙小管閉塞があれば，一旦撤退し，検査，治療方針を立て直す．総涙小管に問題なく涙嚢内腔に入ると，内視鏡の視界が広がり粘膜に血管が見えてくる(図5)．涙嚢内腔の所見としては，やはりポリープや涙嚢結石などがある．またまれではあるが，涙嚢腫瘍もある．涙嚢腫瘍の初期の症状は流涙や涙嚢炎と似るため，内視鏡検査は重要な検査となる．その頻度はまれではあるが，半数以上は悪性との報告[4]もある．組織も扁平上皮癌，移行上皮癌，悪性黒色腫などさまざまであり，悪性度が高く，診断が遅れると予後不良であるため，疑わしい所見があれば，必ずCT，MRI

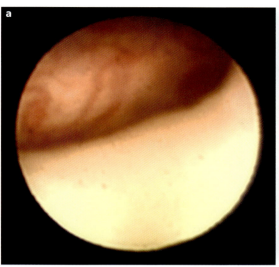
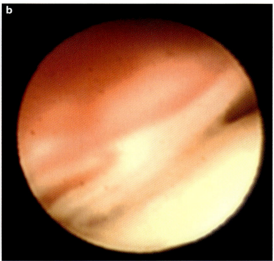

図6 | Oncocytoma
涙嚢内が非常に狭く,腫瘍と思われる血管豊富な腫瘍が占拠していた.

(画像提供:宮崎千歌先生,澤明子先生)

含め全身的な検索を行う必要がある(図6).
　また涙嚢部を圧迫して排膿する慢性涙嚢炎の検査の場合は,涙嚢内腔,鼻涙管内に多量の膿が貯留していて,組織像がわかりにくい場合がある.焦らず,丁寧に洗浄を行い観察することが重要である.

3. 鼻涙管の検査

　涙嚢から鼻涙管への内視鏡の操作でわかりやすいのは,内視鏡が涙嚢壁に到達した後,下方に内視鏡を"回す"動作を行うとよい.ただし,内視鏡が涙嚢壁に当たると痛みを伴うため,熟練してくると,内腔内で先端を下方に回すようにする.一旦,内視鏡を鼻涙管方向に向けると,鼻涙管は外下方に見える場合が多い.閉塞のない症例では問題ないが,鼻涙管閉塞があり,方向が全くわからない場合は,内視鏡検査としては撤退し,チューブ治療もしくはDCRの治療戦略を立てる.
　鼻涙管内腔は涙小管と比較して広い.また正常所見としてはいわゆる"slit sign"と呼ばれる,縦長の鼻涙管が描出されることが多い(図7).
　鼻涙管も狭窄,また鼻腔への開口部が小さくpin hole様になっていて起きる流涙症もあり,内

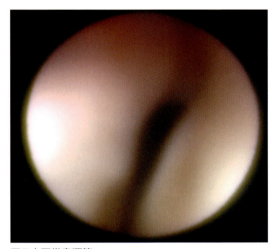

図7 | 正常鼻涙管
縦長の内腔は,臨床的に"slit sign"と呼ばれている.

視鏡検査でしかわからないため鼻涙管の観察では念頭に置いて行うべきである(図8).

V 涙道内視鏡検査が有用な疾患

　涙道内視鏡検査が特に有用である疾患は涙小管炎である.涙小管炎は,内眼角部の発赤腫脹および眼脂,結膜充血が主症状であるが,涙管通水検査で問題なく通水する場合が多く,結膜炎と誤診断され,ドクターショッピングを重ねる代表的疾患である.上下,いずれかの涙点近傍

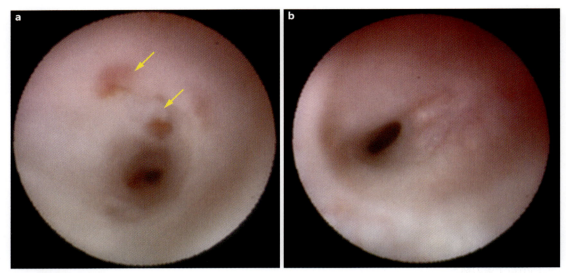

図8｜鼻涙管の狭窄
a：涙嚢〜鼻涙管の移行部の狭窄，b：鼻涙管の鼻内開口部の高度の狭窄．
両症例とも流涙で来院．通水はあるが，内視鏡検査でそれぞれ高度の狭窄を認めた．両症例とも，チューブ治療で症状は改善した．aは上方に2ヵ所，前医でのブジー痕を認める（矢印）．

が発赤腫脹しかつ膿が排出されている場合は，注意が必要である．

　涙道内視鏡検査では，涙小管の袋状の拡張および多数の涙小管結石（菌石）を認めることが多い．この菌石を排出することが涙小管炎の治療となる（詳細は「Ⅲ．1．2）涙小管炎の実態」を参照）．

　また同様のことは，涙嚢や鼻涙管にも起きるため，涙管通水検査で通水があっても，流涙，眼脂の原因が不明な場合，涙道内視鏡検査を行うことを考慮する必要がある．

Ⅵ 涙道内視鏡検査における仮道

　涙道内視鏡検査では，閉塞部位を穿破する訳ではないので，無理な操作をしなければ，仮道を形成することは少ない．ただし，仮道形成した場合，モニター上には線維性の組織，もしくは黄色調の脂肪組織が見える．そのまましばらく通水していると，眼瞼が浮腫を起こしてしまう．その後，医原性の閉塞を作る可能性もあるため，直ちに検査を中止する．

Ⅶ 涙管通水検査の勧め

　近年では，臨床の場で涙管通水検査を行う頻度が減少している．しかしながら，涙管通水検査を行うことで，閉塞以外にも逆流の程度が感覚的にわかり，狭窄の存在が予想できることもある．涙道内視鏡をたとえ使わない医師であっても，積極的に涙管通水検査を行うことを勧める．

文献
1) 鈴木 亨，ほか：涙道内視鏡検査実践ガイド．あたらしい眼科 32：1293-1296，2015
2) 日本涙道・涙液学会涙道内視鏡診療の手引き作成委員会：涙道内視鏡の手引き．日眼会誌 127：896-917，2023
3) 林 憲吾：涙管チューブ挿入術における笑気麻酔の鎮痛効果．日眼会誌 33：595-597，2020
4) Stefanyszyn MA, et al：Lacrimal sac tumors. Opthal Plast Reconstr Surg 10：169-184，1994

One Point Advice
涙道内視鏡の手引き

すぎもと眼科医院　**杉本　学**

涙道内視鏡が威力を発揮する場面

▶涙小管炎の診断と治療

　涙点を少し拡張して，涙道内視鏡で灌流なしで涙小管内を観察すれば，結石か異物かは判定できる．このときに，内視鏡の先端で結石・異物を奥に押し込まないようにすることが大切である（涙小管水平部で5 mm以上奥の結石・異物は涙点側から排出するのは困難である）．また，結石・異物を摘出した後の残存の有無を内視鏡で確認できる．腫脹した涙小管粘膜に隠れて観察できないこともあるので，摘出して2週間後も眼脂が続く場合は，再度内視鏡で確認する．

▶涙嚢・鼻涙管の結石・異物・腫瘍性疾患

　涙嚢・鼻涙管の結石・異物を内視鏡で観察しながら，下鼻道へ誘導排出することができる．腫瘍性疾患が疑われる場合は，涙道周囲の状況検索が必要である．

▶涙管チューブの留置状態・涙道粘膜の腫脹・肉芽の有無，再狭窄・再閉塞の確認

　涙管チューブ挿入術中に，涙管チューブが単一管腔内に留置されているか確認する．涙管チューブ留置中に経過が良くない場合，内視鏡で涙道内を観察すると，粘膜腫脹や肉芽形成（進行するとブリッジ形成）がみられることが多く，早く対応できる．涙管チューブ抜去後に再狭窄・再閉塞が生じた場合，定期的スクレイピングで対応できる．

▶先天鼻涙管閉塞の鼻涙管開口部の穿破

　先天鼻涙管閉塞では，鼻涙管開口部の閉塞なので，内視鏡で観察しながら穿破すると確実に穿破することができる．

涙道内視鏡の導入が難しい要因

▶機材が高価

　涙道内視鏡と鼻内視鏡をそろえる必要がある．涙道内視鏡検査，涙道内視鏡併用涙管チューブ挿入術に保険診療が認められ，導入のハードルは下がった．涙道内視鏡のプローブ部分は破損しやすいので取り

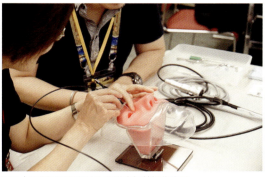

図1｜模擬涙道を用いた涙道内視鏡操作実習

（画像提供：鎌尾知行先生）

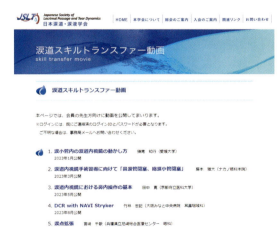

図2｜日本涙道・涙液学会のホームページ
https://lacrimal-tear.jp/skill_transfer_movie/（2025年2月閲覧）

扱いには注意が必要である．

▶トレーニングが必要

　手術用顕微鏡下での手術に慣れている眼科医にとってモニターを見ながらのhead up surgeryをこなすにはトレーニングが必要である．日本涙道・涙液学会会員になれば，年1回の総会で，スキルトランスファーという講習会を受講できる．模擬涙道を用いて涙道内視鏡操作を実習していただいている（**図1**）．また，日本涙道・涙液学会のホームページから涙道スキルトランスファー動画を閲覧することができる（**図2**）．

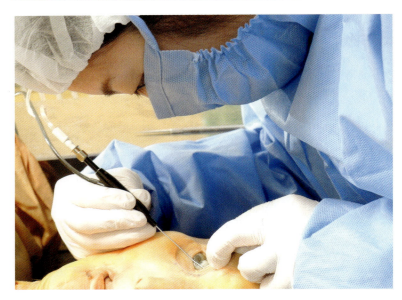

図3｜遺体を用いた涙道内視鏡操作実習

（画像提供：鎌尾知行先生）

こちらは今のところ5つの内容になっているが，随時追加されていく予定である．さらに，愛媛大学では，低濃度ホルマリン固定の遺体（組織の硬化が少なく生体に近い感覚で操作できる）で，涙道内視鏡操作の実習を年1回開催されている（愛媛涙道手術手技研究会）（図3）．

書籍としては，「涙道内視鏡入門！」（メジカルビュー社）が勧められる（総会でのスキルトランスファーでのテキストブックとなっている）．

トレーニングをしっかりとこなして，手術に臨むことになるが，熟練者に助手についてもらうことをお勧めする．出血・膿で視認性が悪い，疼痛のための閉瞼，体動などはトレーニングでは体験できない．このような場合，熟練者に対応を誘導してもらえるので，安心して手術することができる．

症例選択

涙管チューブ挿入術の手術成績が良好なのは，矢部・鈴木分類のGrade1（総涙小管閉塞）であるが，初心者には，涙小管を観察することは困難である．涙小管閉塞のない涙嚢がやや拡大した鼻涙管閉塞症からはじめられるのが無難である．膿性貯留液をよく灌流洗浄することが大事である．また，眉毛部が突出していない（内視鏡操作がしやすい），鼻が高くない（下鼻道が狭くなく鼻内操作がしやすい）症例を選択する．

▶初心者と一緒に手術して気づいたこと

①下鼻甲介・下鼻道粘膜の収縮・麻酔を確実に行う．麻酔・粘膜収縮のための短冊ガーゼが下鼻甲介の先端部分でとどまっていて，下鼻道に達していない．下鼻道に確実に短冊ガーゼを留置する．

②涙点拡張時の涙点・眼瞼の固定をしっかりする．眼瞼を耳側にしっかり引っ張って固定しないと，涙小管水平部が動いて裂孔形成につながってしまう．涙点拡張がきっちりできていないと，涙道内視鏡の挿入ができない．

③涙小管部は観察しないで，手術用顕微鏡下で涙嚢まで内視鏡を挿入してしまう．

④涙嚢に挿入できたら，眼瞼を固定していた指を離す．

⑤シース誘導内視鏡下穿破法（sheath-guided endoscopic probing：SEP）は，シースの先端が少し見えるところで固定して，シースと涙道内視鏡を一体として進める．

⑥鼻内視鏡は，まず，観察・操作しやすい位置にポジションをとる．そして，肉眼で鼻腔を見ながら下鼻道が観察できるところまで挿入し，その後モニターに視線を移す．

⑦疼痛があれば，涙道内麻酔を追加して1分待つ．

Advanced Techniques
リアルタイム画像鮮明化装置

筑波大学眼科 **星 崇仁**

内視鏡はよく見えることが重要

涙道内視鏡の登場により，涙道手術は「見える」手術となった．しかし，より詳細な所見を把握し，高い治療精度を目指すためには，涙道内視鏡画像の視認性向上が不可欠である．涙道内視鏡画像の視認性低下は，光量やファイバー数（画素数）が限られるという装置側の問題と，涙道内の分泌物や出血による混濁という症例側の問題によって，しばしば経験される．リアルタイム画像処理によって，これらを克服する技術が登場しており本稿で解説する．

画像鮮明化・ハニカム除去でより見やすく

画像鮮明化技術（MIEr®：Medical Image Enhancer／ロジックアンドデザイン社）は，監視カメラや街頭カメラなどの画像の鮮明化を目的に開発された技術を医療用に最適化したものである．独自のアルゴリズム処理により，AIによる画像修正・加工を行わずに，映像本来の質を復元可能である．

現在の，涙道内視鏡の画素数は10,000や15,000で，消化管内視鏡などほかの医療用内視鏡と比較すると少ないため，「ハニカム」と呼ばれる"蜂の巣"のようなノイズが目立つ．算術的フィルター処理を行うハニカム除去装置（WipeFiber®，町田製作所社）を用いることでこれを除去できるようになり（図1），この技術を「ハニカム除去」と呼ぶ．

これら2つの技術を組み合わせて用いることで涙道内視鏡画像の視認性を向上させることが可能である．

▶涙小管

白い色調の粘膜で覆われ比較的単純な管腔構造として描出されるが，画像鮮明化により，粘膜の凹凸や涙小管ポリープをはっきりと視認できるようになる．総涙小管狭窄ではdimpleの位置がわかりやすくなり，正確な穿破に役立つ．

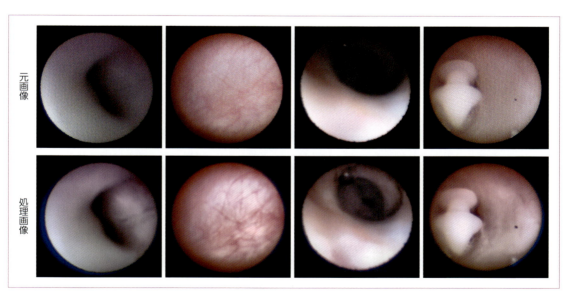

図1｜画像鮮明化・ハニカム除去処理
左から涙小管・涙嚢・鼻涙管・涙道内異物（涙点プラグ）の各部位で，画像鮮明化・ハニカム除去処理により視認性が向上している．

（文献1）より）

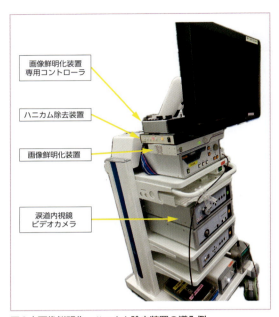

図2 | 画像鮮明化・ハニカム除去装置の導入例
既存の涙道内視鏡システムへの組み込みは容易で，簡単な設定で，リアルタイム画像処理が行える．

▶涙嚢

鮮明化により涙嚢壁の血管構造の視認性が向上し，涙嚢の大きさや構造が把握しやすい．出血や眼脂による視認性低下も緩和することができる．

▶鼻涙管

鼻涙管は細長い管腔構造であり，光量の限界により遠視野の照度が不十分なため，鼻涙管遠位の構造を視認できないことがある．鮮明化により，遠位の構造まで視認できるようになり，正確な内視鏡操作が可能となる．

▶仮道

涙小管や鼻涙管で仮道を形成した場合は，速やかに本来の涙道内に内視鏡を引き戻すことで，水腫を回避する必要がある．しかし，しばしば画像が不鮮明で，出血を伴うことも多いため，内視鏡が仮道にあるかどうかを判断するのが難しいことがある．仮道では白色の網状線維や黄色い脂肪組織がみられるが，鮮明化により，仮道かどうかの判別がつきやすくなる．

▶涙石・異物

涙石や異物は，鮮明化により輪郭がはっきりと視認できるようになり，シースを用いた下鼻道への排出操作が容易になる．

既存システムに導入可能

画像鮮明化装置およびハニカム除去装置は，既存の涙道内視鏡システムに導入可能である．涙道内視鏡ビデオカメラのDVI出力端子からハニカム除去装置のDVI入力端子に接続する．ハニカム除去装置のDVI（またはSDI）出力端子から画像鮮明化装置のHDMI（またはSDI）入力端子に接続し，HDMI（またはSDI）出力端子からモニターあるいはモニターに接続されている録画装置に映像を出力する（図2）．

映像の調整は，まず，画像鮮明化装置，ハニカム除去装置ともにOFFとした状態で，涙道内視鏡ビデオカメラのフォーカス調整を行い，ハニカム構造が最もはっきりするよう調節する．その後，ハニカム除去装置，画像鮮明化装置をONにして画像処理を有効にする．

ハニカム除去装置のパラメータ設定は前面の設定ボタンを用いて行う．画像鮮明化装置のパラメータ設定は前面にある設定ダイヤル，またはLANケーブルで接続した専用コントローラもしくはPCのWEBブラウザにて行う．

画像鮮明化とハニカム除去を併用した涙道内視鏡治療は，閉塞部を示唆するdimple所見をわかりやすく描出可能で，正確な穿破，涙管チューブ挿入をサポートしてくれるという利点がある．また，線維性組織と正常な涙嚢組織の境界も判別しやすく，線維性組織の十分な除去によって，正常粘膜の再生促進を目指せる．既存の涙道内視鏡システムに組み入れて診療レベルの向上に役立てたい．

文献

1) Hoshi S, et al：Improvement in dacryoendoscopic visibility after image processing using comb-removal and image-sharpening algorithms. J Clin Med 11：2073, 2022

One Point Advice

涙道内視鏡の種類

筑波大学眼科 **田崎邦治**

涙道内視鏡は Made in Japan!

　国内で使用されている涙道内視鏡はファイバーテック社製あるいは町田製作所社製であり，奇しくも両者とも千葉県を拠点とする．涙小管の内径は約1mmであるため涙道内視鏡の外径にも制限があり，消化管内視鏡と比べて繊細な映像は得られづらい．それでもさまざまな創意工夫により，診療には申し分のない映像を得られるようになった．この素晴らしい技術が国内外で，より広く活用されていくことを期待したい．

　以下，涙道内視鏡にどのようなバリエーションがあるのか記していく（**表1**）．

▶ 形状；主力はベントタイプ

　涙道内視鏡の形状には，直線的なストレートタイプ，挿入部の先端が屈曲したベントタイプ，2ヵ所の屈曲部をもつツインベントタイプ，の3種類がある．ストレートタイプは涙嚢部までの挿入は容易であるが，鼻涙管の屈曲を乗り越えることが難しく，現在はあまり用いられていない．ベントタイプが最も操作性がよく，最も幅広く使用されている．ツインベントタイプは，前額部の突出した彫りの深い顔貌の症例に対して特に有用である．

▶ 焦点距離；近接型を選ぼう

　2社の内視鏡はその焦点距離によって，1.5～2mmに近点距離をもつ近接型と，5mm前後に近点距離をもつ中間型の，2種類に分類することができる．涙道内は狭小な空間であるため，涙道内の観察には近接型のほうが優れている．特別な事情がない限り近接型の内視鏡を使用することが推奨される．

▶ 挿入部長；50mmで必要十分

　町田製作所社製の涙道内視鏡はすべて挿入部長50mmであり，ファイバーテック社製の涙道内視鏡は50mmもしくは55mmのものを選択できる．しかし55mmのものは現在あまり使用されていない．涙道全体の長さが40mm程度であることを考えると50mmで必要十分である．挿入部が長くなることで，微細ではあるが，剛性や操作性の低下が危惧される．

▶ 内視鏡周辺機器；フットペダル式の送水装置が便利

　涙道内視鏡を使用する際には，光源やビデオプロセッサ，鼻内視鏡など，ひとしきり周辺機器をそろえる必要がある．必ずしも必要ではないが是非使用をおすすめしたいのが，フットペダル式の送水装置である．町田製作所社からは「Lacri-Flush®」が，ファイバーテック社からは「ひとりでできるもん3®」が，それぞれ販売されている．送水のための人員を配置する必要がなくなるうえに，術者が送水量をコントロールで

表1 | 各内視鏡のスペックの比較

	町田製作所社		ファイバーテック社				
	LAC-06FY -H	LAC-06NZ -HS	CK10	FK10	MT3	CK10TB	EZ tb.
長さ	50 mm	50 mm	50or55 mm	50or55 mm	50or55 mm	50or55 mm	71.5 mm
外径	Φ0.9 mm	Φ0.9 mm	Φ0.9 mm	Φ0.9 mm	Φ0.9 mm（先端0.7 mm）	Φ0.9 mm	Φ0.9 mm
焦点距離	中間型	近接型	近接型	中間型	中間型	近接型	近接型
視野角	65°	80°	70°	70°	60°	70°	70°
特色						ツインベント	チャンネルレス

LAC-06NZ-HSとCK10が標準的に使用されている．

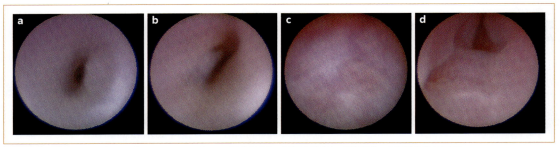

図1｜LAC-06NZ-HS（近接型）を使用して撮影した，涙小管(a)，総涙小管(b)，涙囊(c)，鼻涙管(d)の写真
適切に使用すれば十分に鮮明な映像が得られる．

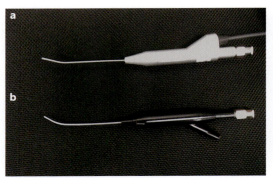

図2｜町田製作所社製のLAC-06NZ-HS(a)とファイバーテック社製のCK10(b)
ともにベントタイプで，形状はほぼ同じである．

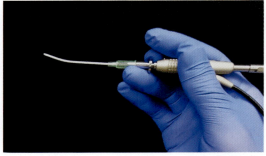

図3｜EZ Tb.にEZ Tb.アダプタとサーフロー針を接続したところ
EZ Tb.アダプタを前後させることで片手でシースの出し入れが可能である．

きるメリットは大きい．不必要な送水は患者の不快感を増長させ，誤嚥のリスクを高める要因となるからである．

町田製作所ならLAC-06NZ-HS，ファイバーテック社ならCK10の使用がおすすめ！

　以上の点を踏まえると，町田製作所社製では近接型のLAC-06NZ-HSの使用が推奨される．ファイバーテック社製ではCK10の使用が推奨されるが，症例によってはツインベントタイプのCK10TBのほうが操作性に優れる（図1，2）．また涙道内視鏡をはじめたばかりで涙点からの内視鏡挿入に慣れていない場合は，挿入部先端が細く後端に近づくにつれ徐々に太くなる，テーパー構造のMT3を使用するのもよいだろう．しかし焦点距離は中間型であり視認性には劣る．

EZ Tbなど新世代の内視鏡機器にも期待！

　ファイバーテック社の新製品であるEZ Tb.は，通常は挿入部先端に送水口が付いているのに対し，挿入部後端に送水口が付いているという特徴をもつ．これにより，同じ挿入部径でも送水チャンネルが不要なぶん，より鮮明な画像を得られるようになった．

　送水にはEZ Tb.アダプタとシースを接続して使用する必要があり（図3），カタログ上の挿入部長は71.5 mmと長くなっている．シースはカテーテルハブをカットして使用することが多いが，EZ Tb.アダプタと接続するためにはカテーテルハブを残しておく必要があり，涙管チューブ挿入の工程がやや煩雑になる．しかしアダプタの使用により，片手でのシースの出し入れが容易であることなど，メリットも大きい．涙道内視鏡を購入する際には，それぞれの内視鏡の視認性や操作性など，手にとって比較することをおすすめしたい．

II. 検査

3. CT・MRI

横浜市立大学眼科　**中村寿太郎**

検査のポイント

- 涙道造影検査，涙道内視鏡検査のそれぞれの特性を理解して診断を進める
- 外傷後，副鼻腔術後の涙道閉塞には術前CT検査が有効である
- 涙道腫瘍はまれであるが，初期症状は原発性涙道閉塞症と似ているため注意を要する

I 涙道疾患における画像診断法

涙道閉塞症は一般的に，蛍光色素消失試験，涙管通水検査により診断されるが，さらに詳細な閉塞部位や閉塞の原因を調べるために画像診断を併用する．涙道疾患における画像診断には，CT単純撮影法，涙囊造影X線撮影法（dacryo-cystography：DCG），CT涙囊造影撮影法（CT-DCG），MRIなどがあげられる[1]．涙道の周辺組織において腫瘍や副鼻腔疾患が疑われる場合は積極的に画像検査を行うようにする．

II CT単純撮影法

涙道は眼表面から涙囊窩に沿って上顎骨を貫通し，鼻腔に到達する．涙囊と鼻涙管周囲は2つの骨で構成されており，腹側は上顎骨前頭突起，背側は涙骨となる．鼻涙管は全周性に骨で囲まれており，鉤状突起の前外側方を走行している．このように，涙道は骨組織と密着した器官であるため，CTの有用性は高い．顔面の外傷歴，鼻内手術歴，副鼻腔炎の既往などがある場合にはCTを施行する．外傷性鼻涙管閉塞を生じやすいのは鼻骨篩骨骨折であり，閉塞部位は骨折による離断や圧迫が生じやすい涙囊-鼻涙管移行部に多い．外傷により多発顔面骨折に至った場合，複雑な骨折線やその後の整復固定により涙道や

その周囲組織に解剖学的な位置ずれが生じている可能性があるため，術前のCTにて解剖学的な異常や固定に使用されたビスやプレートの位置を把握しておく必要がある（図1）．

III 涙囊造影X線撮影法（DCG）

涙道内視鏡が多用されるようになるまで，涙道造影検査は涙道閉塞の診断において中心的な役割を果たしてきた．涙道診療に涙道内視鏡が広がるにつれて，涙道造影検査を行う機会は減ってきているが，涙道造影は内視鏡検査では観察することができない，涙道周囲の骨や副鼻腔の情報を得ることができる有用な検査であるため，涙道造影検査，涙道内視鏡検査のそれぞれの特性を理解したうえで総合的に病態を評価することが好ましい．涙道造影検査の基本的な考え方は，造影剤が最初にせき止められている部位を見つけ，そこを閉塞レベルと診断することである[2]．涙道閉塞のレベルは，造影剤が涙囊まで到達していないpre-saccal obstructionと，造影剤が涙囊以降まで描出されるpost-saccal obstructionに分類される．前者は涙小管水平部から総涙小管までに閉塞病変がある広義の涙小管閉塞と，また，後者は涙囊から鼻涙管開口部までに閉塞がある広義の鼻涙管閉塞と同義である．検査の特性上，涙道造影検査では涙小管病変は描出されにくく，

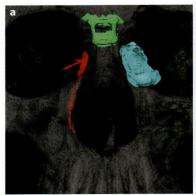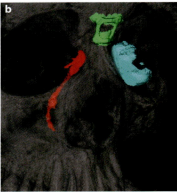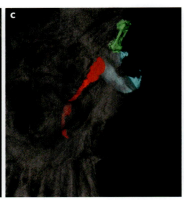

図1 | 3Dに編集したCT-DCG
a 正面像．右側の涙道は赤く，左側の涙道は水色に表示されている．左側の涙嚢は顔面多発骨折に伴う外傷性鼻涙管閉塞を合併し拡張している．前頭部骨折の整復時に使用された金属プレートは緑色に表示されている．b 左方回旋像．c 側面像．

（画像提供：三谷亜里沙先生）

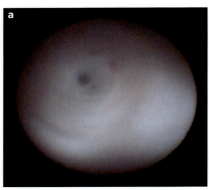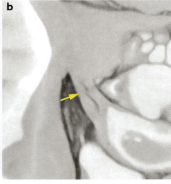

図2 | 涙道内視鏡所見と造影画像の相補的知見
a 涙道内視鏡検査では閉塞部位にmicro hole様のdimpleを認めるが，完全閉塞か不完全閉塞かは判断がつかない．
b CT-DCGでは造影剤の閉塞部位（矢印）の通過を認め，不完全閉塞と診断される．

涙小管病変は涙道内視鏡による観察が優れている．涙嚢腫瘍や結石は，充盈欠損として描出されることがあるが，大きさによっては描出されないことのほうが多い．涙管通水検査や涙道内視鏡検査で完全閉塞と診断されても，造影検査において造影剤が閉塞部位を通過して鼻腔へ到達している様子が描出され，総合的な判断として涙道狭窄と診断される症例も少なくない（図2）．そもそも狭窄症例では造影剤が充填保持されることが困難であるため，造影検査では狭窄症例はほとんど描出できないという側面もある．これは，狭窄と閉塞の診断が検査方法によって乖離が生じてくることを示唆している（図3）[3]．

IV 涙嚢造影X線撮影法（DCG）の手技の実際

涙道造影は急性涙嚢炎を発症している場合や，造影剤アレルギー，ヨードアレルギーがある場合は禁忌となる．まず，検査前に生理食塩液で十分に涙道内を洗浄する．涙道内に粘液や膿が貯留している場合，造影剤が閉塞部の下端まで充填できず，精度が乏しくなるためである．涙道内に注入する造影剤は非イオン性水溶性造影剤（イオヘキソール，イオパミドールなど）を用いる．23G涙管洗浄針（一段針）を付けた注射シリンジを用いて涙管通水検査の要領で造影剤を涙道内に注入していく．涙道内に造影剤が十分に満たされるよう，患者が鼻腔内や咽頭に溶液を感じるか，または涙点から造影剤が逆流してくるまで，ゆっくりと注入する．片側の涙道疾患であっても左右の比較をするために，両側の涙道を造影する．涙道閉塞が片側性の場合は，まず患側に，次に健側に注入すると造影剤が残留しやすく，両側の涙道を描出しやすい．造影剤注入後は，仰臥位のままなる

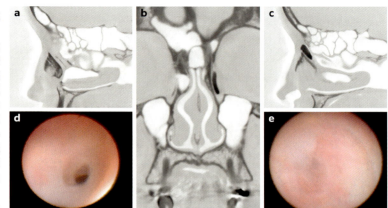

図3│涙道造影検査と内視鏡所見の乖離
左側の涙道閉塞は造影検査（c），内視鏡検査（e）ともに完全閉塞で一致している．右側は造影検査では閉塞なし（a），内視鏡検査では狭窄所見（d）を認め，検査手段による診断の乖離がみられる．冠状断像では左側の涙嚢の拡張がみられるのに対して，右側は下鼻甲介に造影剤の流出が認められる（b）．造影剤の視認性を高めるためにCT造影画像は白黒反転処理を行っている．
（文献3）より）

べくすぐに後頭前額位（Caldwell's view）と側頭位（両側の場合は斜位）からX線撮影を行う．

V│CT涙嚢造影撮影法（CT-DCG）

CT涙嚢造影撮影法（CT-DCG）も同様に涙道内に造影剤を充填して撮影する．眼科で一般的に依頼する「眼窩部」撮影では，下鼻道周囲が撮影されたないため，「副鼻腔」を指定する．軟部条件と骨条件とで水平断と冠状断を撮影する．骨条件も併せて撮影することで，外傷による骨折や，炎症や腫瘍による骨融解など，骨組織を評価することができる．その際，三次元DCG画像を構成すると立体的な構造を把握できるため有用である（図1）．またCT-DCG画像は涙嚢鼻腔吻合術（dacryocystorhinostomy：DCR）を考慮するうえで，術中の涙嚢と周辺組織との位置関係や，内総涙点の高さ，削る骨の厚みを把握するのに有用となる．

VI│Cone-beam CT涙嚢造影撮影法（CBCT-DCG）

Cone-beam CT（CBCT）は歯科領域で適用されて以来，徐々に頭頸部領域に応用が広がり，現在では歯科，口腔外科，耳鼻咽喉科で普及が進んでいる[2]．CBCTを用いた涙道造影法は，放射線被曝量が通常のマルチスライスCTを利用した場合と比べて，1/10程度で行えるという長所がある．また，CBCT造影検査は座位で行うため，生理的な涙液排泄動態を評価できるという利点もあり，機能性流涙症の評価にも有用な検査となる．成人の正常なCBCT涙道造影画像（図4）[4]と，鼻涙管閉塞症例のCBCT涙道造影の画像を示す[3]（図5）．

VII│MRI

涙嚢・鼻涙管原発の腫瘍はまれであるが，主な症状として流涙，再発性涙嚢炎，鼻出血などがある．臨床的に原発性涙道閉塞に伴う涙嚢炎と似た症状を呈し，診断と治療が遅れる場合がある．早期の診断と治療により眼球温存や視機能の温存につながるよう，速やかに診断を進めていくことが求められる．涙嚢・鼻涙管腫瘍のうち上皮性腫瘍は乳頭腫，扁平上皮癌，移行上皮癌，腺癌，腺様嚢胞癌などがあり，非上皮性腫瘍には悪性リンパ腫，悪性黒色腫などがあげられる．原発性涙道閉塞症に伴う涙嚢炎と涙嚢悪性腫瘍の鑑別点として，①涙嚢腫瘍では疼痛や圧痛，皮膚の炎症所見や熱感を呈しにくい，②腫瘍では内眼角靱帯を超えて上方に及ぶことがあるが，涙嚢炎に伴う膿の貯留は内眼角靱帯より下方に認めることが多い，③腫瘍では進行に伴い，涙嚢だけではなく周辺組織を含めて腫脹することが多い，とされており参考にされたい．

文献
1) 鎌尾知行，ほか：診断・治療に必要な検査．眼科臨床エキスパート　眼形成手術—眼瞼から涙器まで（高比良雅之，後藤　浩），医学書院，東京，112-119，2016
2) 鈴木　享：あたらしい眼科 32：1673-1680，2015

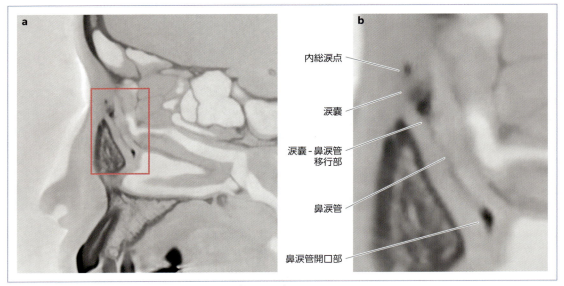

図4｜成人の正常なCBCT涙道造影の矢状断画像（白黒反転）
aの赤く囲まれた範囲をbに拡大して示す．上から内総涙点，涙嚢，涙嚢−鼻涙管移行部，鼻涙管，鼻涙管開口部が描出されている．周囲の骨組織と涙道との相関関係が描写されている．
（文献4）より）

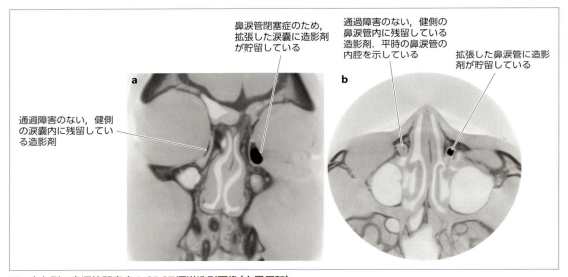

図5｜左側の鼻涙管閉塞症のCBCT涙道造影画像（白黒反転）
a 冠状断画像では，左側の涙嚢は拡張し造影剤が貯留している．右側の涙嚢内にはわずかに残留した造影剤が残っている．
b 水平断画像では左側の鼻涙管が拡張している．閉塞部位はこの画像の切片より下方にある．右側は鼻涙管内にわずかに残留した造影剤が映っている．

3) Nakamura J, et al：Clin Ophthalmol 17：1277-1285, 2023
4) Nakamura J, et al：Clin Ophthalmol 16：2057-2067, 2022
5) 山内英臣，ほか：耳展 61：335-337, 2018

II. 検査

4. 小児の検査

兵庫県立尼崎総合医療センター眼科　澤　明子

検査のポイント

- 診察室に入ってきたときから，児を観察する
- 泣かない診察，検査からはじめる
- 写真に残す

I 概要

1. 検査のまえに

　涙道検査に限らず小児の診察を行う際には，児に余計な緊張をさせないことが大切である．いきなり近づいたり顔に触れたりしてはいけない．保護者と話しながら児の様子を観察するところからはじめ，診察，検査の説明など短時間で同時に進める．

　保護者には，症状，発症の時期，片眼性の場合は僚眼の状態，点眼や涙囊マッサージ，ブジー歴などの治療歴を聞く．多くの場合，症状は流涙と眼脂であるが，流涙が主の場合は鼻涙管閉塞以外，例えば涙点閉塞や涙道の形成不全，種々の原因による涙小管閉塞なども鑑別にあげる．

　既往歴では，全身疾患の既往や治療歴に加えて，染色体異常や先天奇形の有無，後天性涙道障害を念頭にウイルス性結膜炎などの既往についても聴取する．

2. 診察，検査の進め方

　泣かない診察からはじめる．外眼部を観察し，涙囊付近の発赤・腫脹，涙囊部の皮膚の瘻孔，睫毛・眼周囲の眼脂の付着，涙液メニスカスの高さ，涙液に眼脂が含まれているか，睫毛の明ら

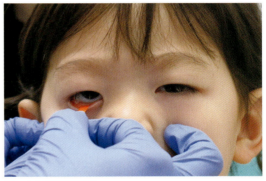

図 1｜色素残留試験
人工涙液や生理食塩液を滴下したフルオレセイン試験紙を下眼瞼結膜に素早く付ける．

かな内反や角膜への接触，結膜充血など，顔に触れなくても観察できるところからはじめる．色素残留試験のため，フルオレセイン試験紙を下眼瞼結膜に素早く付ける(図1)．泣くと検査の判定に影響するため，涙点を含む前眼部など顔に触れなくてはいけない診察は，色素残留試験後に行うとよい．

II 検査の実際

　以下，実際に行う順番に説明する．

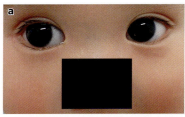 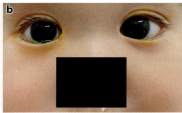 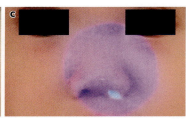

図2｜色素残留試験（右先天鼻涙管閉塞の症例）
a 検査前．右眼の涙液メニスカスが高く，左右差がある．
b 15分後．フルオレセインが涙液メニスカスに残留している．
c 左の鼻から流出した色素を含む鼻汁が青色光で見える．左は涙道に閉塞がないと考えられる．

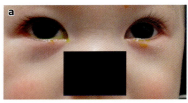 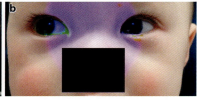

図3｜右先天鼻涙管閉塞の症例
a 色素残留試験15分後．
b 青色光で照らすと蛍光を検出してわかりやすい．

1. 色素残留（消失）試験

1）方法

フルオレセイン試験紙に人工涙液あるいは生理食塩液を少量滴下し，児の下眼瞼結膜に素早く付けて，約10〜15分後に涙液メニスカスに色素が残留しているかを判定する（図2a，b）．導涙機能が正常であれば，通常の瞬目下で数分のうちに涙液中の色素は涙道を経て鼻腔へ流れるため，涙液メニスカスに色素はほとんど残らない．青色光で照らすと蛍光を発するため色素を確認しやすい（図3）．特別の理由がない限り，両眼同時に施行する．

2）判定

涙液メニスカスに色素の残留があれば陽性，導涙障害の存在を示唆する．残留がない，あるいはわずかならば陰性，導涙障害がないことを示唆する．色素がほとんど確認できなくても涙液メニスカスが高い場合，検査中に泣いて色素が眼外に流出した可能性を考慮し判定不能とすることがある．軽度の残留ではそのように記載しておく．左右差も参考にする．鼻孔近くに鼻汁中の色素が見えるときがあり，涙道を通って色素が流出したと考えてそのように記載し，導涙障害なしと評価する（図2c）．

3）気をつけること

色素残留試験は目視による定性的な検査であり，検査に慣れないうちは経験ある医師と一緒に判定するとよい．色素残留試験のみで導涙障害の有無を判断することはできないと心得て，疾患に対する診断は症状や臨床経過，診察所見，そのほかの検査と総合して行う．

激しく泣くと判定に影響するため，判定までの間は一旦診察室から退室してもらうことが多い．保護者が児の涙を拭き取ったり，児が目を触ったりすると判定に影響するので，検査前に説明しておく．

2. 涙嚢圧迫による逆流の確認

1）方法

涙嚢部を軽く押して，涙液や眼脂が逆流するかを確認する．色素残留検査の後，青色光のもとで確認するとわかりやすいことがある（図4）．

3. 涙管通水検査

1）方法

外来で覚醒下に実施する場合はタオルで体を包むなどして体動を抑制し，介助者に頭をしっかり固定してもらって実施する．2.5 ccのシリンジに生理食塩液（フルオレセインを溶解しておくと鼻

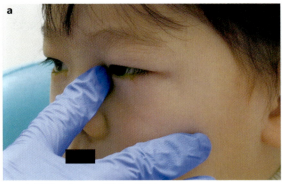
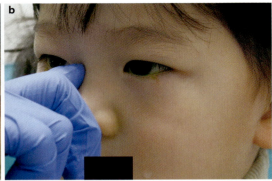

図4｜涙嚢圧迫による逆流の確認
a, b 涙嚢部を軽く押して，涙点から涙や膿が逆流するか確認する．

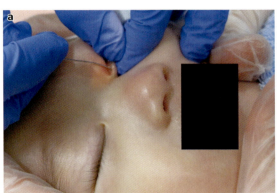
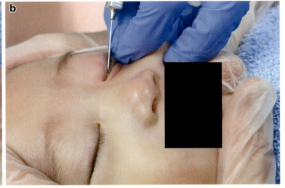

図5｜涙管通水検査
a 涙小管垂直部を意識して，眼瞼縁に対して垂直に涙点に挿入する．
b 反対の手で眼瞼ごと涙小管を耳側にしっかりと牽引し，涙小管をまっすぐにする．涙小管水平部を意識して，抵抗がないことを確認しながら少し進めて通水する．

から出た場合にわかりやすい）を入れて，直あるいは緩やかな曲の涙管洗浄針を接続しておく．涙小管の垂直部を意識して眼瞼縁に対して垂直に涙点に挿入後，反対の手で眼瞼を耳側に牽引して涙小管をまっすぐにしてから，涙小管の水平部の走行に沿って少し涙管洗浄針を進めて抵抗がないところで通水する（図5）．

2）判定

涙点から逆流がある場合，涙小管壁に当たっていないことを確認する．壁に当たっておらず，逆流する場合は通水不可で，涙道閉塞があると判定する．逆流物に眼脂が多く含まれていれば鼻涙管に閉塞があると推測できる．逆流なく，児が飲み込んでいる様子や鼻水と一緒に鼻孔から出てくれば通水可で，涙道閉塞がないと判定する．ただし，仮道に通水した場合は逆流がなくても眼瞼が腫れてくるので，すぐに通水を中止する．

3）気をつけること

涙道を損傷して医原性の涙道閉塞を起こすリスクがあるため，全例には行わない．先天鼻涙管閉塞を疑い，外来でプロービングする際に先立って涙道閉塞を確認する場合や，睫毛内反などが原因の涙液過多や鼻炎など鼻性の流涙を疑い，ほかの治療が選択肢となりうる際に涙道閉塞を除外したい場合など，必要のあるときに限り行う．体動の制御が困難で危険と判断した場合は無理せずに中止する．小児に実施する場合，体動や激しい泣き方から平常心で実施することは難しい．普段から成人を対象に涙道の走行を意識した涙管通水検査を行っておくことで，あわてずに実施できる．

5. 非侵襲的TMH (tear meniscus height)検査

はなみずき眼科　鄭　暁東

検査のポイント

- 前眼部OCTによるTM検査は定量で非侵襲である
- ドライアイなど各種オキュラサーフェス疾患の涙液異常について解析できる
- 涙液クリアランスの定量評価もでき涙道疾患の診療にも応用できる

I TMの評価方法

　細隙灯顕微鏡による前眼部の観察をする際に，涙液を観察することは不可欠である．涙液メニスカス (tear meniscus：TM) とは，眼瞼縁の内側に観察される彎曲した三角状液面のことで，上下眼瞼縁に観察され，通常は下眼瞼のものを指す．TMの形状によって涙液の量を把握することができ，また瞬目によって生じるTMの形状変化や球結膜との関係性などを把握することで涙液クリアランスの評価もできる．

　涙液は無色透明であるため，可視化するにはフルオレセイン色素にて染色しブルーフィルターを通した光で照らすことで黄緑色に観察される（図1）．TMの量が正常を超える，もしくは左右眼の差を認める場合は，涙液クリアランスの低下の可能性があり，分泌性流涙や涙道閉塞などの疾患が考えられる．反対に，TMの量が少ない場合には涙液の分泌量の低下の可能性があり，特に角結膜の上皮障害を合併している場合はドライアイなど涙液減少をきたす疾患を示唆する．

　通常の細隙灯顕微鏡によるTM観察のピットフォールとして，フルオレセイン染色紙に過量の水分を含めると，実際の涙液量より過大に評価される．また細隙灯顕微鏡の眩しい光による刺激で分泌性流涙を引き起こす可能性もあり，厳密には

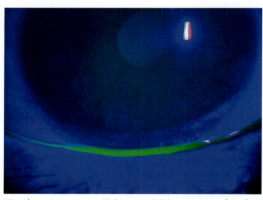

図1｜フルオレセイン染色による涙液メニスカス（TM）の可視化
細隙灯顕微鏡による下眼瞼像中央部涙液貯留の観察．

自然な涙液量の評価とはいえない．さらにTMの形状は観察光の角度によって変わり，定量性評価ではないという問題点もある（図2）．

　近年，前眼部光干渉断層計 (anterior segment optical coherence tomography：AS-OCT) テクノロジーの進歩によって，OCT実用化された当初のタイムドメインの技術から，現在はフーリエドメインにかわった．また，走査光源の波長帯域の増大，さらに波長掃引レーザー (swept source laser, SS-OCT) の登場によって，前眼部OCT撮影の高速化，高解像度化を成し遂げた．この優れたSS-OCTの利点として，高速化，信号ロスが少ない，さらに，眼球の動きによる感度低

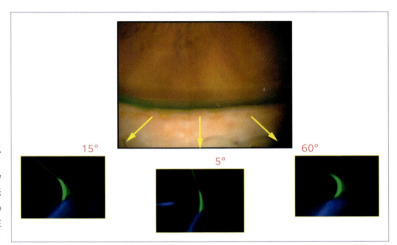

図2｜細隙灯顕微鏡による涙液メニスカスの観察
細隙灯顕微鏡によるTM観察は，フルオレセイン使用，光の眩しさの影響，また，スリット光の入射角度によってTMの形状も変化するため定量性はなく非侵襲の検査ではない．

下が少ないことなどがあげられる．この特徴を活かした検査のアプリケーションも増え，涙液の形態解析はその代表の一つである[1]（図3）．

AS-OCTは，不可視検査光源を使用するため，検査光の眩しさはなく，自然状態の涙液を直接観察することができ，完全な非接触，非侵襲的な検査であるといえる．また，前眼部OCTの動画モードを利用して，瞬目，眼位変化などによる動態的な涙液変化を検出することも可能となっている．

II AS-OCTによる涙液解析のパラメータ

TMの観察はドライアイをはじめいろいろな眼表面疾患や流涙症の診療に重要である．AS-OCT垂直断スキャンからメニスカスの断層像を得ることができる．解析には，TMの高さ（tear meniscus height：TMH），TMの断面積（tear meniscus area：TMA）およびTMの深さ（tear meniscus depth：TMD）が用いられ，TMHとTMAはよく使われる（図4）．通常下眼瞼の中央部のTMを計測するのが一般的である一方で，上方のメニスカス，また，下眼瞼の耳側および鼻側のメニスカスを評価することもできる．また，涙液体積（tear meniscus volume：TMV）を解析する方法として，TMAの鼻側，中央，耳側の測定値の平均値×下眼瞼長という2008年のWangらの報告もある．

さらに最近，YeterらはTMの新しいパラメータを考案し，健常者の涙液の浸透圧との相関性を検討した．浸透圧はTMH，TMAおよびTMDと

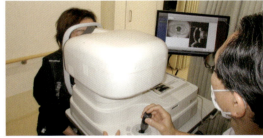

図3｜前眼部OCTによる涙液メニスカス検査
前眼部OCTによるTM検査は，非接触，非可視光を使用するため非侵襲，定量性検査である．

相関しない一方で，TMの曲率角度（θ角）およびTMの曲率半径と有意に負の相関を示した．また，このθ角およびTM曲率半径は，ドライアイの自覚症状（ocular surface disease index：OSDI）と有意に相関すると報告した[2]．今後，これら非侵襲的な新しいTMパラメータの開発によって涙液の形態のみならず，機能評価が進み，病態を捉える要になっていくことを期待したい．

III 加齢，ドライアイによるTMの変化

加齢性変化による涙液メニスカスの変化についての臨床検討はすでに行われている．2011年にQiuらは160例の健常者においてTM値は年齢と負の相関性を示すと報告した．同年，Cuiらも涙液体積は1％／年の率で減少すると報告している．興味深いのは，2013年にGumusらの報告で，30例のボランティアを検討し，下眼瞼TMHは年齢とともに有意に増大すると，これまでの報告と

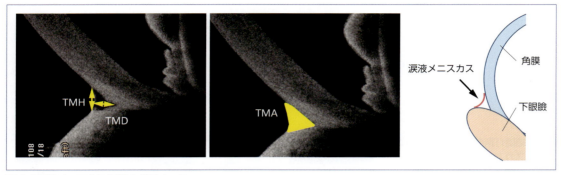

図4 | 涙液メニスカス解析のパラメータ
前眼部OCTによる下眼瞼中央TMの定量解析.
TMH：tear meniscus height, TMA：tear meniscus area, TMD：tear meniscus depth.

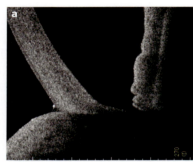
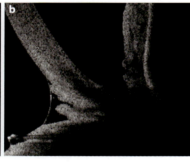

図5 | 結膜弛緩症のメニスカスの変化
a 正常眼, b 結膜弛緩症.
結膜弛緩症によるTMの形状の影響.

は正反対の結果を示した．筆者のデータからも加齢によるTMの増大が確認できた．これは加齢による結膜弛緩症の頻度が増えることにより，下眼瞼TMの形態が変化する可能性があること，また結膜弛緩による機能的導涙不全をきたした結果としてTMが増大した可能性などが考えられる（図5）．

健常者のTMHは検査機種によって多少差があるものの通常0.2〜0.4 mmである．正常眼と比較すると，ドライアイ症例のTMは有意に減少する．これはスリット所見に一致した結果である．Czajkowskiらは，111例のドライアイ患者のメニスカスの形態を調べ，TMH，TMAおよびTMDはドライアイ症例においてすべて有意に減少していたと報告している．ドライアイ診断として用いた場合，TMH，TMA，TMDそれぞれの感度は80.56 %，86.11 %，77.78 %で，特異度は89.33 %，85.33 %，52.7 %であり，またシルマー値に最も相関したのはTMAで，TMAとTMHは自覚症状にも有意に相関すると報告している[3]．さらに，2009年WangらはTMHのカットオフ値を0.213 mmにすればドライアイ診断の感度と特異度はそれぞれ77.8 %と71.7 %と報告している．

もちろん使用機種の違い，ドライアイ診断基準や分類の違い，人種の違いなどがあることから，各報告間の単純な比較や評価には多少無理があるものの，ドライアイの診断，治療前後の定量評価に前眼部OCTが有用であることは確かである．

IV 糖尿病，エリテマトーデス（SLE），喫煙によるTMの変化

2022年にAydemirらは90例の1型糖尿病の小人患者と80例の健常者の涙液形状を比較検討した．健常者に比べて糖尿病患者，特にビタミンD欠乏を合併した症例では，有意にTMH，TMAの低下，角膜上皮障害，BUT短縮を認めた[4]．

2021年にMahamoudらはSLE患者のTMを検討し，SLE患者は正常人と比較して有意にTMH，TMAの減少を認めた．さらにSLE患者でドライアイ症状の訴えがある症例には，ドライアイ症状のない症例よりもさらに有意にTM値が減少した．

同年，Bhutiaらは，喫煙者のTMを解析，非喫煙者と比べて喫煙者のTMH，TMAおよびBUTはすべて有意に減少すると報告した．また喫煙者のOSDIは非喫煙者よりも有意に高かった．この結果から喫煙はオキュラーサーフェイス，特に涙液安定性に負の影響を与えることが明らかに示唆された．

V AS-OCT涙液クリアランス評価法

これまでの涙液形態の評価にさらに機能評価が加われば，最適な検査といえる．TM形態解析には，涙液分泌量のほか，瞬目状態，結膜弛緩の有無，程度，眼位の変化，導涙機能の状況が影響を与えることは常に念頭に置いておかなければならない．2014年筆者らはこれを逆手にとって，条件を与えたうえでのTMの変化の観察は，そこに影響を及ぼす機能の評価として考え，AS-OCTによる涙液クリアランスの評価法を考案した[5]．

5μL生理食塩液を点眼後，涙液メニスカスを経時的に撮影し，TMHおよびTMAの解析を行う（図3）．涙液メニスカスは約2分後にBaselineに戻り，点眼直後から30秒間急速低下する急速相（early phase）におけるTMHおよびTMAの減少率を涙液クリアランスと定義する（図6）．

OCT涙液クリアランスレートの計算式は以下のようになる．

Tear Clearance Rate(TMH) = (TMH 0 sec − TMH 30 sec)/TMH 0 sec × 100 %

TMH/Aの減少率を求めることでOCT涙液クリアランス率を算出する．

この前眼部OCT涙液クリアランス評価法は，不可視検査光源を使用するため，被検者に眩しさを感じさせず，自然瞬目下のTMの動態変化を観察することができ，機能性流涙など導涙障害の診断，治療前後の評価に有用と考えられる．

VI 展望

将来，究極の非侵襲的TM解析には，AS-OCTによる3Dティアマップだろうと考えている．

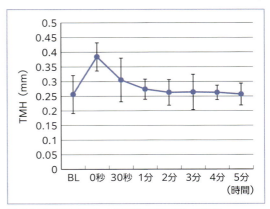

図6｜前眼部OCTによる涙液クリアランス解析
5μL生理食塩液点眼後経時的にTMHを計測，点眼直後から30秒間メニスカスは急速に低下し，約2分後に点眼前の水準（BL）に戻る．急速相涙液クリアランスは下記の通りに計算される．
Tear Clearance Rate(TMH)=(TMH 0 sec − TMH 30 sec)/TMH 0 sec × 100 %

つまり，上下涙液メニスカスと瞼裂間涙液層をオールインワンで同時に検出できる三次元の涙液層を構築することである．フルオレセインなどを"添加"せず完全に自然状態の上下眼瞼のTM，角結膜表面のティアフィルムの定量解析を実現する．さらに，高解像度の進歩によって涙液下の角膜上皮異常も細胞レベルで検出できるかもしれない．また，涙液の水層とムチン層の性質の違いを利用して，偏光技術を応用したカラーコーディド3Dティアマップで涙液のクオリティー異常も同時に検出できるOCT機器の登場，これらが現実化していけば，涙液異常に関連する疾患の診療がより深まりながらも非侵襲的で，病態理解が標準化され，涙液層を通らずして眼内をみるなかれ，という時代がやってくるのではないかと願っている．

文献

1) 鄭 曉東，ほか：あたらしい眼科30：1-2，2013
2) Yeter V, et al：Int Ophthalmol 42：261-268，2022
3) Czajkowski G, et al：Optom Vis Sci 89：336-342，2012
4) Aydemir GA, et al：Cornea 41：1412-1417，2022
5) Zheng X, et al：Acta Ophthalmol 92：e105-e111，2014

II. 検査

6. 導涙機能検査

鈴木眼科クリニック　**鈴木　亨**

> **検査のポイント**
> - 導涙機能検査の結果には，純粋な涙道の機能以外の多くの因子が関与する
> - その結果は，涙道内外の器質的異常と機能異常が混在した結果と考えるべきである
> - 純粋に涙道の機能評価をしたい場合には，涙洗ではわからないような涙道内腔の器質的変化の除外も必要となるため，涙道内視鏡検査が欠かせない

I バイアスの多い導涙検査

シンチグラフィーやCTなどを用いた直接的検査方法はまだ研究段階にあり，臨床的に有用なのは被爆リスクもなく簡便でコストのかからない間接的検査である．またいずれの方法でもバイアスは多く，導涙検査単独では異常の有無を知ることは難しい．むしろ，より詳しく流涙症状を把握するための補完的検査であると考えるべきである．

II 直接的検査

涙道シンチグラフィー（Dacryoscintigraphy：DSG）とコーンビームCT涙道造影（Cone Beam CT Dacryocystography：CBCT-DCG）点眼法が含まれる．

1. DSGの概要

核医学検査の一つであり，一般の涙道診療に用いられることはない．テクネシウム99をトレーサーとして調合した溶液を眼表面に点眼し，その放射線活性が眼表面から下鼻道へ移動していく様子をガンマカメラで経時的に撮影することで，導涙機能を調べる．撮影結果は明瞭でないため解釈が難しい（図1）．このため，診断面での臨床的有用性は確立されていない．ただし，正常涙道をもつボランティアにおける涙小管，涙嚢，鼻涙管での放射線活性を定量的に調べることで，ヒトの導涙の生理的状態を知る手がかりとして大変に有用である[1]．

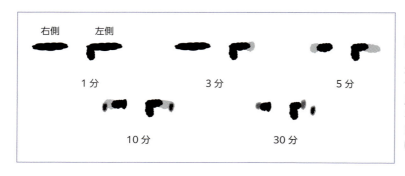

図1│涙道シンチグラフィーの結果模式図
右側は点眼後30分時点でも涙嚢までトレーサーが達していない．涙嚢以前に流涙原因がある可能性がある．左側は鼻涙管近位部付近でトレーサーが滞留しており，涙嚢以降に流涙原因がある可能性がある．
（画像提供：藤本雅大先生）

2. CBCT-DCGの概要

BCT-DCG検査は，歯科や耳鼻科の診療所で普及している局所用コンパクトCT装置を利用して行う涙道造影検査の一つである．放射線照射量は全身用CTの1/10であり，立位か座位で検査を行う[2]．本来，涙道診療におけるCT撮影は眼窩・鼻・副鼻腔の致命的原因による流涙をスクリーニングするための画像検査である．これを施行する際に，簡単な工夫で導涙機能をも可視化することが可能である．

DCGの造影法には，造影剤を涙道内に注入する方法（シリンジング法）と，造影剤を点眼して涙道にピックアップさせる方法がある（点眼法）．後者は1990年に全身用CTを用いてはじめて報告された[3]．その後，2014年に点眼法をCBCTに応用して涙道閉塞の局在診断が可能であることが示された[4]．しかし，その精度は期待するほど高くないことはすでに報告があり，むしろ断面的ではあるが導涙機能を可視化できる点で臨床的有用性が高い．ただし，点眼量や撮影タイミングで結果が異なるので，その条件を以下の解説のごとく決めて検査を行う．

3. CBCT-DCG1回点眼法の手順

1) 使用する造影剤

市販造影剤で最も低粘性のイオヘキソール（オムニパーク140®）を希釈せず用いる．これを1滴のみ使用する．

2) 撮影範囲

左右差の検討と，流涙を呈する涙道の25%に合併している鼻・副鼻腔の異常の診断が可能になるよう撮影範囲（FOV）を100 mm×100 mmとする．

3) 点眼の実際

表面麻酔薬を用いず点眼する．両眼に1滴ずつ点眼する．複数滴点眼すると涙道通過速度が速まる[5]．そのため導涙の遅延（delay）が見逃される可能性がある．眼表面への確実な滴下ができなかった場合は追加点眼もやむを得ない．また，涙洗を行うと涙道内粘液がフラッシュされて異常

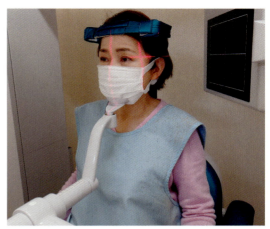

図2｜CBCTセッティングの様子
点眼後5分経過するまでは患者に自然瞬目を促す．その間に顔面に照射した赤いビームを見ながら椅子を動かし，撮影位置を調整する（Accuitomo®，モリタ製作所社）．

を検出できない可能性があるため，点眼前は涙洗をしない．

4) 点眼後から撮影までのタイミング

点眼後は座位のまま患者に自然瞬目を続けさせながら位置合わせなどの撮影準備を行う（図2）．患者が緊張して瞬目をしないことがあるので，よく観察し自然瞬目を促す．点眼5分後のタイミングで閉瞼させ，X線照射を開始する．撮影ボタンを医師自ら押すことで，放射線技師は不要となる．

5) 注意点

全身用CTと同様にヘアピンなど撮影範囲にある金属は外して検査を行う．妊娠している可能性のある女性は検査適応から除外する．CBCTでは放射線がパルス状に照射されるため，ペースメーカーの誤動作を招く可能性が危惧されている．その該当患者は除外する．ヨード剤アレルギーのある患者も除外する．

4. CBCT-DCG1回点眼法の結果判読のための基礎

Hurwitzの定量的DCG研究の結果では，健常者において点眼5分後の放射線活性は涙小管では薄く，涙嚢・鼻涙管で最大になる（「I．2．2）涙道の生理」参照）．また筆者の研究では，正常と見做した涙道20側における点眼5分後において，すべての症例で造影剤が涙嚢内に達しており，

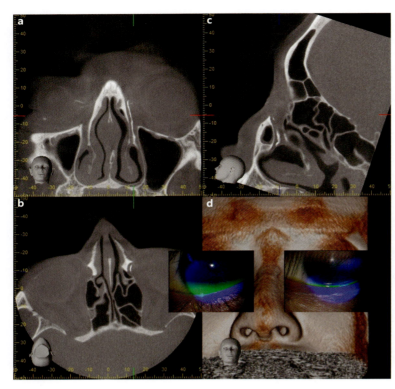

図3｜右流涙症のCBCT-DCG1回点眼法の結果1
52歳女性の右流涙症例．**a**：前額断，**b**：水平断，**c**：矢状断（左涙道断面），**d**：顔面と眼表面涙液メニスカス．点眼5分後の造影剤は，右の涙道では涙小管系遠位まで，左の涙道では鼻涙管下部まで排泄されている．右に導涙遅延がある（pre-sac delay）．左は遅延なし（no delay）．涙道内視鏡検査の結果，遅延の原因は涙小管系遠位の線維性狭窄であった（上下水平部遠位と総涙小管）．

涙小管残留濃度は涙嚢より薄かった．造影剤が涙嚢にはみられても鼻涙管にはみられない症例も5％あり，鼻涙管にはみられるが下鼻道にみられない症例も50％あった．したがって，1滴点眼後5分の時点で鼻涙管や下鼻道に造影剤がみられなくても必ず異常とはいえない．加えて，結果評価には左右差の考慮も大切となるので，必ず両眼の点眼を実施する．

また解剖学研究から，生理的涙嚢内腔はスリット状を呈していることが知られている[6]．正常な涙道のCBCT-DCGでも，含気のない涙嚢はこの形態を呈する（スリットサイン[7]）．したがって，結果評価にはスリットサインが見えるかどうかも考慮する．

5. CBCT-DCG1回点眼法の結果評価

1）No pick up
造影剤が涙道内に全くみられない状態．これは生理的導涙ではみられないので，明らかにdelayがあると考える．疾患として涙小管垂直部の癒着以外にも，涙点の機能異常や涙嚢炎などによる涙小管粘液塞栓があげられる．

2）Pre-sac delay（図3右涙道）
造影剤が涙小管にしかみられない状態．これも明らかにdelayがあると考える．疾患としては涙小管のみならず，涙嚢や鼻涙管の導涙異常も含まれる．

3）Post-sac delay（図4c, dの右涙道）
造影剤が涙嚢までしかみられない状態．これは生理的導涙においても5％の確率でみられる動態であり，post-sac delay所見のみで明らかに導涙異常とはいえない．涙嚢の含気所見やスリットサインがあれば，導涙異常の可能性は高くない．

4）No delay（図3, 4の左涙道）
造影剤が鼻涙管下部までみられる状態．これは生理的導涙において95％の確率でみられる動態であり，加えて涙嚢の含気所見かスリットサインがあれば導涙正常の可能性が高い．

6. CBCT-DCG1回点眼法の結果評価の解釈と注意点

この導涙機能検査法では，点眼5分時点より

6. 導涙機能検査　　091

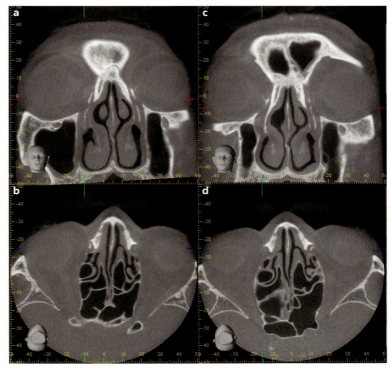

図4｜右流涙症のCBCT-DCG1回点眼法の結果2
79歳男性の右流涙症例．a，b，c，dの写真は同一症例．aとbは涙道内腔再建術の術前，cとdは術後の流涙再発など．術前a,bの右涙道では，流涙はあってもno delayでスリットサインもみられた．涙道内視鏡検査の結果は内総涙点の狭窄（CCS3）．No delay判定でスリットサインがある場合，鼻涙管での導涙機能良好な涙小管狭窄症が含まれることに注意する．本症例は涙道内腔再建術で加療した．後に右流涙再発で再検査施行（c, d）．術前と異なる結果が得られた（post-sac delay）．涙道内視鏡再検査の結果では術前病変CCS3の再発はなく，術前にはみられなかった涙嚢の粘液貯留を認めた．涙洗では涙小管でシリンジングすると逆流があるが，カニューラを涙嚢まで進めると通水良好である．涙嚢の粘液過多が流涙再発の原因と診断した．

早期の異常は検出できない．したがって，この検査結果だけで導涙全体を評価することはできず，ほかの検査結果も含めた包括的解釈が必要になる．そのとき，涙液メニスカス高，涙嚢の含気所見やスリットサインなどが参考となる．特にno delayの場合，涙小管の狭窄を通った造影剤が導涙機能良好な鼻涙管によって下部まで排泄されていることもある（図4a，b右涙道）．

III 間接的検査

1. ジョーンズテスト（Jones I test）

座位の患者に対し，フルオレセイン色素をガラス棒の先端に付けて下眼瞼結膜に触れさせるか，色素を溶解した点眼液を点眼し，鼻内に現れる色素を観察する．古くは色素流出を鼻腔に綿棒を差し込んで確かめていたが，現在では鼻内視鏡で確かめるのでEndoscopic Jones I testとも呼ばれる．Jones II testは機能検査ではなく，器質的異常に対する検査である．現在行われることはない．

2. 内視鏡下色素流出試験

内視鏡下色素流出試験（functional endoscopic dye test：FEDT）は，涙嚢鼻腔吻合術（dacryocystorhinostomy：DCR）術後の患者に対して行うJones I testを指す呼称である．鼻内視鏡でリノストミーからの色素流出を確かめる（図5,6）．DCR術後の導涙機能評価には必須であり，ルーチン検査の一つである．眼表面から内総涙点までの導涙は早いので，色素の点眼からすぐに観察できる．検査は座位にこだわる必要はない．仰臥位で鼻内視鏡検査の途中で色素点眼を行っても，導涙良好であれば数回の瞬目で色素が現れる．

3. 色素残留試験

色素残留試験（fluorescein dye retention test：FDRT）は，眼表面の色素残留を観察するものである．ジョーンズテストと同様の準備を行い，5分後の状態を観察する．導涙不良の場合，眼表面に残留する色素が観察される（図5～7）．

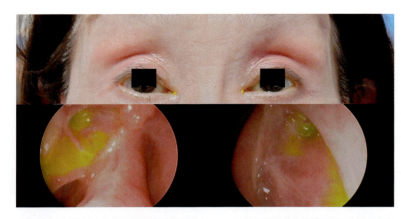

図5｜DCR術後の導涙機能検査の結果1
77歳女性の両側鼻涙管閉塞症DCR術後（右術後5ヵ月，左術後4ヵ月）．下眼瞼結膜嚢に接触させたフルオレセイン色素は約5分後には眼表面にほとんど残留していない（FDRT陰性）．リノストミーには旺盛な色素排泄がみられる（FEDT陽性）．

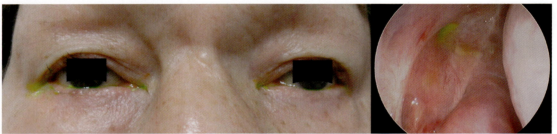

図6｜DCR術後の導涙機能検査の結果2
78歳女性の右機能性流涙症DCR術後（術後1年）．色素は右眼表面に残留している（FDRT陽性）．リノストミーでは色素排泄がみられる（FEDT陽性）．しかし，図5の症例ほど旺盛でない．涙道内視鏡検では涙小管系に器質的狭窄はないので，機能が低下した状態と考えられる．

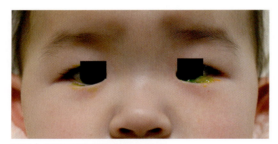

図7｜小児の導涙機能検査の結果
生後10ヵ月の左鼻涙管閉塞症疑い症例．色素は約5分後でも眼表面に残留している（FDRT陽性）．右の色素は左より少ない．左は残留が多く，涙嚢部を押すことで涙嚢に貯留した色素の逆流がよくわかり，導涙機能の左右差が明らかとなった．

涙嚢が大きな鼻涙管閉塞症や下部鼻涙管閉塞症ではFDRTが偽陰性を示すことがある．そのため，FDRT判定前に涙嚢部の皮膚を指で圧迫するとよい．この工夫で偽陰性を最小限にできる．FDRTは，涙洗が困難な小児における鼻涙管閉塞診断にも大変有用である（図7）．色素消失テスト（fluorescein dye disappearing test：FDDT）と呼ばれることもある．

文献

1) Hurwitz JJ, et al：Quantitative lacrimal scintillography，I．Metohod and physiological application. Brit J Ophthal 59：308-312，1975
2) 鈴木 亨：涙点から鼻涙管までの狭窄や閉塞―鼻涙管チューブ留置に役立つ画像診断．あたらしい眼科 32：1673-1680，2015
3) Zinreich SJ, et al：Computed tomographic dacryocystography using topical contrast media for lacrimal system visualization：Preliminary investigations. Orbit 9：79-87，1990
4) Tschopp M, et al：Dacryocystography using cone beam CT in patients with lacrimal drainage system obstruction. Ophthalmic Plast Reconstr Surg 30：486-491，2014
5) Tucker NA, et al：The effect of fluorescein volume on lacrimal outflow transit time. Ophthalmic Plast Reconst Surg 10：256-259，1994
6) Paulsen FP, et al：Drainage of tears：impact on the ocular surface and lacrimal system. Ocul Surf 1：180-191，2003
7) 鈴木 亨，ほか：スリットサインの重要性．眼科手術 36：271-275，2023

II. 検査

7. QOL

順天堂大学眼科 **梛野　健**
猪俣武範

検査のポイント

- 流涙症の症状は患者の生活の質（QOL）を大きく低下させる
- 患者のQOLを定量化する方法として，質問紙票を用いた患者報告アウトカム（PRO）の収集が行われる

I 概要

　流涙症は眼科受診患者において一般的にみられる疾患である[1]．流涙症は原因により，涙液の分泌亢進を原因とする分泌性流涙と，結膜弛緩症や鼻涙管閉塞による涙液の流出障害を原因とする導涙性流涙に分類される．流涙症の症状は生活の質（QOL）に与える影響が大きいことが知られており，後発白内障の患者が経験する視覚障害と同等かそれ以上にQOLを低下させると報告されている[1]．そのため，流涙症患者への治療介入に対する治療効果判定においては，QOLが重要な評価指標となる．

　患者の主観に基づき報告されるQOLは，質問紙票を用いてQOLを患者報告アウトカム（PRO）として定量化することによって評価可能になる．しかし，患者によるQOLの報告は主観による誤りやバイアスの影響を受けやすいため，適切にQOLを評価するには妥当性や信頼性が検証された質問紙票を用いることが望ましい．また，流涙症のQOL評価に使用可能な質問紙票はいくつかあるが，それぞれ信頼性，妥当性の評価結果や想定される使用状況が異なるため，より信頼性，妥当性が高く，使用目的に合った質問紙票を用いることが重要である．

II Lac-Q：流涙症症状による社会的影響を評価する質問紙票

　The Lacrimal Symptom Questionnaire（Lac-Q）は，涙道手術を受ける患者の流涙症の重症度，QOLおよび流涙症による社会的影響を定量化する目的で開発された（図1）[2]．Lac-Qが評価対象としているのは，4つの眼症状（流涙，眼痛または眼周囲の疼痛，眼脂，内眼角の腫脹）の重症度と流涙症による社会的影響度である．社会的影響度としては「友人や家族からの指摘」「恥ずかしさ」「日常活動への支障」「通院」の有無を評価している．Lac-Qを用いて収集したスコアは，涙道手術後の流涙症症状の変化に対する反応性を有することが報告されており，涙道手術後のLac-Qの症状スコアは手術前と比較して有意に低下した[2]．また，患者満足度や涙管通水検査の結果に対する収束的妥当性と再テスト信頼性も示されている[2]．ただし，合計33点のLac-Qスコアのうち28点は流涙症症状の評価に基づくものであり，社会的影響度評価の比重は小さい．また，社会的影響度に関する質問項目の決定方法は明らかにされておらず，社会的影響度とほかのQOL指標の比較も行われていないため，社会的影響度がどの程度流涙症患者のQOLを正確に反映しているかは明らかではないとされる．

Lac-Q - The Lacrimal Symptom Questionnaire   Name：   Number：   Date：

Social and lifestyle impact of tear duct problem

Which of these five statements is true about the tear duct problem overall in the last eight weeks?
Please tick the box next to any true statement.

- Friends or family have commented about the watery eye problem. ☐

- The watery eye problem has caused embarrassment in company. ☐

- The watery / sticky eye problem has interfered with everyday activity, for example (underline each that applies)：Reading.. Driving.. Wearing make-up Wearing glasses.. Hobbies Other activity (specify)： ☐

- The vision is sometimes blurred because of the watery / sticky eye problem. ☐

- Medical attendance：visit to the family doctor's surgery, or the hospital eye clinic, because of tear duct problem. ☐

(Scoring：score one point for each box ticked, maximum score＝5)

Total score for social impact：☐

Problems with each eye separately

For each of the four problems (watery eye, pain, sticky eye or swelling), put a tick in the box next to the statement which best describes the situation over the last eight weeks.
Use the left hand column for the left eye, and the right hand column for the right eye.

	Left		Right
• Watery eye			
No watery eye problem	☐	0	☐
The eye waters occasionally, mainly outdoors	☐	1	☐
Troublesome watering of the eye, indoors and outdoors some days	☐	2	☐
Troublesome watering of the eye most days	☐	3	☐
Troublesome watering of the eye every day	☐	4	☐
• Pain in or around the eye; soreness of eyelids			
No pain	☐	0	☐
Some pain or soreness, but has not sought medical advice or treatment	☐	1	☐
Pain or soreness, has used prescription eyedrops	☐	2	☐
Painful and swollen (lacrimal abscess), requiring antibiotics or surgical drainage	☐	4	☐
• Sticky eye			
No problem with sticky eye	☐	0	☐
The eye is sometimes sticky in the mornings	☐	1	☐
The eye is sticky every day in the mornings	☐	2	☐
The eye has sticky or mucous discharge throughout the day	☐	3	☐
There is infected discharge leaking through the skin of the lower eyelid (fistula)	☐	4	☐
• Swelling or lump at the medial canthus (mucocoele)			
No swelling or lump	☐	0	☐
Swelling present, but only intermittently	☐	1	☐
Swelling present all the time	☐	2	☐

(Scoring：use numbers in central column)   Total scores for each eye：☐ ☐

Lac-Q score (sum of three total scores)：☐

図1 | The Lacrimal Symptom Questionnaire(Lac-Q)
The Lacrimal Symptom Questionnaire(Lac-Q)は4つの眼症状(流涙, 眼痛または眼周囲の疼痛, 眼脂, 内眼角の腫脹)の重症度と流涙症による社会的影響度を評価対象とする. また, 社会的影響度としては「友人や家族からの指摘」「恥ずかしさ」「日常活動への支障」「通院」の有無を評価している.

(文献2)より)

Ⅲ WEQOL：流涙症患者のQOL評価を主目的とした質問紙票

　流涙症を対象とした質問紙票はほとんどが流涙症症状の重症度評価を主な目的としており, QOLを評価対象としている質問紙票は少ない. The watery eye quality of life questionnaire (WEQOL) は数少ない流涙症患者のQOL評価を主目的とした質問紙票である(図2)[3]. WEQOLは8項目12問の質問から構成されており, 「1日に涙を拭う回数」「眼周囲の疼痛」「恥ずかしさ」「いらだち」「気分の落ち込み」「周囲の理解」「生活への支障」「生活の質への影響」の8項目から構成される. 「生活への支障」については, 読書, テレビ鑑賞またはパソコン作業, 運転, 日常活動, 歩行への支障度を評価している. WEQOLのスコア

は身体的, 社会的, 精神的側面におけるQOLを評価対象としており, スコアが高いほどQOLが流涙症症状によって障害されていることを意味する. WEQOLを用いて収集したQOLスコアは流涙症症状に反応性を有することが示されており, 涙道手術が成功した患者においては, 涙道手術前と比較して手術後のQOLスコアが有意に低下した[3]. また, WEQOLは前述のLac-Qのほか, 耳鼻咽喉科領域の手術患者向けQOL評価指標Glasgow Benefit Inventory(GBI), 疾患を限定しない包括的QOL評価紙票SF-36と比較され, QOLスコアはいずれの質問紙票とも中程度の相関を示した. 比較対象の質問紙票と高い相関を示さなかった理由としては, 評価対象となるQOLの種類が異なる可能性が指摘されている. 流涙症のQOL評価を目的とした質問紙票としては,

Date：	Patient Identifier：

Watery Eye Quality of Life（WEQOL）Questionnaire

We wish to understand how much your life is affected by your watery eye(s)
Please circle one answer to each question below：

1）On days when your eye(s) waters, on average how many times a day do you have to dab your eye(s) with a tissue / handkerchief? *Refer to the more watery eye if one is worse than the other*

Never or less than once a day 0	1-4 times a day 1	5-10 times a day 2	11-20 times a day 3	More than 20 times a day 4

2）Does the watering make the skin around your eye(s) sore?

Not at all 0	A little 1	Quite a bit 2	Very much 3

3）Does the watering make you embarrassed when with other people?

Not at all 0	A little 1	Quite a bit 2	Very much 3

4）Do you feel frustrated or fed up because of the watering?

Not at all 0	A little 1	Quite a bit 2	Very much 3

5）Does the watering negatively affect your mood?

Not at all 0	A little 1	Quite a bit 2	Very much 3

6）Do you feel that the watering is a problem that other people do not understand?

Not at all 0	A little 1	Quite a bit 2	Very much 3

7）Due to the watering, how much difficulty do you have with the following?

	No difficulty 0	Some difficulty 1	Much difficulty 2	I do not do this due to my watery eye(s) 2	I do not do this for other reasons 0
a）Reading	No difficulty 0	Some difficulty 1	Much difficulty 2	I do not do this due to my watery eye(s) 2	I do not do this for other reasons 0
b）Watching television or using a computer	No difficulty 0	Some difficulty 1	Much difficulty 2	I do not do this due to my watery eye(s) 2	I do not do this for other reasons 0
c）Driving	No difficulty 0	Some difficulty 1	Much difficulty 2	I do not do this due to my watery eye(s) 2	I do not do this for other reasons 0
d）Daily activities at work or at home	No difficulty 0	Some difficulty 1	Much difficulty 2	I do not do this due to my watery eye(s) 2	I do not do this for other reasons 0
e）Walking（including steps and kerbs）	No difficulty 0	Some difficulty 1	Much difficulty 2	I do not do this due to my watery eye(s) 2	I do not do this for other reasons 0

8）On a scale of 0 to 10 how severely does the watering affect your overall quality of life?
0＝no effect on your quality of life   10＝severely affects your quality of life

0	1	2	3	4	5	6	7	8	9	10

図2｜The watery eye quality of life questionnaire（WEQOL）
The watery eye quality of life questionnaire（WEQOL）は流涙症患者のQOL評価を主目的とした質問紙票である．8項目12問の質問から構成されており，「1日に涙を拭う回数」「眼周囲の疼痛」「恥ずかしさ」「いらだち」「気分の落ち込み」「周囲の理解」「生活への支障」「生活の質への影響」の8項目から構成される．また，「生活への支障」については，読書，テレビ鑑賞またはパソコン作業，運転，日常活動，歩行への支障度を評価している．

（文献3）より）

WEQOLはLac-Qよりも幅広いQOL項目を対象としており，より包括的なQOL評価ができる可能性がある．そのため，流涙症患者への治療介入に対する治療効果判定にQOLを用いる場合には，評価指標として有用な可能性がある．

IV SF-36：対象疾患を限定しない総合的なQOL評価紙票

SF-36は対象疾患を限定せずに使用可能な包括的QOL評価紙票である[4]．SF-36は身体的側面のQOLと精神的側面のQOLを評価対象とする36項目の質問からなり，各質問はさらに身体機能，日常役割機能（身体），体の痛み，全体的健康感，活力，社会生活機能，日常役割機能（精神），心の健康の8種類の下位尺度に分類される[4]．SF-36は流涙症患者のQOL評価に使用可能な反応性を有しており，涙道閉塞に対する涙道手術前後における流涙症症状の有意な改善に対し，SF-36の身体的側面のQOLと精神的側面のQOLはいずれも有意な改善を示した[5]．また，SF-36は日本語版を含む170ヵ国語以上に翻訳され，国ごとのスコアの比較も可能となっている．ただし，SF-36は流涙症症状に対する疾患特異的質問紙票ではないため，各症状の重症度評価には適用できない．

V 流涙症のQOL評価に使用可能な日本語版QOL質問紙票

現在，流涙症のQOL評価に使用可能な日本語版のQOL質問紙票としてはSF-36がある[6]．ただ

し，現行版である日本語版SF-36 v2はライセンス料の支払いが必要となる．また，SF-36は流涙症患者のQOL評価に使用可能であるが，SF-36の評価対象は疾患特異的ではない包括的なQOLであり，個々の流涙症症状によるQOL変動それぞれの評価には向かない．そのため，日本語で使用可能な流涙症疾患特異的QOL質問紙票の開発が望まれる．日本語版の流涙症疾患特異的QOL質問紙票が開発され，その妥当性と信頼性を証明できれば，日本人の流涙症患者のQOL評価に対し最も適した質問紙票となる可能性が期待できる．

文献

1) Schulz CB, et al：A systematic review of patient-reported outcomes for surgically amenable epiphora. Ophthalmic Plas Reconstr Surg 34：193-200, 2018
2) Mistry N, et al：Development and validation of a symptom questionnaire for recording outcomes in adult lacrimal surgery. Rhinology 49：538-545, 2011
3) Schulz CB, et al：The watery eye quality of life (WEQOL) questionnaire：a patient-reported outcome measure for surgically amenable epiphora. Eye 36：1468-1475, 2022
4) Brazier JE, et al：Validating the SF-36 health survey questionnaire：new outcome measure for primary care. Bmj 305：160-164, 1992
5) At'kova E, et al：Comparative analysis of the results of balloon dacryoplasty for stenoses at different levels of the vertical portion of lacrimal pathways. Vestn Oftalmol 131：66-72, 2015
6) Fukuhara S, et al：Translation, adaptation, and validation of the SF-36 Health Survey for use in Japan. J Clin Epidemiol 51：1037-1044, 1998

Advanced Techniques
Bモード超音波検査・超音波生体顕微鏡

オキュロフェイシャルクリニック京都　**藤本雅大**

日常の涙道診療におけるBモード超音波検査・超音波生体顕微鏡

　日常の涙道診療では前眼部検査に加えて，涙管通水検査を行い，眼表面に貯留する涙液量，眼表面への影響のある疾患の有無，涙道の疎通性の有無，涙道内の膿性分泌物の貯留の有無などを検査し，治療方針を決定することが多い．現時点で治療方針を決定するのに不可欠な検査というわけではないが，超音波生体顕微鏡（ultrasound biomicroscopy：UBM），Bモード超音波検査によって，涙小管，涙嚢の断面を客観的に評価することが可能である．

UBMとUSの使い分け

　UBMの周波数は25～100 MHzであり，Bモード超音波検査の周波数は10～30 MHzである．いずれもプローブの周波数が高くなるほど，距離分解能が高くなり鮮明な画像を得ることが可能であるが，その分超音波は減衰しやすくなり，組織深部まで超音波が到達しなくなるという特徴をもつ．組織の断面を描出する画像検査を行う医療機器として，眼科一般診療ではOCTが頻用されるが，皮膚などの不透明組織に対してOCTの組織深達度は1 mm程度であり，涙小管や涙嚢を描出するには既存のOCTでは不十分である．一方で，UBMの組織深達度は5～7 mm程度，Bモード超音波検査の組織深達度は2～5 cm程度である．組織深達度を考慮すると，涙小管の評価にはUBMが適しており，涙嚢の評価にはBモード超音波検査が適しているといえる（**図1**）．ただし安定した組織描出には，解剖の理解に加え，検査手技に慣れを要する．

涙嚢の評価への応用

　Bモード超音波検査では，涙嚢腫瘍や涙嚢憩室の存在の確認，涙嚢の拡張の程度を確認することが可能である．

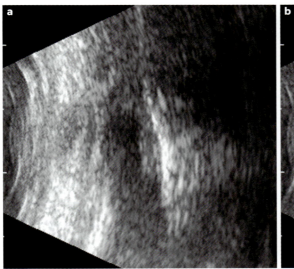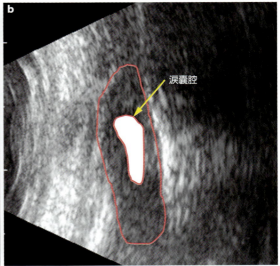

図1｜Bモード超音波検査による涙嚢断面の描出
a 図の左側が皮膚側．内眼角靱帯下方の皮膚上から，涙嚢長軸に対して垂直に超音波プローブを当てている．b 涙嚢腔は無～低エコー，外壁は低～等エコーで描出されており，それぞれ赤線で縁取りしている．

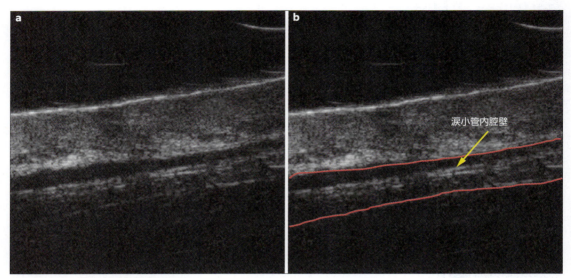

図2 | UBMによる涙小管長軸断面の描出
a 図上方が皮膚側．涙小管の走行に平行にプローブを当てている．
b 涙小管内腔壁は高エコーで描出され，内腔は無〜低エコーで線状に描出される．涙小管外壁を赤線で縁取っている．

　涙嚢腫瘍はまれではあるが，涙嚢鼻腔吻合術（dacryocystorhinostomy：DCR）が必要となる症例で，100〜200例に1例程度で涙嚢腫瘍を認めることがあり，涙嚢内の腫瘤の有無を外来で簡便に確認できることは有意といえる．急性涙嚢炎では，内眼角靭帯より下方に主として腫脹が生じるが，腫瘍性病変がある場合，内眼角靭帯よりも上方にまで腫脹が及ぶことがあり，そのような症例では特に注意を要する．また，DCRで短期間で再閉塞が生じた症例でも注意が必要である．Bモード超音波検査では涙嚢腔は無〜低エコー，涙嚢外壁が低〜等エコーで描出されるが，腫瘍がある場合，境界がやや不整な高エコーの腫瘤性病変が描出されることが多い．全体的な広がりを確認するにはCT，もしくはMRIが必要となるが，Bモード超音波検査で腫瘍性病変が描出された場合，CTではなく，造影MRIの撮影を勧める．

　涙嚢の拡張の程度として，正常涙嚢と慢性涙嚢炎の涙嚢の径を比較したBモード超音波検査に関するMachadoらの報告では，健常者の涙嚢の前後径の平均が1.86 mm，長さの平均が9.79 mmであったのに対し，慢性涙嚢炎患者の涙嚢の前後径の平均が10.99 mm，長さの平均が14.13 mmであった[1]．慢性涙嚢炎症例での涙嚢拡張の有無を確認する際に，特に涙嚢の前後径を計測するのが有用であると報告されている．膿の貯留だけでなく，涙嚢の形状を測定して，涙嚢の状態を評価することが可能といえる．

涙小管の評価への応用

　UBMに関する報告としては涙小管炎に伴う涙小管腔の拡張や，涙小管内の乳頭腫などを描出した報告が散見されるが，涙小管全体を描出してから断面を得るわけではなく，また解像度も低い．涙道内視鏡検査で涙小管内の涙石や涙小管内の腫瘤性病変を直接可視化することと比較すると精度に欠ける検査といえる．

　そのほかの活用法として，涙点閉塞症例において涙小管管腔の有無を確認することや（図2），涙嚢移動術の術前検査として涙嚢の有無を確認することなどがあげられる．

文献

1) Machado MAC, et al：Ultrasound parameters of normal lacrimal sac and chronic dacryocystitis. Arq Bras Oftalmol 80：172-175, 2017.

Ⅲ. 疾患

1) 涙点・涙小管の狭窄・閉塞

すぎもと眼科医院　杉本　学

> **疾患のポイント**
> - 涙点閉塞では，涙乳頭の有無で治療の難易度を予想できる
> - 涙小管狭窄・閉塞では，閉塞部の涙点からの距離で治療の難易度が予想できる
> - 抗がん剤関連涙点・涙小管の狭窄・閉塞は，早めの涙管チューブ挿入術を検討する
> - 涙道内視鏡を活用して，涙道内の状況を把握する

I 概説

1. 涙点狭窄・閉塞

涙点狭窄・閉塞は，先天性と後天性に分けられ，さらに先天性は，涙乳頭を伴わない涙点形成不全と涙乳頭を伴う先天涙点閉鎖に分けられる．涙点形成不全は，涙小管の形成不全を伴うことが多く[1]，難症例である．後天性は，原因として表1のように分けられる．

2. 涙小管狭窄・閉塞

涙小管閉塞部位の分類として，矢部・鈴木分類がある（表1）[2]．原因としては，涙点狭窄・閉塞の原因と同じく表2①～⑥がある．

Grade1	ブジーが11 mm以上挿入できて，涙管通水検査で上下涙点間の交通のあるもの（総涙小管閉塞症と同義）
Grade2	上下涙点間の交通はないが，ブジーが7～8 mm以上入るもの
Grade3	Grade2より近位で閉塞しているもの

表1｜涙小管閉塞部位の分類（矢部・鈴木分類）

種類	代表例
①薬剤性	[抗癌剤] TS-1®内服など（図2a, b），[ステロイド点眼薬]，[緑内障降圧薬] チモロールマレイン酸塩，[抗菌薬] トブラマイシン，クロラムフェニコールなど，[そのほか] トロピカミド，アドレナリンなど
②ウイルス感染症，アレルギー性結膜炎	流行性角結膜炎（図1a, b），ヘルペス・帯状疱疹ウイルスなど
③外傷後の瘢痕形成	化学外傷など
④幹細胞疲弊症	Stevens-Johnson症候群，移植片対宿主病（graft-versus-host disease：GVHD），眼類天疱瘡など
⑤腫瘍性	乳頭腫など
⑥原因不明な特発性	—

表2｜後天性の涙点狭窄・閉塞の原因

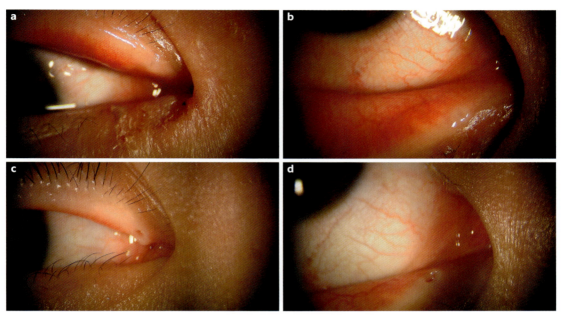

図1│流行性角結膜炎後に生じた涙点閉塞症例
a 涙乳頭が確認できる上涙点閉塞．下眼瞼〜内眼角部皮膚にびらんを生じている．b 涙乳頭が確認できる下涙点閉塞．結膜充血を認める．c 涙管チューブ挿入術後の開放された上涙点．d 涙管チューブ挿入術後の開放された下涙点．

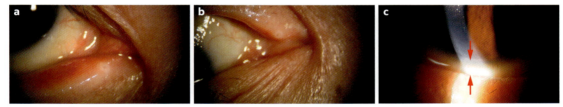

図2│TS-1®による涙点涙小管狭窄
a 狭窄してきている右下涙点．b 狭窄してきている右上涙点．c 高い涙液メニスカス高（矢印の間が貯留している涙液）．

II 検査と診断

1. 自覚症状

「涙がたまる，こぼれる」，「うるんで見にくい」，「目の周りがあれる，はれる」（図1a，b）などの症状で受診することが多い．ドライアイがある場合，通常では流涙はないものの，何かの刺激（寒風など）で流涙を感じる場合がある．

2. 眼所見

細隙灯顕微鏡検査にて，まず，両眼の涙液メニスカス高（正常は0.1〜0.2 mm）をみて，高いか，低いか，正常か，左右差はないかを確認する（図2c）．次に，涙点の観察を行い，涙点が開口しているか否か，閉塞・狭窄している場合は涙乳頭がわかるか確認する（後天性涙点閉塞でも，涙乳頭がわからないことがある）（図3）．涙点狭窄のように見えても薄い膜様閉塞の場合もある．涙点狭窄・閉塞があっても，涙液メニスカス高が正常か低い場合は，フルオレセイン染色にて，tear film break up patternを観察して，ドライアイが併存していないか確認しておく．ドライアイの併存が疑われる場合は，涙道閉塞部を開放すると，ドライアイが顕在化する可能性について説明しておく．

次に，涙点閉塞がない場合，涙管通水検査を行う．通水検査には，25Gの曲の涙管洗浄針が

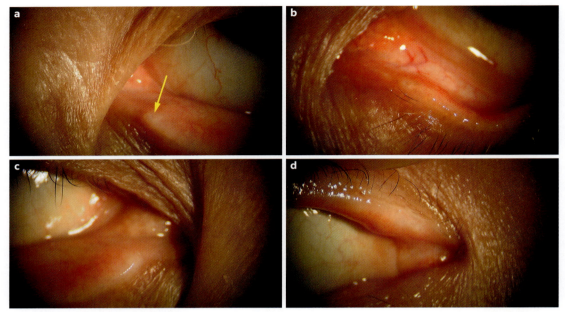

図3｜涙点狭窄とさまざまな涙点閉塞
a 左下涙点狭窄．矢印はわずかに開口している涙点を示す．b 涙乳頭が確認できる膜様左下涙点閉塞．c なんとか涙乳頭が確認できる右下涙点閉塞．d 涙乳頭が確認できない右上涙点閉塞．

操作しやすい（通常販売されている23Gでは太すぎて挿入できない例が多く，また，二段針の27Gでは細すぎて十分な流量が得られない）．上下涙点間の交通の有無，注水をはじめて逆流があるまでの時間差，逆流水の性状を観察する（「Ⅱ．1．涙管通水検査」参照）．

涙小管閉塞の疑いで涙点閉塞がない場合，ブジーにて閉塞部位を推定する（矢部・鈴木分類）．または，外来で涙道内視鏡検査を行い，閉塞部位を確定してもよい（涙小管閉塞以降の閉塞は判断できない）．

3. 他疾患との鑑別のポイント

細隙灯顕微鏡検査にて，結膜充血，結膜嚢の短縮，瞼球癒着，睫毛乱生などがあれば，眼類天疱瘡などの幹細胞疲弊症を疑いその検査を進めていく．

涙管通水検査で，涙点から膿または血性の逆流液が逆流してくる場合は，涙小管炎（涙小管結石，涙点プラグなどの異物）を疑い，涙道内視鏡検査で確認する．

涙道内視鏡検査は，涙小管内を観察できるので，閉塞部位のみならず，狭窄部・閉塞部の形状（図4a，b，c），結石（図4d）・異物（図4e）・腫瘤（図4f，g）が直ちに判明する．治療方針を立てていくうえで，有益な情報が多く得られるので，積極的に活用することを推奨する．

Ⅲ 治療・手術

1. 治療方法

涙点狭窄・閉塞については，涙乳頭の中央を切開し，涙点拡張針で徐々に拡張する．ある程度拡張できたら，涙管通水検査，涙道内視鏡検査を行い，涙点以降の状況を把握する．ほかに問題がなければ，涙管チューブ挿入術を行う．

涙小管狭窄・閉塞については，閉塞部を涙道シースストッパーを用いたシース誘導内視鏡下穿破法（sheath-guided endoscopic probing：SEP）か，内視鏡直接穿破法（direct endoscopic probing：DEP）か，ブジーにて穿破する．涙道内視鏡検査で穿破部位以降の状況を把握する．ほかに問題がなければ，涙管チューブを留置する．

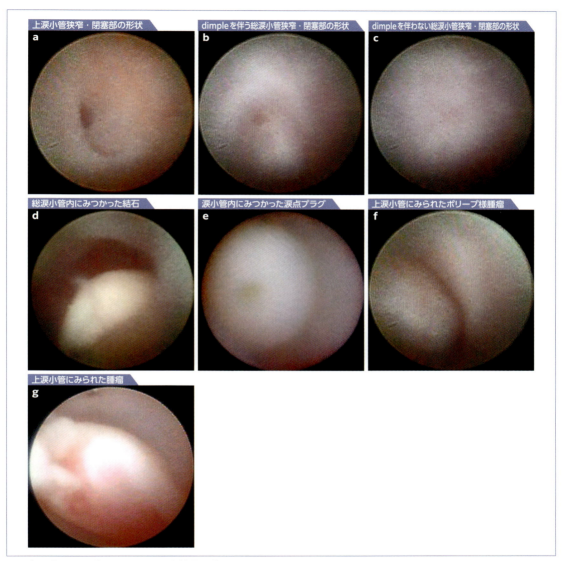

図4｜涙道内視鏡が明らかにする涙小管内の状況

2. 予後

　涙点形成不全は，涙管チューブ挿入術では対応できず，結膜嚢と涙嚢か鼻腔を吻合する手術が必要になることが多い．涙点狭窄・閉塞は抗癌剤関連涙道閉塞症を除いて，予後良好な症例が多い（図1c, d）．涙小管狭窄・閉塞では，矢部・鈴木分類のGrade1は予後良好な症例が多いが，Grade2, 3では，涙管チューブ挿入術が完遂できない場合が多くなり，上述の結膜嚢と涙嚢か鼻腔を吻合する手術を施行するようにな

る．抗癌剤関連涙道閉塞症では，涙液メニスカス高が高くなり，涙点が狭窄してきている状況であれば（図3），涙管通水検査で通水できても，涙管チューブ挿入術を検討したほうがよいと考えている．

文献

1) Lyons CJ, et al：The management of punctal agenesis. Ophthalmology 100：1851-1855, 1993
2) 加藤 愛, ほか：涙嚢鼻腔吻合術における閉塞部位別の術後成績．眼科手術 21：265-268, 2008

Topics

抗癌剤による涙道障害

静岡県立静岡がんセンター眼科　**柏木広哉**

涙道に影響を与える薬物

　涙道に影響を与える薬物は，抗癌剤が多い[1]．癌患者の増加により，抗癌剤の眼副作用対策は，眼科診療において重要である．そのため抗癌剤を使用することがない眼科医にとっても，この知識の吸収も必要とされてきている．抗癌剤は多種多様であり，①細胞障害性抗癌剤，②分子標的薬，③免疫チェックポイント阻害薬（immune check inhibitor：ICI），④ホルモン製剤などがあげられる．ICIは大きな意味では分子標的薬に入るが，ここでは分けて表記する．

涙道障害を生じる代表的薬物

　表1に代表的な薬物をまとめた．

細胞障害性抗癌剤の作用機序

▶1. フッ化ピリミジン系

　DNA合成を阻害し，RNAの機能を障害することで，癌細胞の成長を抑制や腫瘍を縮小する．

▶2. タキサン系

　微小管の脱重合阻害薬．細胞分裂の後半において，束になっている微小管が分離する（脱重合）ことが必要である．微小管の脱重合を阻害して細胞分裂を阻害する作用を現す．タキソテール®は添付溶解液に，ワンタキソテール®は製剤自体にそれぞれエタノールが含有されているため，アルコール過敏の体質をもつ場合は注意が必要である．

▶3. シチジン系

　ヌクレオシドが構造式に1つ接着することにより，DNA鎖の伸長を停止させる．このことにより，アポトーシスが誘導され腫瘍細胞を破壊する．

流涙の原因

　涙道障害を考えるうえで，解剖学的特性を知ることが重要である．涙小管上皮は重層扁平上皮，涙嚢，鼻涙管は重層円柱上皮で構成されている．涙道障害は，抗癌剤により涙道内壁の細胞の肥厚，間質の線維化が生じるとされている．抗癌剤による障害メカニズムは，①涙液中に漏出した抗癌剤の影響，②血行性によることが考えられている．しかしながら，③涙道内の涙液の（吸収）機能の低下なども考えていかねばならない．③は，抗癌剤終了後に涙道通過障害がなくても流涙が改善しない事例があることの一つの原因と考える．

表1｜涙道障害を生じる代表的薬物

細胞障害性抗癌剤	分子標的薬	ICI	マイトマイシンC	抗癌剤以外
フッ化ピリミジン系 点滴薬 5-FU（フルオロウラシル） 経口薬 テガフール・ウラシル（ユーエフティ®） S-1（テガフール・ギメラシル・オテラシルカリウム配合剤） ティーエスワン®など カペシタビン（ゼローダ®） ※S-1は下痢などの副作用の関係で，欧米での使用はきわめて少ない． **タキサン系** ドセタキセル（タキソテール®）（ワンタキソテール®） パクリタキセル（タキソール®） ナブパクリタキセル（アブラキサン®） **シチジン系** ゲムシタビン塩酸塩（ジェムザール®）	トラスツズマブ（ハーセプチン®） イマチニブメシル酸塩（グリベック®）	ニボルマブ ※併用薬物が多く，ニボルマブ追加後に，まれに涙道障害が発生する．		**点眼薬** さまざまな点眼薬の報告があるが頻度は低い． レバミピド点眼は，涙嚢内に流石が蓄積することがあり，注意が必要である[2] **結合塩素** 涙道閉塞例に225例中35例（15.6％）に習慣性プール利用歴があり，涙道閉塞が認められない対照群のプール利用群間（3.2％）に統計学的有意差が認められている[3]．

[Topics] 抗癌剤による涙道障害

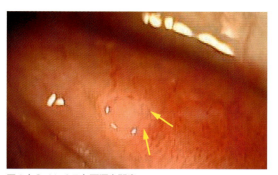

図1｜S-1による左下涙点閉塞
Grade3でバイパス術を希望されず，経過観察後中涙点が閉塞した．

表2｜当施設における涙道障害を起こした薬物分類

使用薬剤	割合
S-1単独	52.1%
S-1併用療法	18.5%
タキサン系	14.9%
カペシタビン	2.6%
5-FU	2.6%
その他	8.7%

N＝307

2017〜2022年間(6年間)のデータ(N＝307).
フッ化ピリミジン系とタキサン系で70％以上を占める．

表3｜長い名前のレジメン

FOLFOX（フォルフォックス）	
FOL	Folinic acid（フォリン酸）であるレボホリナートカルシウム
F	Fluorouracil（フルオロウラシル）
OX	Oxaliplatin（オキサリプラチン）

FOLFIRI（フォルフィリ）	
FOL	レボホリナートカルシウム
F	Fluorouracil（フルオロウラシル）
IRI	Irinotecan（イリノテカン塩酸塩水和物）

FOLFIRINOX	
FOL	レボホリナートカルシウム
F	Fluorouracil（フルオロウラシル）
IRIN	Irinotecan（イリノテカン塩酸塩水和物）
OX	Oxaliplatin（オキサリプラチン）

FOLFOX, FOLFORI FOLFIRINOXは使用する薬物名の頭文字をとって名付けられている．長時間(22〜46時間)の持続静注を要する治療法である．皮下埋め込み型リザーバーを使用すれば，外来通院で行うことが可能である．レボホリナートは葉酸であり，フルオロウラシルの働きを高める作用がある．

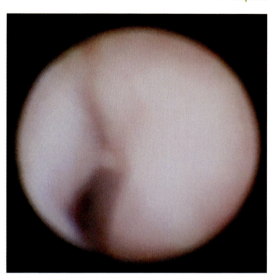

図2｜S-1による涙嚢下部壁の肥厚
内腔がかなり狭くなっている．

表4｜胃癌術後補助療法

pStage II	S-1　1年間内服 　　　　3年無再発生存率 93.1％ 　　　　3年生存率　　　　96.1％
pStage III	S-1（半年間）＋ドセタキセル（DS療法）（1年間） （以下オプション） カペシタビン＋オキサリプラチン（XEROX）（半年間） S-1＋オキサリプラチン（SOX）　　　　　（半年間）

S-1がメインで使用されている．

発生頻度と障害部位

涙点(図1)や涙小管の障害が多い．涙小管閉塞に比べ涙嚢閉塞は少ない[4]．しかしながら，涙嚢壁の肥厚浮腫は多い(図2)．S-1による流涙の頻度(当施設)は25.3％[5]．また自覚障害のない涙道障害を含めた涙道障害発生率の報告は，24.2％[6]とされ，自覚がなくても涙道障害が進んでいる事例があることに留意すべきである．

抗癌剤の投与方法(流涙に関連したものを掲載)

当施設での涙道障害を生じた癌治療のレジメンでは，フッ化ピリミジン系とタキサン系の使用例合計で，70％以上を占めている(表2)．主なレジメンを提示するが，詳細は成書[7]を参照されたい．術前，術後補助療法，緩和的全身化学療法などがあり，わかりづらい療法名もある(表3)．本稿では流涙を訴えるこ

表5｜胃癌の全身化学療法

	ヒト上皮成長因子受容体2（human epidermal growth factor receptor 2：HER2）陰性	ヒト上皮成長因子受容体2（human epidermal growth factor receptor 2：HER2）陽性
一次治療	・S-1＋シスプラチン ・カペシタビン＋シスプラチン ・S-1＋オキサリプラチン（SOX） ・カペシタビン＋オキサリプラチン（XELOX） ・FOLFOX（表3参照） 　上記3項目にニボルマブを追加して使用することもある	トラスツズマブ（Tmab）に以下の薬を併用 ・カペシタビン＋シスプラチン ・S-1＋シスプラチン ・SOX ・XELOX
二次治療	高頻度マイクロサテライト不安定性	
	マイクロサテライト不安定性（microsatellite instabillity：MSI）あり	マイクロサテライト不安定性（microsatellite instabillity：MSI）なし
	・ペムブロリズマブ ・weeky パクリタキセル＋ラムシルマブ（Rmab）	・weeky パクリタキセル＋ラムシルマブ（Rmab）

これ以上，3～4次に続くことがある．

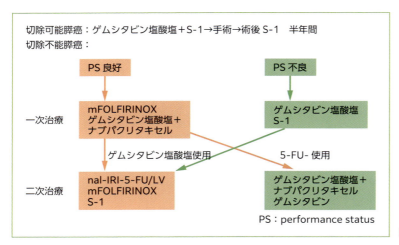

図3｜膵癌の化学療法

とが多い疾患にしぼって述べる．

▶1. 胃癌

S-1の術後補助療法は，原則pStage ⅡにはS-1単剤，pStage Ⅲにはドセタキセルと S-1の併用療法（DS療法）になっており，原則術後1年間の治療期間である（表4）．XELOX, SOXもオプションとしてガイドラインに掲載されている．その場合，治療期間は半年となる．全身化学療法も提示する（表5）．

▶2. GIST

消化管間質腫瘍（gastrointestinal storomal tumor：GIST）は胃や大腸の粘膜下に発生する腫瘍である．イマチニブメシル酸塩がよく使用されている．この薬物は，眼瞼浮腫・結膜浮腫を起こすことが有名である．涙道障害は起こさないが，上記のため流涙症状を訴える．

▶3. 膵癌

切除可能癌は，術前と術後にS-1を含めた補助療法を行う．非切除の膵癌ではナブパクリタキセルとゲムシタビン塩酸塩併用療法が多く使用されている．この療法は，網膜障害や角膜障害以外にも涙道障害を起こすことがある（図3）．

▶4. 胆道癌

術後の補助療法で半年間S-1が使用されている．

▶5. 大腸癌

術後補助療法としてフッ化ピリミジンとオキサリプラチンの併用療法やカペシタビン単剤療法などが行われている．

▶6. 呼吸器系

　小細胞癌，非小細胞癌（扁平上皮癌など）と疾患別以外に，遺伝子異常の有無などで，多種多様のレジメンがある．S-1は3-4次療法として使用されている．1-2次療法で粘膜障害が強く出現した症例にS-1を開始すると，重篤な涙道障害を起こすことがある．さらに，その後S-1から他剤に替わっても症状が継続する傾向がある（**表6**）．

▶7. 乳癌

　ホルモン療法，分子標的薬（ハーセプチン®）に加え，ドセタキセル，パクリタキセルなどが使用される．FEC（フルオロウラシル＋エピルビシン＋シクロホスファミド）療法には5-FUが，TC（ドセタキセル＋シクロホスファミド）療法にはドセタキセルが使われている．またカペシタビンやS-1も使用されている（**表7**）．

▶8. 頭頸部癌

　5-FU，S-1などが使われるが，上顎洞や副鼻腔癌による涙道障害が多いので鑑別が必要となる．

眼科外来において

　抗癌剤の使用方法，使用薬物の経緯，今後の予定，全身状態について十分把握することが求められる．抗癌剤の減量の効果のデータはないが，減量では十分なことが少なく，休薬することが多い．制癌効果と副作用のバランスが重要となるが，できる限り治療継続を目指していく．涙液洗浄目的で防腐剤非含有人工涙液を1日6回以上点眼することを推奨する．しかしながら，点眼群と非点眼群との比較試験ができないので，その差の結論は出ていない．ただし，当施設でのS-1による涙道障害は減少している．

治療

　早期に涙管チューブを挿入し，涙道の閉塞を防止することが重要である．タキサン系の障害は比較的軽症なことが多いが，S-1による涙小管閉塞分類Grade2ではチューブ完了率は50％以下[4]と著しく低下する．なお，Grade3ではバイパス術（結膜涙嚢鼻腔吻合術，涙嚢移動術）しか治療法がなくなる．

そのほか

　がんセンター以外の施設では，患者が抗癌剤の使用を言いたがらないケースもあり，注意を要する．

表6｜肺癌全身化学療法（呼吸器内科で9次療法まで施行した例）

	一般名	商品名	涙道の経過
1次	ゲフィチニブ	イレッサ®	
2次	ペムブロリズマブ	キイトルーダ®	
3次	エルロチニブ塩酸塩	タルセバ®	
4次	S-1	ティーエスワン®	流涙発症（涙管チューブ挿入）
5次	アテゾリズマブ	テセントリク®	流涙減少
6次	ゲムシタビン塩酸塩	ジェムザール®	
7次	ドセタキセル＋ラムシルマブ	タキソテール®＋サイラムザ®	流涙増加
8次	ゲフィチニブ	イレッサ®	
9次	オシメルチニブメシル酸塩	タグリッソ®	結膜弛緩症発症流涙増加

S-1投与時に涙管チューブを挿入し，涙道の大きな通過障害はない．

表7｜乳癌の全身化学療法（ごく一部を抽出）

ホルモン療法
ホルモン療法＋weekly PTX＋抗HER2療法
DTX or PTX＋抗HER2療法
TC療法
FEC療法＋3weekly（DTX or PTX）
PTX＋ベバシズマブ
Weekly PTX＋トラスツズマブ
S-1
カペシタビン

DTX：ドセタキセル　PTX：パクリタキセル

文献

1) Mansur C, et al：Ophthalmic Plast Reconstr Surg 33：9-12, 2017
2) 宮崎千歌：点眼薬による涙道障害．最新ドライアイと涙道疾患ナビゲート，初版，（堀 裕一 編，相原 一 監修），中山書店，東京，269-273，2024
3) 近藤衣里，ほか：あたらしい眼科 29：411-414，2012
4) 鎌尾知行：あたらしい眼科 40：23-30，2023
5) Tabuse H, et al：Gastric cancer 19：894-901, 2016
6) 中田 愛，ほか：臨眼 77：929-933，2023
7) 安井博史：静がんメソッド 消化器癌 頭頸部癌，（安井博史 編），日本医事新報，東京，2002

One Point Advice
S-1関連眼障害：前向き多施設study

愛媛大学眼科　鎌尾知行

わが国のS-1の使用状況

S-1はテガフールと分解阻害薬のギメラシル，リン酸化阻害のオテラシルカリウムの入った配合抗癌剤である．テガフールが5-flouorouracil（FU）のプロドラッグであり，肝臓で代謝されて抗腫瘍効果を発揮するため，S-1は5-FUなどのフルオロウラシル系抗癌剤に属する．そしてギメラシルは5-FUの分解阻害薬であり，抗腫瘍効果を高め，オテラシルカリウムは消化管障害の副作用を軽減する作用がある．わが国ではフルオロウラシル系抗癌剤の使用頻度が高いが，S-1は適応疾患が幅広いこと，抗腫瘍効果が高いこと，主要な副作用である消化管障害が低減されているという特徴を有する内服抗癌剤であるため，わが国で最も多く処方されている．

S-1関連眼障害の頻度

フルオロウラシル系抗癌剤の作用は，細胞増殖の阻害，抑制であり，細胞増殖の盛んな組織，毛髪や皮膚，血球系などに副作用を生じやすい．角膜上皮や涙小管上皮は重層扁平上皮であり，細胞増殖の盛んな組織として知られており，副作用として角膜，涙道障害が報告されている[1]．角膜，涙道障害の発症機序としては，血液中から涙腺に取り込まれた5-FUが涙液中に分泌され，角膜上皮細胞，涙小管上皮細胞の増殖が抑制されることで，角膜障害，涙道閉塞を引き起こすと考えられている．また，血中の5-FUが直接角膜，涙小管上皮に働く機序も推定されている．1999年3月の発売後，S-1関連角膜・涙道障害が報告されるようになった．その発症頻度は角膜障害が6～17.5％，涙道障害が8～37％と報告されている．一方，5-FUによる涙道障害が5.8～6％と報告されており，S-1はほかのフルオロウラシル系抗癌剤よりも眼障害の発症頻度がかなり高い．**図1**はフルオロウラシル系抗癌剤のS-1，ドキシフルリジン，カペシタビン，UFT（テガフール・ウラシル）の4

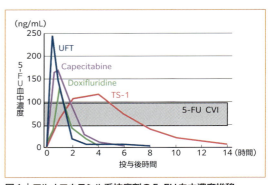

図1｜フルオロウラシル系抗癌剤の5-FU血中濃度推移
CVIは長期持続点滴静注法を意味する．5-FUを点滴投与するにあたって至適濃度が50～100 ng/mLの間であり，この濃度以上が有効な抗癌作用を発揮する．
（出典：各薬剤インタビューフォームより作成）

つの5-FU血中濃度推移のグラフである．いずれも5-FUやそのプロドラッグであるため，肝臓で代謝されて5-FUとなり，抗癌作用を発揮する．ドキシフルリジン，カペシタビン，UFTは投与後急激に血中濃度が上昇して2～3時間で5-FUの濃度が50 ng/mL以下となっているのに対し，S-1は緩やかに血中濃度が上昇して，投与後8時間まで5-FUの濃度が50 ng/mL以上を維持されている．このようにS-1が血中5-FUの有効濃度持続時間が長いのは，ギメラシルという5-FUの分解阻害薬が含まれているためである．そのため涙液中の5-FU濃度も長時間維持され，角膜・涙道障害の頻度も高くなると考えられている．

S-1関連眼障害の特徴

S-1関連角膜障害は細隙灯顕微鏡所見の特徴から4病型［I型：点状病巣，II型：ハリケーン上の点状表層角膜症（superficial punctate keratopathy：SPK），III型：白色隆起病巣，IV型：角膜輪部を規定にした半月から円形病巣］に分類することが報告されているが，SPK（II型）（**図2a**）と，角膜上方からシート状の異常上皮が下方に向かって侵入してくる場合（IV型）（**図2b，c**）のいずれかの病型を示すことが多い．S-1関

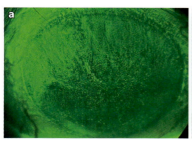
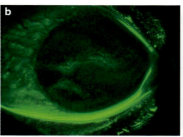
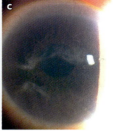
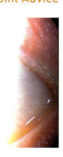

図2｜S-1関連角膜障害
a SPK（Ⅱ型）．角膜上方からシート状の異常上皮が下方に向かって侵入してくる場合（Ⅳ型）（b フルオレセイン染色，c ディフューザー）．

連角膜障害に対しては，S-1の変更や中止が望ましいが，休薬できないことも多い．その場合，防腐剤無添加人工涙液を頻回点眼して涙液中の5-FUの濃度を下げる．角膜障害は基本的に可逆性変化であり，人工涙液の頻回点眼で改善または悪化を予防できることが多いが，角膜障害が長期間に及ぶと角膜混濁を残し，視力が改善しない場合があるので注意が必要である．

一方涙道障害は，角膜障害と同様，扁平上皮細胞である涙点，涙小管上皮が障害されやすい．涙点，涙小管上皮が障害されると炎症機転により涙点，涙小管狭窄が起こり最終的に閉塞する．涙嚢・鼻涙管閉塞は少ない（**表1**）[2]．治療の基本は，角膜障害と同様である．涙道閉塞は不可逆性変化で，一旦閉塞すれば抗癌剤の中止や点眼などの内科的治療で再開通することはない．そのため涙道再建手術が必要であるが，涙小管閉塞に対する一般的な治療法である涙道内腔再建術の治療成績は不良である（**表2**）[3]．涙小管閉塞の重症度は矢部・鈴木分類が一般的に用いられるが，涙点から閉塞部位までの距離で分類される．閉塞距離が短いGrade 1では，涙道内腔再建術で治療できるが，閉塞距離が長くなると涙道内腔再建術で治療できないことが多い．当施設の涙小管閉塞の重症度別の涙道内腔再建術の治療成績を紹介すると，Grade 1では95.0％[4]，Grade 2以上では80.6％であったが，S-1涙小管閉塞のGrade 1では96.8％，Grade 2以上では41.7％で，S-1涙小管閉塞のGrade 2以上の治療成績が不良であることがわかる．つまり，S-1はほかの抗癌剤と比べて眼障害の重症度が高い．

表1｜抗癌剤による涙道閉塞の部位

抗癌剤	閉塞部位		
	涙点	涙小管	涙嚢・鼻涙管
S-1	5（31％）	10（63％）	1（6％）
ドセタキセル	6（55％）	5（45％）	0

（文献2）より筆者訳）

表2｜抗癌剤による涙道閉塞に対する治療方法と症状の改善率

抗癌剤	治療方法			流涙症状の改善
	涙点形成術	涙道内腔再建術	涙腺へのボトックス注射	
S-1	0	13	11	14（58％）
ドセタキセル	4	13	0	17（100％）

S-1は涙道内腔再建術で治療できない症例が半数おり，それらの症例に涙液分泌量を減らす目的で涙腺へのボトックス注射を行っているが，流涙症状の改善を得られていない．一方ドセタキセルは涙点形成または涙道内腔再建術で流涙症状が100％改善している．　（文献3）より筆者訳）

S-1関連眼障害の問題点

S-1には以上のような3つの特徴がある．つまり，わが国で最も多く処方されていること，角膜・涙道障害の頻度が高いこと，そして重症度が高いことである．そのため通常の診療中にS-1関連眼障害に遭遇する頻度が高く，その治療に難渋するという問題が明らかとなった．S-1関連眼障害に対して，近年では閉塞前に予防的涙管チューブ挿入術を行うことが推奨されている．Grade 1の涙小管閉塞であれば涙道内腔再建術でほとんど対応可能であるが，週単位で急速に閉塞部が広がり重症化することがあり，早期

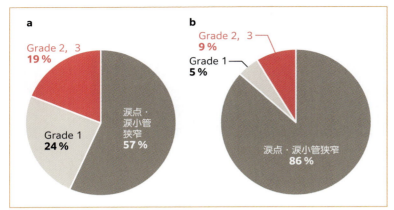

図3│S-1関連涙道障害の初診時の障害部位
2009年〜2018年の10年間に当施設でS-1関連涙道障害と診断し,涙道内腔再建術を受けた患者88例169側の当施設初診時の障害部位の内訳を示している.2009〜2013年を前期治療群(a),2014〜2018年を後期治療群(b)に分けている.障害部位は涙管通水検査,ブジー,涙道内視鏡による観察で判定した.後期治療群では涙点・涙小管狭窄の割合が増加し,Grade 1以上の涙小管閉塞の割合が減少しているのがわかる.

に治療することが望ましい.そのため当施設では流涙症状が出現したら眼科紹介するように他科に周知している.また,閉塞するぎりぎりまで経過観察するのではなく,涙点や涙小管に狭窄所見が確認されれば速やかに予防的涙管チューブ挿入術を積極的に行い,重症化を最小限にすることに成功している(図3).

もう一つの問題点は,S-1関連角膜・涙道障害の発症頻度の報告にばらつきがあることである.前述のように角膜障害が6〜17.5%,涙道障害が8〜37%と報告されているが,それぞれの報告は単施設であったり,後向き調査であったり,細隙灯顕微鏡や涙管通水検査などの眼科検査が行われていなかったりといった問題がある.そのため,多施設で前向きに一定基準の眼科検査を行う研究が望ましい.また,S-1の眼障害発症に関わる要因として,高齢,胃全摘,クレアチニンクリアランス低値,血漿中5-FU濃度高値,S-1化学療法初回コースの食欲不振・口腔粘膜炎・皮膚色素沈着・発疹が報告されているが,十分に調査されているとは言い難い.

S-1関連眼障害study

このような問題点があるため,S-1関連眼障害の実態を明らかにし,発現頻度,発現時期,危険因子を解明する目的で,日本涙道涙液学会と日本角膜学会主導の多施設共同前向きコホートstudyが行われた.参加施設は,愛媛大学,大阪医科大学,市立加西病院,鳥取大学,東京大学,広島大学,兵庫県立尼崎総合医療センター,兵庫医科大学の8施設である.対象は化学療法担当科でS-1投与を実施することになった20歳以上の患者である.選択基準はS-1をはじめて使用する患者で,本試験に対する同意取得ができた患者である.除外基準は試験開始前に閉塞性涙道疾患,活動性角結膜疾患を有する患者である.検査スケジュールは表3のように投与前と6クールまで各クール,9ヵ月,12ヵ月に,患者背景,視力,細隙灯顕微鏡検査,角結膜染色,涙液層破壊時間(break up time:BUT)測定,Shirmer試験,涙液メニスカス検査,涙液中薬物濃度測定,自覚症状を行い,涙道異常が疑われたときに涙管通水検査を行った.評価項目は角膜・涙道障害の発現頻度と角膜・涙道障害の発現までの時間に影響を与える因子である.角膜障害の定義は角膜上皮障害スコアが投与前から2以上増加,またはシート状異常上皮を認めたもの(図2a),涙道障害の定義は涙管通水検査で通過障害を認めたものとした.また,解析因子は患者背景,視力,細隙灯顕微鏡検査,角結膜染色,BUT測定,Shirmer試験,涙液メニスカス検査,涙液中薬物濃度,自覚症状で,Coxの比例ハザードモデルを用いて単変量,多変量解析を行った.本研究には202例がエントリーされ,投与前後の観察のない26例と投与前涙道閉塞を認めた1例を除いた175例が研究対象と選定された.男性126例,女性49例で平均年齢は68.1歳(範囲30〜87歳),そのうち94例に涙液中薬物濃度を測定した.全例の平均経過観察期間は169.6日で,角膜障害発現率は21.7%,涙道障害発現率は14.0%であった.1年後の累積推定発現率は角膜障害が33.0%,涙道障害が25.9%であった(図4).

角膜障害発現までの時間に影響を与える因子としては,S-1投与前BUT5秒超と女性,そして涙液中薬物濃度を測定した94例においては涙液中テガフー

表3 | 検査スケジュール

	投与前	1クール	2クール	3クール	4クール	5クール	6クール	9ヵ月	12ヵ月
患者背景	○								
視力	○			○			○	○	○
細隙灯顕微鏡検査	○	○	○	○	○	○	○	○	○
角膜染色	○	○	○	○	○	○	○	○	○
結膜染色	○	○	○	○	○	○	○	○	○
BUT測定	○	○	○	○	○	○	○	○	○
Shirmer検査	○			○			○	○	○
涙液メニスカス検査	○	○	○	○	○	○	○	○	○
涙液中薬物濃度測定		○							
自覚症状	○	○	○	○	○	○	○	○	○
涙管通水検査	○	涙道異常が疑われたとき							

患者背景として，年齢，性別，原疾患，化学療法歴，合併症（眼，全身），眼既往歴，コンタクトレンズ装用の有無を聴取し，腎機能（eGFR値）を計測した．また自覚症状として流涙，眼脂，羞明，異物感，視力低下の有無を聴取した．

ル濃度が多変量解析にて有意な因子となった．これはつまり投与前BUTが5秒を超える症例と女性，そして涙液中テガフール濃度が高いほど早期に角膜障害が発症しやすいということを意味する．

一方，角膜障害発現までの時間に影響を与える因子としては，S-1投与前ドライアイ治療あり，S-1投与方法が1クール2週以内，男性，S-1投与前視力低下あり，そして涙液中薬物濃度を測定した94例においては涙液中テガフール濃度が有意な因子となった．S-1投与前ドライアイ治療を行っていた症例，S-1投与方法が1クール2週以内の症例，男性，S-1投与前視力低下の自覚がある症例，そして涙液中テガフール濃度が高いほど早期に涙道障害が発症しやすいということを意味する．

今回の結果からS-1投与を行った場合，年間約20～30％と比較的高頻度に角膜・涙道障害を起こすことが明らかとなり，S-1投与においては眼障害の発症に十分留意する必要があることが再確認された．また，涙液中テガフール濃度が高い症例ほど早期に角膜・涙道障害を起こしやすいことから涙液中テガフール濃度の測定は，角膜・涙道障害の発症予測に有用である可能性がある．また，ドライアイなどの涙液疾患を有する患者では，S-1関連涙道障害の発症に注意することが望ましい．

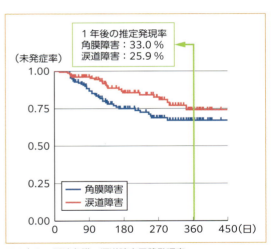

図4 | S-1関連角膜・涙道障害累積発現率
角膜・涙道障害の発症率のKaplan-Meier法．1年後の累積推定発現率は角膜障害が33.0％(95％CI 23.8～42.2％)，涙道障害が25.9％(95％CI 15.4～36.4％)であった．

文献
1) Christophidis N, et al：Aust NZJ Med 9：143-144, 1979
2) 坂井 譲, ほか：臨眼 66：271-274, 2012
3) Kang S, et al：Br J Ophthalmol 101：1566-1569, 2017
4) Kamao T, et al：BMC Ophthalmol 21：103, 2021

Ⅲ. 疾患 ▶ 1. 涙道・涙嚢疾患

2) 涙小管炎の実態

八王子友愛眼科 **今野公士**

疾患のポイント

- 涙小管内で放線菌，真菌などが菌石を作ることで発症
- 中長期に遷延する片眼性の多量の眼脂を伴う
- 涙点付近の眼瞼が疼痛を伴う発赤と腫脹
- 中高年の女性に多い疾患である

Ⅰ 概説

　片眼性の慢性もしくは再発を繰り返す結膜炎は，涙小管炎であることが多い．涙小管炎は涙小管内で放線菌，真菌などが菌石を作ることで発症する．中長期に遷延する眼脂を伴い，涙点付近の眼瞼が疼痛を伴う発赤と腫脹を呈する疾患である．涙道疾患の約2％というまれな疾患ではあるが，時折日常診療で遭遇することもあるので熟知しておく必要がある．発生機序は不明であるが，何らかの原因で涙小管粘膜が破綻し，細菌などによる慢性的かつ持続的な嫌気性環境で菌石が形成されるといわれている[1]．涙小管炎の起炎菌としては放線菌の検出率が高く，*Actinomyces*（*A. israelii*，*A. meyeri*）や，嫌気性菌の*Fusobacterium*，そして好気性放線菌の*Nocardia*などもある．また混合感染も多く，*Aspergillus*，*Candida*といった真菌が検出されることもある[2]．嫌気性菌により菌石を生じ，ブドウ球菌や連鎖球菌が二次感染を起こし，多量の眼脂と充血を起こすと考えられている．疫学は中高年の女性に多く，男女比は1：3程度である．症状は結膜炎に類似し，かつ多量の眼脂を呈することから経過の長い難治性の慢性結膜炎と診断され，漫然と長期間にわたり抗菌薬の点眼を処方されていることが多い．

片眼に発症することが主で，上下どちらかの涙小管が罹患していることが多いが，まれに上下同時に発症する症例も散見される．治療は点眼加療のみでは完治に至らず，観血的治療が主である．菌石（涙石）を完全に排出することが推奨されるが，多少は残存してしまう．残存が多いと再発することがあるが，的確な手術をすれば翌日には劇的に改善する．

Ⅱ 検査と診断

1. 自覚症状

　「目ヤニを伴う涙がなかなか治らない」など，長期に継続する眼脂が主訴である．

2. 眼所見

　細隙灯顕微鏡検査にて涙小管部付近の眼瞼の発赤腫脹を確認する．涙小管炎に特徴的な所見は，涙小管部付近の眼瞼の発赤，腫脹を認め，ときに噴火状の涙点開口部の発赤拡大などである．涙点から粘性の高い大量の分泌物や膿性眼脂を認める（図1）．

3. 他疾患との鑑別のポイント

　症状が結膜炎に類似するため，難治性慢性結

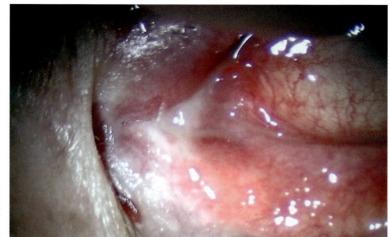

図1｜細隙灯顕微鏡所見
涙小管部付近の眼瞼の発赤，腫脹と噴火状の涙点開口部の発赤拡大を認める．涙点から糸を引く粘度が高い眼脂が持続している．

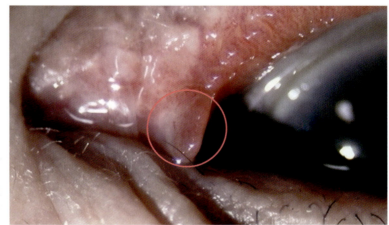

図2｜涙小管炎の涙点付近におけるポリープ様所見
長期の炎症により，上涙点周辺の眼瞼結膜がポリープ状に隆起している（赤丸）．

膜炎，眼瞼縁炎として長期にわたり抗菌薬点眼を処方されることがある．経過が長くなると，涙点付近にポリープ様所見を認めることもあり，霰粒腫との鑑別も必要である（図2）．また，涙嚢炎の鑑別として，涙嚢付近を触って腫脹や涙嚢部の圧迫によって膿の逆流を認めないことも大切である．ドライアイ加療における涙点プラグが脱落し涙小管内に迷入し涙小管炎を生じることもある（Ⅳ-3を参照）．流涙を生じているからと，過去のドライアイ加療の問診を怠ってはいけない．

Ⅲ 治療・手術

1. 治療方法

1）内服療法

涙小管炎の根治療法は基本的に外科的排出であるが，処置ができない環境では抗菌薬の点眼，経口内服を投与する．寝たきりや超高齢者など，やむを得ない場合は，短期間投与とし，漫然と長期投与することは避ける．必ず，眼脂培養あるいは摘出した菌石から抗菌薬の感受性を検査，確認し，適切な抗菌薬を選択し投与する．抗菌薬の種類としては，キノロン系，セフェム系，マクロライド系の局所投与（点眼）を選択することが多い．

2）手術療法

涙小管炎は涙点周囲の炎症が強く，急性涙嚢炎ほどではないが，触ると痛みを訴える．したがって，手指や綿棒で圧迫排出する際も，点眼麻酔のみでは痛みを軽減することは難しい．滑車下神経ブロックと涙道内麻酔［リドカイン塩酸塩（点眼用4％キシロカイン®）で通水］を施行し，涙点周

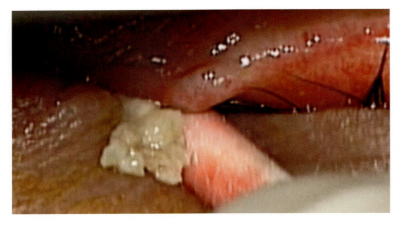

図3｜指と綿棒を用いた菌石の排出方法
指と綿棒で涙小管から涙点にかけて押し出すようにすると，涙点から菌石が排出されている．

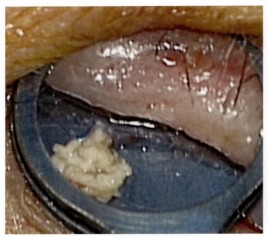

図4｜挟瞼器を用いた菌石の排出方法
挟瞼器を用いると，涙小管の遠位部から圧が一様にかかるので，容易に菌石が排出できる．

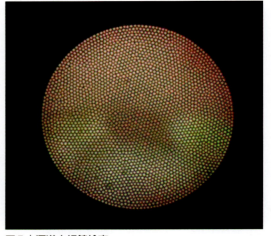

図5｜涙道内視鏡検査
フルオロセインで緑色に染色され視認性がよくなった菌石を，涙道内視鏡にて観察している．

囲の眼瞼および瞼結膜にも少量の局所麻酔注射を併用する．この際，眼瞼が浮腫になると排出が困難になるときもあるので，局所麻酔量は0.3 mLくらいの量にとどめておく．炎症によって涙点が拡張していることが多いが，炎症で眼瞼が腫脹し，涙点が小さく圧排しても涙石が排出できない場合には，排出しやすいように15°スリットナイフ，もしくは18G針で切開し涙点を拡張する．綿棒や指を用いて涙小管から涙点開口部へしごくように圧出する（図3）．また挟瞼器をかけることで一様の圧がかかり，より涙小管遠位部からの圧出が容易にできるようになる（図4）．それでも，菌石が残存していると再発することもあるので，涙道内視鏡を所持している施設では，内視鏡を用いて直接

残存している菌石を確認するようにする．内視鏡からの通水洗浄やシースを用いて鼻腔内に排出したりする．涙道内視鏡検査では，涙点から近位部を丁寧に観察する．あらかじめフルオロセインで染色すると，菌石も緑色に染色されて視認性がよくなる（図5）．涙道内視鏡を所持していない施設では，涙管洗浄針の一段針曲を使用する．涙点から挿入した涙管洗浄針の先端を，粘膜に沿うように前後に揺すりながら通水することで，粘膜から菌石が剥離し新たに排出されてくることも多い．菌石は涙小管壁に付着していることが多いため，涙道内視鏡の洗浄だけでは排出は不十分なことが多い．そこで，霰粒腫摘出術で使用する細めの鋭匙を涙小管内に挿入して搔爬する．ただし，丁寧に

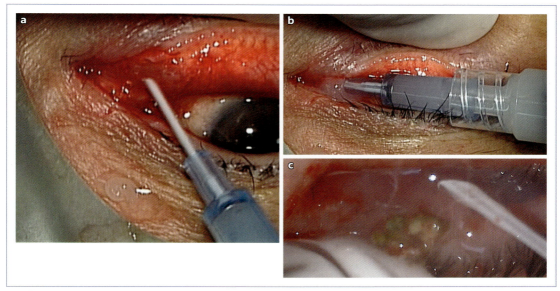

図6｜眼軟膏を用いた菌石の逆流排出方法
注入した眼軟膏が涙小管内に停滞している菌石を塊として逆流排出させてくれる．**a** 半切したサーフロー針の先端を拡大された涙点に挿入する．**b** 抗菌の眼軟膏をゆっくりと涙小管内腔に注入する．**c** 軟膏の逆流により排出された染色された菌石．

掻爬しないと涙小管粘膜を損傷してしまい，後に涙小管閉塞を合併させてしまう場合がある．また，往診で寝たきりの患者に涙小管炎を診断した際，点眼と内服加療ではなかなか完治しない．治療の奥の手として，2.5 ccシリンジに半切した22Gサーフロー針を接続し，ここから抗菌薬眼軟膏を涙点から涙囊に向けて注入，充填する．軟膏の逆流により多くの菌石が排出される．白内障手術時の核娩出に使用する粘弾性物質によるvisco extractionのように，注入した眼軟膏が涙小管内に停滞している菌石を塊として逆流排出させてくれる（図6）．往診でも短時間に施行できる簡便な方法である．特にMRSAに対するバンコマイシン塩酸塩眼軟膏の注入は著効する．

2. 予後

完全な菌の排出をしないと再発することがあるが，的確な外科的処置をすれば翌日には劇的に改善する．

文献
1) 大江雅子：疾患別：診断・治療の進め方と処方例　涙小管炎．臨眼 70：130-134，2016
2) 今野公士：眼科疾患 最新の治療2019-2021，(大橋祐一，村上 昌 編)，南江堂，東京，306-307，2019

III. 疾患 ▶ 1. 涙道・涙嚢疾患

3) 急性・慢性涙嚢炎

群馬大学眼科　戸所大輔

疾患のポイント

- 急性涙嚢炎では涙嚢部の強い圧迫や涙管通水検査は禁忌である
- 長期間続く眼脂では慢性涙嚢炎や涙小管炎を疑う
- 急性涙嚢炎に対する抗菌薬はアンピシリンナトリウム・スルバクタムナトリウムやセファゾリンナトリウムなどグラム陽性球菌をカバーするものを選択する
- 慢性涙嚢炎に対して抗菌点眼薬を漫然と投与することは避ける

I 概説

1. 急性涙嚢炎

涙嚢内の感染が涙嚢周囲の軟部組織に波及した状態であり，早急な対応を要する救急疾患である．ベースには涙道閉塞（まれに狭窄），慢性涙嚢炎，涙嚢結石などが存在する．通常，軟部組織の炎症は眼窩隔膜（図1）[1]を越えることはなく，涙嚢部を中心とする眼瞼腫脹を認め，進行すると皮膚側に膿点を形成し（図2），さらに進行すると自壊排膿する．まれに眼窩隔膜の後方に感染が波及し，眼窩膿瘍となることがある．この場合，一見して急性涙嚢炎の外観を呈さないので注意が必要である（図3）．眼窩膿瘍は眼球や視神経を圧排し，網膜中心動脈閉塞症（central retinal artery occlusion：CRAO）や視神経障害を発症して失明の原因になることがあるので，とくに注意が必要である．

2. 慢性涙嚢炎

鼻涙管閉塞により涙嚢内（閉塞近位側）に粘液が貯留して細菌が増殖し，慢性化した感染を起こした状態である．高齢女性に多い．治療が行われないと急性涙嚢炎に移行することがある．

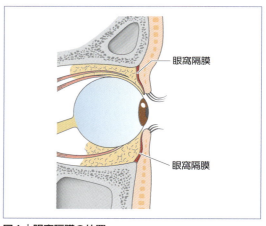

図1｜眼窩隔膜の位置
眼窩隔膜は眼窩前縁の骨膜から瞼板の間に存在する膜状結合織で，眼窩内容と眼瞼を隔てている．急性涙嚢炎では通常眼窩隔膜を越えないが，まれに眼窩隔膜の後方に感染が波及し眼窩膿瘍となることがある．　（文献1）より）

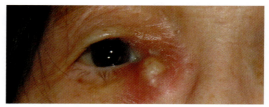

図2｜急性涙嚢炎
涙嚢部を中心とする眼瞼腫脹を認め，皮膚側に膿点が形成されている．

図3｜涙嚢炎から眼窩膿瘍に至った症例（55歳女性）
涙嚢部の腫脹は目立たず，眼球突出，全方向の眼球運動制限を認めた．上涙点から涙嚢内の膿を吸引・採取し，黄色ブドウ球菌を検出した．セファゾリンナトリウム点滴により改善が得られた．

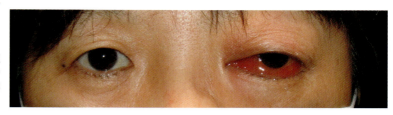

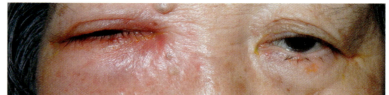

図4｜急性涙嚢炎（77歳女性）
下眼瞼を中心とする眼瞼腫脹を認め，開瞼困難となっている．

図5｜急性涙嚢炎（80歳女性）
涙嚢部の圧迫で逆流した膿（a）をグラム染色し鏡検したところ，連鎖状のグラム陽性球菌を認めた（b）．細菌培養は陰性だった．アンピシリンナトリウムの点滴で改善した．

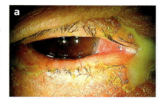
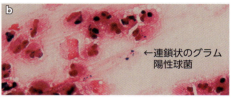

←連鎖状のグラム陽性球菌

II 検査と診断

1. 自覚症状

急性涙嚢炎では目頭（めがしら）が腫れた，眼が開けられない，眼痛，眼脂などを訴える．一方，慢性涙嚢炎では眼脂，流涙，結膜充血が主で，疼痛や腫脹はほとんど認めない．もともとドライアイがある患者では流涙を訴えず，自覚症状に乏しい．眼脂を主訴に複数の眼科医療機関を受診しているような病歴は慢性涙嚢炎や涙小管炎を疑うサインの一つである．

2. 眼所見

典型的な急性涙嚢炎では涙嚢部の発赤腫脹，圧痛，硬結，開瞼困難を生じる（図4）．詳細な問診を行い，慢性涙嚢炎や涙道閉塞の既往の有無を確認する．起炎菌推定のため，可能であれば膿を採取して塗抹および培養検査を行う（図5）．検体は内眼角に残っている少量の眼脂よりも，多量の膿性眼脂，自壊した膿，切開排膿のほうがより陽性率が高い[2]．急性涙嚢炎では総涙小管と涙嚢の間のチェックバルブ機構により涙嚢内圧が高まっているため，強い圧迫や涙管通水検査は禁忌である．実際には検体が採取できないことも少なくない．

慢性涙嚢炎では細隙灯顕微鏡検査で涙液メニスカスの混濁を認め，涙嚢部の圧迫により粘液や膿の逆流を認める．涙管通水検査では通過がなく，粘液膿性逆流物を認める．涙道内視鏡検査では涙嚢の拡大，鼻涙管閉塞を認める．

3. 他疾患との鑑別のポイント

1）涙小管炎

涙点から膿が出る点は慢性涙嚢炎と同様だが，涙点の拡大，発赤腫脹を認める．涙小管内にポリープ，菌石を認める．抗菌薬の点眼や全身投与に反応しないことも涙小管炎の特徴である．

2）眼窩膿瘍

急性涙嚢炎（眼窩隔膜前）と異なり，眼球運動障害，眼球突出，眼球偏位を認める．診断確定には眼窩CTまたはMRI撮影が必要である．眼球圧排の有無を判断するため，視力，対光反応，眼底検査を行う．視力低下，相対的瞳孔求心路障害（relative afferent pupillary defect：RAPD），脈絡膜皺襞を認める場合はとくに緊急を要する．

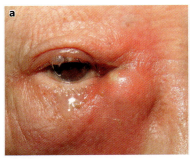
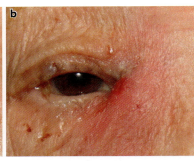

図6｜急性涙嚢炎に対して涙嚢穿刺を行った症例（94歳女性）
a 初診時，涙嚢部を中心に発赤・腫脹を認める．膿点を18G針で穿刺し，膿のグラム染色でグラム陽性球菌を認め，オーグメンチン®3錠（分3）およびサワシリン®3錠（分3）7日分を処方した．b 穿刺翌日の所見．腫脹と疼痛が軽減している．1週間後に培養でMRSAを検出したが，すでに消炎が得られていた．

表1｜代表的な抗菌薬の抗菌スペクトル

系統	薬物（一般名）	グラム陽性球菌 黄色ブドウ球菌 MSSA	グラム陽性球菌 黄色ブドウ球菌 MRSA	グラム陽性球菌 肺炎球菌レンサ球菌	グラム陰性桿菌 インフルエンザ菌[※4]	グラム陰性桿菌 緑膿菌	嫌気性菌
ペニシリン系	アンピシリンナトリウム	△[※1]		◎	○		
ペニシリン系	アンピシリンナトリウム・スルバクタムナトリウム	○		◎	○		○
ペニシリン系	タゾバクタム・ピペラシリン水和物	○		○	○	○	○
セファロスポリン系	セファゾリンナトリウム	◎		○			
セファマイシン系	セフメタゾールナトリウム	○		○	○		○
オキサセフェム系	フロモキセフナトリウム	○		○	○		○
カルバペネム系	メロペネム水和物	○		○	○	○	○
グリコペプチド系	バンコマイシン塩酸塩	○	◎	○			
キノロン系	レボフロキサシン水和物	△[※2]		△[※2]	◎	◎	
マクロライド系	アジスロマイシン水和物	△[※3]		△[※3]			

MSSA：メチシリン感受性黄色ブドウ球菌，MRSA：メチシリン耐性黄色ブドウ球菌．※1 MSSAの約半数がペニシリン耐性である．※2 キノロン耐性率が上昇傾向である．※3 耐性化が進行している．※4 βラクタマーゼ非産生アンピシリン耐性インフルエンザ菌（BLNAR）を除く．

3）涙嚢腫瘍

通常炎症を伴わないが，涙嚢炎・涙小管炎を続発している場合がある．触診すると硬く，画像検査で充実性の腫瘍を認める．

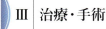 治療・手術

1．治療方法

急性涙嚢炎では抗菌薬の全身投与が必要である．入院のうえで抗菌薬の点滴を行うことが望ましい．体温を測定し，血液検査を行う．血液検査は白血球数，C反応性蛋白（CRP），赤血球沈降速度のほか，肝機能および腎機能をチェックす

る．また基礎疾患として糖尿病を伴う頻度が高いため，血糖値も測定しておく．涙嚢内に膿が貯留し内圧が高まっている場合，疼痛の軽減と感染沈静化の目的で涙嚢切開または穿刺を検討する（図6）．

急性涙嚢炎では真の起炎菌が同定できないことが多いが，蜂窩織炎と同様グラム陽性球菌は必ずカバーする．嫌気培養で嫌気性菌が分離される頻度が高いため，嫌気性菌も病態に関与している可能性がある．グラム陰性菌をどこまでカバーすべきかについてはエビデンスがない．代表的な抗菌薬の抗菌スペクトルを表1に示す．膿のグラム染色があれば，抗菌薬選択の参考になる．ペニシリン系を用いる場合はアンピシリンナトリウム・

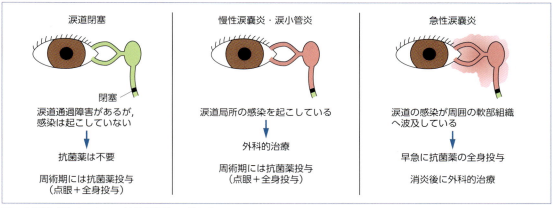

図7｜涙道感染症における抗菌薬投与の考え方
急性涙嚢炎は涙道の感染が周囲の軟部組織に波及しているため早急に抗菌薬の全身投与が必要である．一方慢性涙嚢炎では漫然と抗菌薬投与せず涙道閉塞に対する治療を行う．周術期にはセファゾリンナトリウムの単回点滴投与が推奨されている．

スルバクタムナトリウムなどβラクタマーゼ阻害薬を配合した薬物を選択する．セファゾリンナトリウムは黄色ブドウ球菌（MRSAを除く）に対して最も有効で，安全性も高いが，嫌気性菌はカバーしない．筆者の施設では基本的にアンピシリンナトリウム・スルバクタムナトリウムで初期治療を行い，膿瘍形成などとくに黄色ブドウ球菌を疑う所見があればセファゾリンナトリウムを用いている．タゾバクタム・ピペラシリン水和物やカルバペネム系は最も広域スペクトルを有する温存すべき抗菌薬であり，最小限の使用にとどめるべきである．MRSAまたはβラクタム系抗菌薬にアレルギーを有する症例に対してバンコマイシン塩酸塩を投与する．十分量の抗菌薬全身投与を行うと，早ければ24時間，遅くても48時間程度で何らかの症状改善がみられることが多い．

抗菌薬により消炎を行った後に閉塞原因を精査し，外科治療を行う．急性涙嚢炎後の涙管チューブ挿入術は再閉塞が多いため，涙嚢鼻腔吻合術が第一選択となる．シェーグレン症候群など重症ドライアイでは涙嚢摘出も選択肢となる．

慢性涙嚢炎では，抗菌点眼薬を漫然と使用することなく涙道閉塞の解除を行うべきである．涙管チューブ挿入術または涙嚢鼻腔吻合術を行う．周術期には感染予防のためセファゾリンナトリウムの単回点滴投与が推奨される[3]．涙道感染症における抗菌薬投与の考え方を図7に示す．

2．予後

急性涙嚢炎・慢性涙嚢炎のいずれも鼻涙管閉塞に対する根治療法が行われなければ，高率に再発する．慢性涙嚢炎・鼻涙管閉塞が未治療であると涙道疾患関連角膜潰瘍（Ⅲ．「Topics 涙道疾患関連角膜潰瘍」参照）や内眼手術後の眼内炎のリスクとなる．

文献
1) 戸所大輔：眼窩蜂巣炎．新篇眼科プラクティス4眼科薬物療法リファレンス，文光堂，東京，261，2022
2) Bharathi MJ, et al：Eye(Lond) 22：953-960，2008
3) 術後感染症予防抗菌薬ガイドライン作成委員会：日本化学療法学会雑誌 68：310-320，2020

III. 疾患 ▶ 1. 涙道・涙囊疾患

4) 鼻涙管狭窄・閉塞

兵庫医科大学眼科　**三村真士**

疾患のポイント

- 後天的な鼻涙管通過障害は，ほとんどが慢性的な鼻涙管粘膜疲弊が原因である
- 流涙症の2/3は涙道通過障害であり，そのうち鼻涙管閉塞が最も多い
- 涙道内視鏡は鼻涙管粘膜障害の観察に有用である
- 鼻涙管粘膜再生の可否が，涙道手術の選択および治療成績に直結する

I 概説

　鼻涙管は結膜囊から鼻腔へつながる涙道のうち最も鼻腔側にあり，鼻涙管全長は約1.5 cm，上顎骨内を貫通する骨性鼻涙管と，立方円柱上皮をもつ膜性鼻涙管で構成される．鼻涙管閉塞症は先天性にも後天性にも生ずる．鼻涙管と鼻腔との移行部にはHasner弁という膜用構造物があり，先天鼻涙管閉塞症はこの弁が先天的に未開放である場合がほとんどである．一方，後天性鼻涙管閉塞は，大半が50歳以降に発症する．その理由は，排泄される汚染された涙液や，鼻腔から逆行性刺激による粘膜上皮障害が蓄積され，徐々に膜性鼻涙管の狭窄や閉塞をきたすためである．鼻涙管粘膜下には海綿静脈叢があり，これが膨張‒収縮することで，鼻涙管内腔径を調節し，涙液排出をコントロールしていると考えられている[1]．鼻涙管閉塞の発症機序は，炎症による海綿静脈叢の充血・膨張が恒常的な鼻涙管内腔の狭窄を引き起こし，通過障害となることでさらに炎症を惹起する，という悪循環の結果，粘膜障害が進行し，最終的に鼻涙管粘膜全層の線維化をきたすとされる．閉塞した涙道に感染が成立すると，涙囊‒鼻涙管内に膿が生成され，涙囊炎を合併しさらに悪化する．このように，緩徐に進行して粘膜の不可逆性変化をきたした鼻涙管は，自然開放する可能性は低く，外科治療が必要となる．

II 検査と診断

1. 症状・所見

　流涙症状は，涙があふれるというストレートな訴えから，瞼の皮膚が荒れる，化粧がすぐに落ちる，眼鏡が汚れる，など眼瞼やその周囲への随伴症状まで，非常に多彩である．特に眼瞼皮膚症状は高齢者に多く，涙液自体に含まれるIgAやリゾチームなどが皮膚炎を起こすことが原因である(図1)．一方で，眼表面に過剰な涙液が貯留すると，眼球内への透光性にも影響を及ぼす．流涙症患者は，読書やスマートフォンを使用時にぼやけると訴えることも多く，これは上昇した涙液メニスカスが，下方視時の視軸を遮ってしまうことが原因の一つとして考えられる．

　このように，流涙症は多彩な症状をきたすが，流涙症状をきたす原因は，涙道通過障害が最も多く，約2/3を占めるとされる．その涙道通過障害のなかでも，鼻涙管の障害が最も多い．鼻涙管閉塞に至った患者の眼所見は，基本的には前眼部の涙液メニスカスが上昇すること，閉塞した

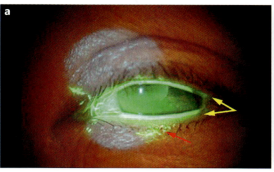 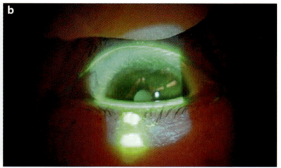

図1｜鼻涙管閉塞症患者の前眼部写真
a 上下の涙液メニスカスが上昇し(黄矢印)，涙液が眼瞼皮膚に付着している(赤矢印)．
b 下方視時には，下涙液メニスカスによる瞳孔領が遮られている．

涙道内から逆行する粘液および眼脂が涙液中に認められることである．しかし，鼻涙管が閉塞していても，両者とも認められない場合もあるので注意を要する．これは，涙嚢および鼻涙管粘膜からの涙液再吸収が亢進し，涙液メニスカスが正常化するためである．しかし，炎症による粘膜の疲弊が徐々に進行し，最終的には涙嚢炎の悪化とともに流涙症状が後に再燃してくることが多い．

2. 検査と診断

鼻涙管閉塞症と診断するためには，涙道通過障害を証明し，通過障害が鼻涙管にあることを確認することが必要である．

涙道通過障害は間接的には通水・通色素試験，直接的には涙道内視鏡検査を行うことで確認できる(詳細は他稿に詳しい)．加えて，涙道内視鏡下粘膜色素染色法が報告されている[2, 3]．リサミングリーンもしくはインジゴカルミンを使用することで粘膜障害部位が染色されるので，診断の一助になる(図2)．

一方で，非常にまれではあるが，骨性鼻涙管の先天的な低形成も鼻涙管閉塞の原因となり得るので，顔面奇形などがある場合はCTによる精査が必要である(図3)．

また，鼻涙管自体が正常でも，鼻疾患で圧排され通過障害をきたしている場合もあるので，通水所見や涙道内視鏡所見と症状が一致しない場合は，鼻内視鏡検査およびCTを考慮する．このような場合に有用なのが，涙道造影CTである．

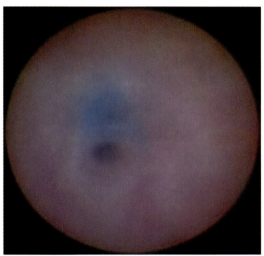

図2｜鼻涙管閉塞症患者の涙道内視鏡検査
線維化して狭窄した鼻涙管粘膜がインジゴカルミンによって青色に染色されている．

CT検査時に涙道造影下でCTを撮影することで，涙道を画像上で俯瞰的に観察することができるが，被爆の問題があるため，頻回には施行できない点には注意が必要である．

3. 他疾患との鑑別ポイント

流涙症の原因のうち約1/3は，涙道閉塞に起因するものではないとされている．これには，刺激性涙液分泌亢進と涙液ポンプ力低下の2つが考えられる．前者の原因としては，角結膜炎やマイボーム腺機能不全などの眼表面疾患が多く，特にBUT短縮型ドライアイは頻繁に遭遇する．一方で，涙液ポンプとは，瞬目による能動的な涙

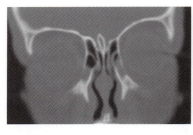
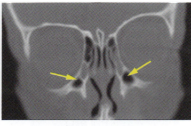

図3｜先天骨性鼻涙管欠損
顔面多発奇形の患児．上顎骨の異形成により骨性鼻涙管が欠損している(矢印)．

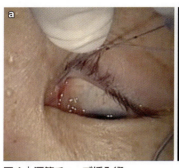
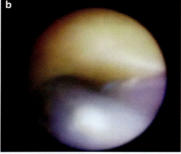
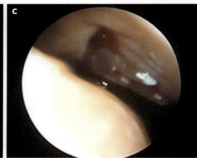

図4｜涙管チューブ挿入術
a 左眼の上涙点から涙管チューブを挿入している．
b 鼻涙管内に挿入された涙管チューブ(涙道内視鏡)．
c 鼻涙管開口部を貫通する涙管チューブの先端．

液排泄力のことを指し，涙小管と涙囊をとりまく眼輪筋の一部(Riolan筋)がその多くを担っている[3]．したがって，加齢や顔面神経麻痺などが涙液ポンプ力低下の原因として考えられる．

また，原発性鼻涙管閉塞症以外の閉塞性流涙症の原因として，涙点・涙小管閉塞や鼻腔・副鼻腔・眼窩占拠性病変による涙道圧排が鑑別にあがる．前者の場合は，細隙灯顕微鏡検査と涙管通水検査・涙道内視鏡検査で確認ができるが，後者の場合は前述のようにCTやMRIによる画像診断が必要となる．

さらに，まれであるが涙道腫瘍も鼻涙管閉塞の原因となる．扁平上皮癌や悪性リンパ腫が多いが，持続する血性流涙などがあり，涙道内視鏡検査で腫瘍が疑われる場合は，CT，MRIによる画像診断のうえ，生検で確定診断をする必要がある．

III 治療・手術(詳細は「IV. 治療」を参照)

1. 治療方法

閉塞した鼻涙管を再開通させる方法(涙管チューブ挿入術)と，閉塞した鼻涙管をバイパスする方法(涙囊鼻腔吻合術)の2通りが考えられる．

それぞれ，細かいバリエーションはあるが，基本的には前者は，局所麻酔下に閉塞した鼻涙管を開放後，涙管チューブを挿入し，一定の留置期間を経て抜去することで，元来の涙道を再建する(図4)．後者は，全身麻酔下にて涙囊内壁の粘膜および骨を切除し，鼻腔と吻合するバイパス手術である．

近年の涙管チューブ挿入術では，涙道内視鏡が開発されたことで，直視下に確実に閉塞部を開放することができるようになり，以前の盲目的な挿入方法と比べて手術手技のハードルが低くなり，手術の習得が容易になった．特に，シースと呼ばれる涙道内視鏡アタッチメントを使用することで，鼻涙管粘膜下への誤挿入を予防することができ，より確実に低侵襲に，涙管チューブ挿入が行えるようになった(図5)．一方，涙囊鼻腔吻合術は，鼻内視鏡下で行うことが世界標準となり，経皮的な手術(鼻外法)と比べて手術時間の短縮および低侵襲化と，同等の手術効果および予後を両立させることができるようになった．しかし，涙囊腫

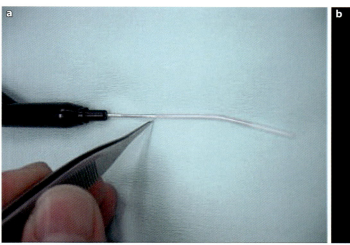 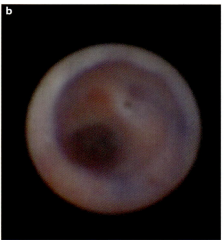

図5｜シースを用いた涙道内視鏡手術
血管留置針の外套をシースとして涙道内視鏡に装着する(**a**)ことで，涙道内視鏡使用時に視認性が上昇する(**b**).

瘍が疑われる場合は涙囊の全摘出および生検が必要となるため，鼻外法を選択する．

2. 予後

　涙管チューブ挿入術の治療成績は，閉塞部の疲弊した粘膜が再生するかによって決定する．そのため，術1年後の解剖学的鼻涙管開存率は80％前後と報告されている[4]．しかし，長期的には徐々に再閉塞にいたるケースが増えていくと報告されている[5]．これは一旦疲弊した粘膜が日常生活を送るうえで再び疲弊していくこと，そして鼻涙管径が小さいなどの元来発症しやすい素因が影響していると考えられる．

　涙囊鼻腔吻合術は，経皮的／経鼻的アプローチにかかわらず，1年後の解剖学的開存率は約95％を達成し，長期成績も良好である[4,6,7]．これは鼻涙管をバイパスすることで，鼻涙管の再閉塞リスク因子がなくなるなるためと考えられる．ただし，涙囊鼻腔吻合術を行った結果，瞬目時に涙囊内の陰圧がかからないために，涙液ポンプが減弱し，機能性流涙症が残存しやすい可能性がある．

文献

1) Paulsen F, et al：Innervation of the cavernous body of the human efferent tear ducts and function in tear outflow mechanism. J Anat 2：177-187, 2000
2) Mimura M, et al：Indications for and effects of Nunchaku-style silicone tube intubation for primary acquired lacrimal drainage obstruction. Jpn J Ophthalmol 59：266-272, 2015
3) 白石 敦，ほか：リサミングリーン染色を用いた涙道粘膜上皮再生の評価．眼科手術 26：129-132, 2013
4) Sato Y, et al：Chronologic Analysis of Tear Dynamics on Blinking Using Quantitative Manometry in Healthy Humans. Ophthalmic Plast Reconstr Surg 38：22-28, 2022
5) Manabu S, et al：Long-term outcome of dacryoendoscope-assisted intubation for nasolacrimal duct obstruction. Journal of the eye 27：1291-1294, 2010
6) Woog JJ, et al：Endonasal dacryocystorhinostomy. Ophthalmology 108：2369-2377, 2001
7) Huang J, et al：Systematic review and meta-analysis on outcomes for endoscopic versus external dacryocystorhinostomy. Orbit 33：81-90, 2014

III. 疾患 ▶ 1. 涙道・涙嚢疾患

5）涙嚢結石

順天堂大学浦安病院眼科　玉城和範

疾患のポイント

- 涙嚢結石は鼻涙管閉塞症に合併している疾患
- 診断に有用なのは涙嚢内視鏡検査．そのほかCT検査，涙道造影検査がある
- 治療は涙道内視鏡を使用した涙管チューブ挿入術が第一選択
- 巨大な結石は涙嚢鼻腔吻合術での加療が望ましい

I 概説

　涙道疾患の一つに涙嚢結石がある．涙嚢結石は，鼻涙管閉塞患者の9.1 %に認められた報告[1]や，鼻涙管閉塞を伴う涙嚢炎で涙嚢鼻腔吻合術（dacryocystorhinostomy：DCR）施行患者の日本人の6.3 %[2]，海外の6.7〜17.0 %に認められたとされており[3]，決して低い保有率ではない．リスク因子として50歳以下，女性，愛煙家，拡張した涙嚢，鼻涙管閉塞が報告されている[3]．また，急性涙嚢炎の既往者の16.7〜80.0 %に涙嚢結石が認められるとされ，その関連性について知られている[3,4]．

　涙嚢結石の主成分は蛋白質やムコ多糖などの有機成分からなること，またわが国ではレバミピドと涙嚢炎・結石の関連性が報告されているが未だはっきりしていない．

II 検査と診断

　涙管通水検査やフルオロセイン残留試験では診断は困難であり，涙道内視鏡検査，CTスキャン，涙道造影検査が有用と考えられる．

　わが国では涙道内視鏡が普及しているため，涙道内を低侵襲に直接観察でき，涙嚢結石が認められた場合は確定診断となる（図1）．カルシウム

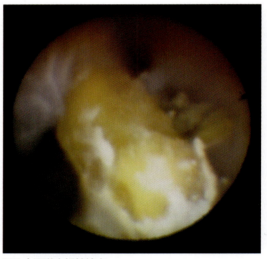

図1｜涙道内視鏡検査
涙嚢内に多数の結石が認められる．

などの無機成分からなる場合，CT検査も有用で涙嚢内に結石を疑う高吸収域がみられることがある（図2）．涙道造影検査では，結石は涙嚢内に充盈欠損として抽出され有用だが，涙嚢腫瘍などの占拠性病変との鑑別が必要と報告されている（図3）[5]．

III 症状・所見

　流涙や眼脂などの慢性涙嚢炎と同様の症状で急性涙嚢炎発症時には圧痛，涙嚢部の腫脹を伴う．

5）涙嚢結石

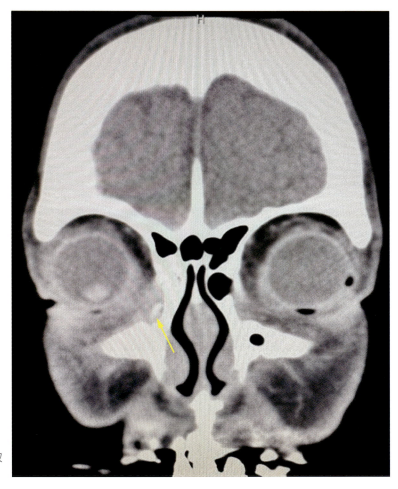

図2｜CT検査
右側涙嚢内に結石と思われる高吸収域が認められる（矢印）.

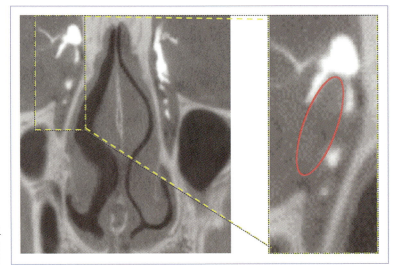

図3｜涙道造影検査
涙嚢結石が充盈欠損として描出された．丸囲み：涙嚢結石．（文献5）より）
（画像提供：鎌尾知行先生）

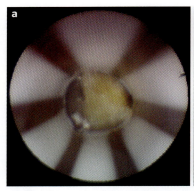
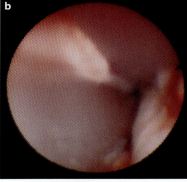

図4│涙道内視鏡での加療
a 18Gの外套の先端で涙嚢結石を鼻腔側に押し出している．b 涙嚢内の結石をすべて鼻腔内に落とした後にLACRIFAST EX®を留置し，鼻涙管閉塞を解除した．

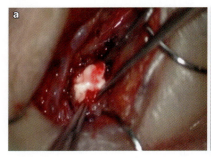
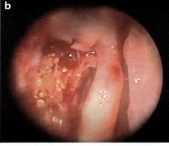

図5│巨大涙石症に対するDCR
a DCR（鼻外法）での涙嚢結石の除去．
b DCR（鼻内法）での涙嚢結石の除去．

IV 治療・手術

治療は涙嚢結石の完全な除去と涙道狭窄，閉塞の解除が必要である．涙嚢結石を伴う慢性涙嚢炎患者の63.3%で涙道内視鏡で治療し得たと報告されている[1]．方法は涙道内視鏡に18Gサーフロー針の外套を装着し先端で結石を細く粉砕し押し込みながら鼻腔に排出させる．その後，涙管チューブ挿入術で涙道狭窄，閉塞を解除する（図4）．巨大涙石症では，涙石除去だけでは鼻涙管狭窄により再発するため，DCRの併用が必要とされる（図5）．

文献

1) 三島雅，ほか：眼臨紀 8：522, 2015
2) Kubo M, et al：ISRN Ophthalmol：2013
3) Yazici B, et al：Ophthalmology 108：1308-1312, 2001
4) Hawes MJ, et al：Ophthal Plast Reconstr Surg 4：87-90, 1988
5) 鳥飼智彦，ほか：日眼会誌 125：523-529, 2021

Ⅲ. 疾患 ▶ 1. 涙道・涙嚢疾患

6）二次性涙道閉塞

大阪赤十字病院眼科 **松山浩子**

疾患のポイント

- 二次性涙道閉塞は，感染性，炎症性，外傷性，腫瘍性の４つに分類できる
- 原疾患の治療を優先する．耳鼻科などのほかの診療科と連携して治療方針を決める
- CT, MRIによる画像診断が重要である

I 概説

二次性涙道閉塞は鼻腔，副鼻腔疾患などが影響して生じる涙道閉塞で，原因によって感染性，炎症性，外傷性，腫瘍性に分類できる（表1）．

II 検査と診断

1. 感染性涙道閉塞

1）症状・所見

特に小児は下鼻道が未発達で狭く，鼻炎，上気道炎による鼻粘膜の炎症や浮腫が原因で鼻性鼻涙管狭窄が生じる．鼻炎の治癒や下鼻道の発達により自然治癒することがある．

2）他疾患との鑑別のポイント

発症時期が生後2ヵ月以降で，鼻炎の既往があること，症状が間欠的であることから先天鼻涙管閉塞と鑑別する．

2. 炎症性涙道閉塞

1）症状・所見

サルコイドーシスなどの非感染性炎症疾患による鼻腔副鼻腔粘膜の炎症や肉芽腫形成が原因で生じる続発性鼻涙管閉塞である．流涙，眼脂のほかに，二次的に発症した副鼻腔炎に伴う非特異的症状（頭痛，臭覚障害，顔面痛，痂疲付着，鼻閉，鼻出血など）がみられる（図1）．

2）他疾患との鑑別のポイント

非感染性炎症疾患は，診断基準に従い総合的に診断される．症状，眼科所見や画像診断だけで通常の鼻涙管閉塞と鑑別することは難しい．

表1｜二次性涙道閉塞の原因

分類	主な原因
① 感染性	小児の上気道炎，鼻炎など
② 炎症性	サルコイドーシス，多発血管炎性肉芽腫症，IgG4関連疾患，好酸球性副鼻腔炎などの非感染性炎症疾患
③ 外傷性	顔面骨折，医原性外傷性鼻涙管閉塞（顔面骨折観血的整復固定術，鼻副鼻腔手術），術後性副鼻腔嚢胞による機械的圧迫
④ 腫瘍性	鼻副鼻腔原発腫瘍による圧迫や浸潤，腫瘍摘出術・拡大手術や放射線治療の晩期併発症

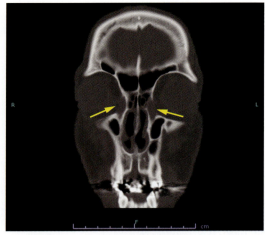

図1｜サルコイドーシスによる鼻涙管閉塞症例（CT）
両側の鼻涙管閉塞，涙嚢腫大を認める．

3. 外傷性涙道閉塞

1）症状・所見

　顔面骨折後の鼻涙管閉塞は，顔面骨の中1/3の外傷性骨折に合併することが多い．顔面骨折観血的整復固定術，鼻副鼻腔手術による医原性外傷性鼻涙管閉塞，副鼻腔手術の晩期併発症である術後性副鼻腔嚢胞による機械的圧迫も原因となりえる（図2，3）．

2）他疾患との鑑別のポイント

　外傷，耳鼻科手術の既往歴やCTによる画像診断で鑑別する．

4. 腫瘍性涙道閉塞

1）症状・所見

　鼻副鼻腔原発腫瘍による圧迫や浸潤で涙道閉塞，狭窄が生じる．腫瘍摘出術・拡大手術や放射線治療による晩期障害でもみられる．鼻副鼻腔腫瘍の初期症状に片側性鼻閉，鼻出血がある（図4）．

2）他疾患との鑑別のポイント

　涙管チューブ挿入術で流涙症状が改善しない症例のなかに腫瘍性涙道閉塞が見過ごされていることがある．腫瘍による圧迫が原因の場合は通水を認めることがあり，診断や治療に苦慮する流涙症では腫瘍の可能性も考えて積極的に画像診断を行う．

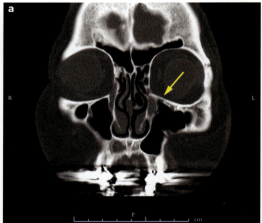

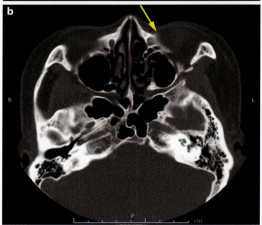

図2｜顔面骨折観血的整復固定術のプレートによる医原性外傷性鼻涙管閉塞症例（CT）
眼窩下壁に挿入されたチタンメッシュプレート（矢印）．

III 治療・手術

1. 感染性涙道閉塞

　耳鼻科や小児科と連携し，鼻炎や上気道炎の診断，治療を優先する．自然治癒がみられない場合には涙管チューブ挿入術が適応となる．

2. 炎症性涙道閉塞

　耳鼻科などの主たる診療科での診断，治療を優先する．原疾患のコントロールが重要で，活動性のある時点での手術は肉芽腫性組織の周辺への進展，再燃のリスクとなるため推奨されていない．手術は涙嚢鼻腔吻合術が適応となる．

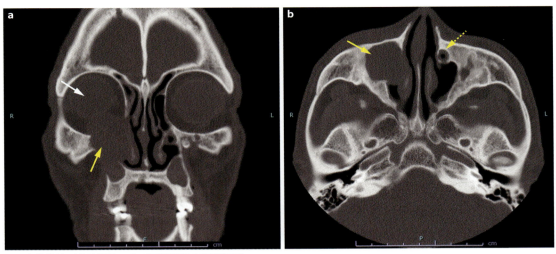

図3｜術後性副鼻腔嚢胞による涙道閉塞の症例（CT）
右術後性上顎洞嚢胞による圧迫によって，右涙道閉塞と右眼上方偏位をきたしている．術後性上顎洞嚢胞（黄矢印），右眼上方偏位（白矢印），左鼻涙管（黄点線矢印）．

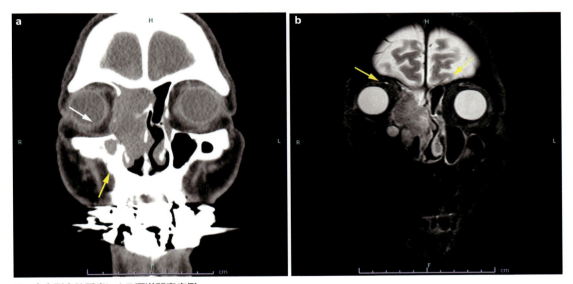

図4｜鼻副鼻腔腫瘍による涙道閉塞症例
a CT．
b MRI（T2脂肪抑制）．右鼻腔から篩骨洞の腫瘍（内反性乳頭腫）による圧迫が原因の涙道閉塞．

3. 外傷性涙道閉塞

　手術は涙囊鼻腔吻合術が適応となる．骨折や整復術で生じた涙道と周辺組織のずれや挿入されたプレートの位置を術前にCTで確認しておく必要がある．

4. 腫瘍性涙道閉塞

　耳鼻科での鼻副鼻腔腫瘍の診断，治療を優先し，寛解後に涙囊鼻腔吻合術を行う．特に放射線治療後症例では，粘膜の脆弱化による出血，創傷治癒遷延，感染に注意が必要である．

Ⅲ. 疾患 ▶ 1. 涙道・涙嚢疾患

7) 涙道腫瘍

がん研究会有明病院眼科 **中島勇魚**
辻　英貴

疾患のポイント

- 涙点腫瘍は良性が多く，切除の際には涙道シリコンチューブ留置術（DSI）併用が有効な症例がある
- 大量の眼脂，涙点や下眼瞼の強い充血や腫脹をきたすものは，涙小管炎も鑑別にあがる
- 涙嚢腫瘍は，涙嚢炎との鑑別が重要である．腫瘍では浸潤状況により涙道洗浄が通過する場合もしない場合もあり，血性の逆流がみられることがある．診断にはMRIやCTが有用である

Ⅰ｜概説

　涙道腫瘍はきわめてまれであるが，涙点，涙小管，涙嚢，鼻涙管いずれの部位からも生じ得る．表面に出てくる病変は発見が容易であるが，最も注意すべきは涙嚢炎として診断されがちな涙嚢腫瘍である．特に涙嚢腫瘍は悪性の割合が多く，診断の遅れは患者の心象も悪くするのみならず，生命予後に関わるため常に念頭に置くべき疾患である．

Ⅱ｜検査と診断

1. 涙点・涙小管腫瘍

1) 症状と所見

　涙点から生じる腫瘍は，患者自身が腫瘍自体を自覚し受診することが多く，良性腫瘍の代表は母斑や乳頭腫である．母斑は色素に富み，増大傾向が緩徐であり，表面も平滑である（図1a）．乳頭腫はもこもことして茎をもつ腫瘍である（図1b）．ヒトパピローマウイルス（human papillomavirus：HPV）が発生に関与することが知られており，多発することも多く，術前に結膜をすべて反転し衛星病変の有無を確認することが重要である．結膜乳頭腫では両眼に多発していることも珍しくない．涙小管を原発とする腫瘍はきわめてまれであ

り，涙点や結膜から侵入する乳頭腫が多い．

2) 鑑別のポイント

　腫瘍と診断され専門病院へ紹介となる症例の一部に涙小管炎が存在する（図1c, d）．鑑別のポイントは多量の眼脂の存在と強い炎症による充血の存在である．涙小管原発の腫瘍はきわめてまれであるが，真の腫瘍か迷う際には病理組織診断に提出することが重要である．

2. 涙嚢・鼻涙管腫瘍

1) 症状と所見

　涙道，鼻涙管にはさまざまな種類の腫瘍が生じる（表1）．多くが扁平上皮癌や乳頭腫など上皮性の腫瘍で，非上皮性腫瘍のなかでは悪性リンパ腫を生じる場合が多い．腫瘍本体による皮膚の硬結を自覚し受診する場合もあれば，腫瘍による涙道閉塞のため流涙や眼脂症状が初発症状となる場合もある．

2) 鑑別のポイント

　涙嚢部の腫脹や流涙症状により，涙嚢炎や涙道閉塞として診断される場合があることに注意が必要である（図2）．涙嚢炎では涙嚢部が拡大した形をもって腫れ，皮膚が発赤し，圧迫により涙点より膿が排出されることが重要である．また内眼角靱帯より上方，つまり内眼角より上方に腫瘤が存

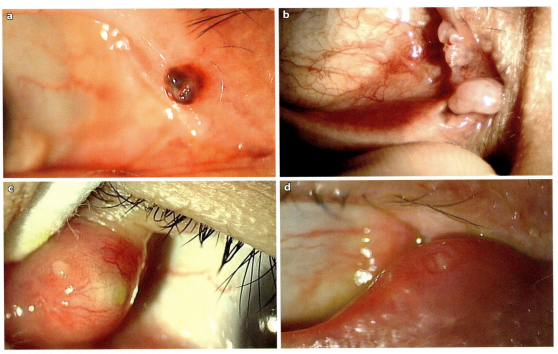

図1│涙点・涙小管腫瘍の症状と所見
a 涙点に認めた母斑．b 涙小管〜涙囊に生じ，上・下涙点より脱出している乳頭腫．本症例では再発を繰り返し上皮内癌に進行していた．c, d 腫瘍として紹介された涙小管炎．両症例とも眼脂を認め，圧迫で涙点より膿の流出があり，涙小管内の菌石を除去することで改善した．

表1│原発性涙囊腫瘍

上皮性腫瘍	非上皮性腫瘍	
I. 良性 　乳頭腫 　多形腺腫	I. 間葉系 　線維性組織球腫 　孤在性線維性腫瘍（solitary fibrosis tumor）	血管肉腫 血管腫 視神経鞘腫
II. 悪性 　扁平上皮癌 　移行上皮癌 　腺様囊胞癌 　腺癌 　未分化癌	II. 造血器／リンパ組織 　悪性リンパ腫 　　粘膜関連リンパ組織型節外性濾胞辺縁帯リンパ腫 　　（mucosa-associated lymphoid tissue：MALTリンパ腫） 　　びまん性大細胞性リンパ腫 　　そのほか悪性リンパ腫 　良性リンパ球増殖	IgG4関連眼疾患 白血病
	III. そのほか 　悪性黒色腫	

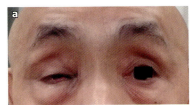 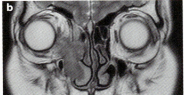 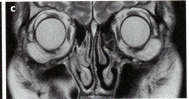

図2│涙囊・鼻涙管腫瘍の症状と所見
a 右眼瞼下垂，涙囊炎として加療されていた症例．b MRIでは涙囊〜鼻涙管に進展していることが確認できる．生検の結果SCCであった．c 眼窩内容除去手術＋拡大上顎切除は希望されず，p16免疫染色が陽性であったことから，放射線化学療法を施行し現在4年間改善を維持している．

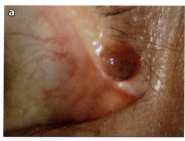 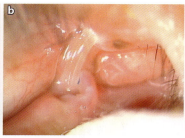 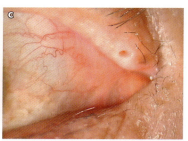

図3｜涙点・涙小管腫瘍の治療
a 涙点に生じた母斑. b 切除時に涙道チューブ挿入施行. c チューブ摘出後も良好に涙点が形成された.

在する場合は涙囊炎より腫瘍を考える必要がある．これは涙囊炎では重力の関係による膿が下方に溜まり，腫瘍の場合には重力に抗して上方にも進展するためである．また腫瘍では，涙囊炎のように増悪寛解を繰り返すことはほぼない．腫瘍では涙管通水検査は，腫瘍の増大，浸潤状況によって結果が異なるため，それだけでは判断ができないが，血性の逆流を認めた場合は腫瘍を鑑別すべきで，MRIもしくはCTにて評価する．腫瘍の場合には，造影MRIにて腫瘤が実質性であり，造影効果を認める．またCTにて骨の破壊がみられれば悪性を疑う．CTは撮像が容易で，被曝量の少ないものも広く普及しており，涙囊鼻腔吻合術（dacryocystorhinostomy：DCR）の術前にCTを撮影し腫瘍病変を除外しておくことで，DCR中に腫瘍が判明してしまう事態を防ぐことができる．

III 治療・手術

1. 涙点・涙小管腫瘍

1）治療方法

頻度の高い母斑，乳頭腫ともに切除が原則である．腫瘍とともに涙点の一部が切除された場合には涙点プラグを，涙点のほとんどが切除された場合には涙道チューブを挿入し，閉塞を防ぐ場合もある（図3）．乳頭腫はHPVにも関連するため再発・多発傾向のある腫瘍であり，再発予防のため腫瘍切除部位と切除断端へ冷凍凝固を行う場合もある．これは網膜剝離のバックル手術に用いるクライオを用いてよく，結膜のみが冷凍凝固されるように凝固直後にやや浮かせて周囲組織から離し，解凍直後に再度冷凍凝固を行い，ダブルクライオとする．

2）予後

母斑は切除のみでほぼ完治する．断端は陰性が望ましいが，陽性であっても増大は緩徐であるため経過観察でよい．乳頭腫は再発傾向のある腫瘍であり，経過観察を要する．またまれに悪性化する場合もあり，病理検査で組織を確認し，悪性所見がある場合には拡大切除や放射線治療などの追加治療を検討する．

2. 涙囊・鼻涙管腫瘍

1）治療方法

治療のスタートは生検にて診断をつけ，良悪性，リンパ・血液系かそれ以外かを診断することである．画像で周囲組織との境界があり，腫瘍周囲が追える腫瘍であれば，全摘を目指した生検（切除生検：excisional biopsy）を行う．結果が良性であれば経過観察し，悪性であれば組織に応じて拡大切除，放射線治療，化学療法などを試行する．

2）予後

悪性リンパ腫などのリンパ・血液系悪性腫瘍であれば手術治療でなく，全身の転移精査によるステージングの後，放射線療法や化学療法を行う．手術時の所見としては，若干の赤みを伴うポロポロとした腫瘍を認めた場合は悪性リンパ腫を疑う．眼窩部に発生するリンパ腫の大部分が低悪性度のMALTリンパ腫（mucosa-associated lymphoid tissue：MALT）であり，一部悪性度の高いびまん性大細胞型B細胞リンパ腫（diffuse large b-cell lymphoma：DLBCL）やマントル細胞リン

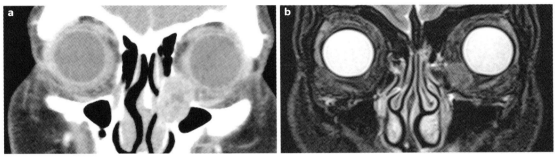

図4｜腺様嚢胞癌（ACC）と悪性黒色腫のMRI所見
a 流涙に対し近医でDSI施行後の患者．皮下に硬結を触れるようになり，当院紹介．MRIでは腫瘍を鼻涙管に認め，生検の結果ACCであった．b 涙嚢付近に腫瘍を触れ紹介．生検の結果悪性黒色腫であった．

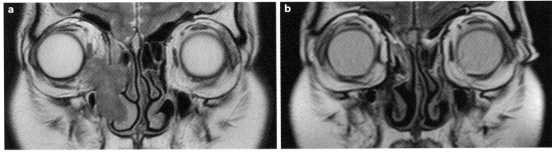

図5｜p16陽性の扁平上皮癌
a MRIでは涙嚢〜鼻涙管に進展していることが確認できる．生検の結果扁平上皮癌であった．
b p16免疫染色が陽性であったことから，放射線化学療法を施行し5年間再発転移なく経過した．

パ腫が生じる．MALTリンパ腫は月単位，年単位で緩徐に進行する．DLBCLは日〜週単位で急激に増大する．限局性のMALTリンパ腫であれば24〜30 Gy程度の放射線治療が行われることが多い．また悪性リンパ腫の診断においては通常の病理検査だけでは診断は困難で，ホルマリンに浸漬する前の生標本を用いたフローサイトメトリーやIgH遺伝子再構成などがきわめて重要である．眼科から検査を提出することも可能であるが，不慣れな場合や，不意にDCR術中などで遭遇した場合は血液内科に依頼することも検討する．

リンパ・血液系以外の悪性腫瘍の場合，腫瘍の広がりに応じて涙嚢のみでなく，眼窩内容除去や，副鼻腔・上顎なども含めた拡大切除が必要になる．涙嚢に限局している場合には腫瘍摘出のみとなるが，多くの悪性腫瘍は周囲に浸潤をしており，正常域も含んだ非常に侵襲の強い拡大切除，つまり眼瞼，眼球，眼窩，上顎骨なども含めた全摘手術を頭頸部外科（腫瘍耳鼻科）に依頼することも多い．しかし，非常に侵襲が強いことから扁平上皮癌では放射線化学療法が，また腺様嚢胞癌（adenoid cystic carcinoma：ACC），悪性黒色腫などでは重粒子線治療を行う場合もある．図2に示した結膜〜涙嚢〜鼻涙管まで広範に浸潤する扁平上皮癌（squamous cell carcinoma：SCC）では放射線化学療法を，図4に示したACC，悪性黒色腫は生検後に重粒子線治療を選択し，治癒している（図4）．しかし残念ながら，眼球も照射範囲に入るため，放射線治療では血管新生緑内障などで失明をきたす症例も多い．SCCにおいては，中咽頭癌領域のHPV関連扁平上皮癌で放射線化学療法に反応しやすいことがすでに知られている．HPVについてはp16免疫染色が有用で，p16免疫染色陽性例においては，眼科領域でもp16陽性の扁平上皮癌において放射線治療と化学療法の同時併用療法（concomitant chemoradiotherapy：CCRT）で完治する例もみられているのは大きな福音である（図2c,図5）．

Topics

涙道疾患関連角膜潰瘍

愛媛大学眼科 **井上英紀**

涙道疾患は非感染性角膜潰瘍の起因となる

　涙道疾患と角膜潰瘍は，一見全く関連がないように思われる．しかし，近年，わが国を中心に，涙道疾患が起因となる角膜潰瘍の報告が増えている．重要なことは，涙道疾患が起因となった感染性角膜潰瘍については，以前より世界中から報告されていたが，近年，わが国から報告が増えているのは，涙道疾患が起因となった非感染性角膜潰瘍である．筆者らはこの涙道疾患起因の非感染性角膜潰瘍をlacrimal drainage pathway disease-associated keratopathy（LDAK）と名付け，その臨床的特徴について報告した[1]．本稿では，LDAKの臨床的特徴と治療法について解説し，また典型症例を提示する．

起因となる涙道疾患は感染性

　筆者らのLDAKの自験例13例の起因となった涙道疾患の内訳は，慢性涙嚢炎が7例，涙小管炎が6例であった[1]．多数例での報告では，芝野らと日野らはそれぞれ慢性涙嚢炎が起因となった3症例[2,3]，Nittaらは主に慢性涙嚢炎が誘因となった6例[4]，Ishimotoらは涙小管炎と鼻涙管閉塞が誘因となった8例を報告している[5]．既報をもとにLDAKの誘因をまとめると，LDAK症例33例の内訳は慢性涙嚢炎が23例（69.7 %），涙小管炎が10例（30.3 %）であった．いずれの報告も涙道の感染性疾患が誘因となり，最も誘因として多いのは慢性涙嚢炎である．

　涙嚢炎や涙小管炎は涙道の感染性疾患である．涙嚢炎は高齢者の女性に多く，鼻涙管の閉塞または狭窄により，涙液や涙嚢内容物が貯留し，そこに感染を生じることが原因である．涙嚢炎は急性涙嚢炎と慢性涙嚢炎に分類できるが，いずれも所見は涙嚢部からその周囲の発赤腫脹，結膜充血，流涙，多量の眼脂を主訴とする．一方，涙小管炎は正確な発生機序は不明であるが，涙小管粘膜が破綻，感染を起こし，菌石が形成されることが契機となっていると考えられている．中高年の女性に多く片眼性である．難治性

の結膜炎として漫然と加療されていることが多い．流涙，多量の眼脂と結膜充血を主訴とし，涙点から涙小管部の発赤腫脹を伴う疾患である．

　これらの涙道疾患がLDAKを引き起こす正確な発生機序については，まだ解明されていないが，涙道疾患の免疫反応により涙道内で産生されたマトリックスメタロプロテアーゼや涙道内の菌から分泌された毒素が眼表面に逆流することにより，角膜潰瘍が発症するのではないかと考えられている．

角膜潰瘍は細胞浸潤を伴わない

　LDAKの最も重要な所見は，角膜潰瘍が細胞浸潤を伴わないことである．これは，角膜の潰瘍部位で免疫反応が起きているのではなく，涙道内での免疫反応の生成物が眼表面に逆流し角膜に作用しているためと考えられる．角膜潰瘍部位では感染は生じていない．LDAKの典型所見は，充血と膿性眼脂を伴う片眼性の細胞浸潤を伴わない角膜潰瘍である（**図1**）．涙道の閉塞により，涙液メニスカス高が上昇し，眼表面に涙道疾患による膿性眼脂の逆流を認める．角膜潰瘍部位は，涙液メニスカスに接する下方や涙点近傍の鼻側などの周辺部に生じることが多い．自験例でも約70 %の症例で角膜下方や鼻側に潰瘍を生じていた．まれではあるが，角膜傍中心部に潰瘍を生じることもあるので注意が必要である．ほかの周辺部潰瘍であるMooren潰瘍，リウマチ性角膜潰瘍，カタル性角膜潰瘍，まれではあるが周辺部の感染性角膜潰瘍などとの鑑別は，LDAKは細胞浸潤を角膜潰瘍に伴わないことから鑑別可能である．

角膜穿孔に注意する

　LDAKはときに角膜穿孔に至る．筆者らの検討では半数以上の症例が角膜穿孔に至り，とくに涙小管炎が誘因となってる症例では，穿孔する割合が高かった．筆者らは，角膜穿孔に至る症例と至らない症例の要因を検討した．その際，自験例と既報でLDAKを生じた涙道疾患の起炎菌種を比較検討したところ，

[Topics] 涙道疾患関連角膜潰瘍

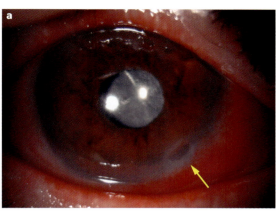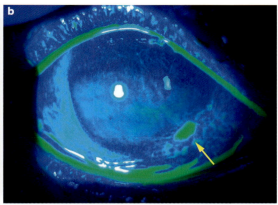

図1 | LDAKの典型所見
右眼の細隙灯顕微鏡検査で角膜鼻下側に細胞浸潤を伴わない潰瘍がみられる(矢印).

表1 | LDAK 38例の涙道疾患起因菌種　角膜穿孔例と非穿孔例の比較

角膜穿孔20例29菌株(涙道疾患起因菌種・%)	角膜非穿孔18例24菌株(涙道疾患起因菌種・%)
Actinomyces spp. 14 % Staphylococcus aureus 10 % MRSA 7 % Streptococcus spp. 28 % Corynebacterium spp. 7 % Pseudomonas aeruginosa 3 % Enterococcus faecalis 3 % others 28 %	Actinomyces spp. 8 % Staphylococcus aureus 17 % MRSA 4 % Streptococcus spp. 21 % Corynebacterium 8 % Pseudomonas aeruginosa 4 % Enterococcus faecalis 4 % others 34 %

同定された菌種は角膜穿孔の有無にかかわらず, おおむね一致していた.

同定された菌種は穿孔の有無にかかわらず, おおむね一致しており, 角膜穿孔に菌種は関係していない可能性がある(表1). 一方で, 自験例と既報の患者背景に着目して自己免疫疾患の罹患率を検討したところ, 穿孔例では44.4 %, 非穿孔例では9.1 %と穿孔例のほうが高かった. LDAKの穿孔例を6例で検討したNittaらによると, 涙道疾患のみで角膜穿孔に至ったのは1例のみで, ほかの5例は涙道疾患のほかにドライアイや関節リウマチなどの自己免疫疾患といったほかの要因も伴っており, 複合的な要因で角膜穿孔に至ると考察されている[4]. 角膜穿孔に至る症例では, 免疫反応が過剰に起こりやすい宿主側の要因が関連している可能性がある.

涙道疾患の治療を最優先に

LDAKの治療において最も重要なのは, 原因となっている涙道疾患の治療である. 自験例では, 涙道疾患の治療を開始してから平均14.5 ± 4.8日で角膜潰瘍は上皮化しており, 涙道疾患加療後は速やかに潰瘍が改善する傾向であった[1]. 筆者らの施設では, 涙管通水検査により涙道疾患の存在が疑われるときには, 涙道内視鏡で閉塞部位や結石の有無を確認し, 涙管チューブ挿入術や涙嚢鼻腔吻合術により涙道疾患の根治を目指している. 涙道疾患が根治した症例ではLDAKの再燃は今のところ経験していない. ステロイド点眼の使用については, 既報ではステロイドの使用の有無にかかわらず, 涙道疾患の加療に伴い良好な治療経過が得られている. 自験例では, ステロイド点眼を使用した7症例とステロイドを使用していない6症例で治療期間に有意差は認めなかった[1]. LDAKが角膜の感染性疾患ではなく, 涙道内での免疫反応による産物が角膜の潰瘍形成の要因であるとすると, 涙道内の免疫反応を抑制するためにステロイドの使用は有効である可能性もある.

筆者らは, 涙道疾患の加療と併せて治療用ソフトコンタクトレンズを装用している. これは涙道から眼表面に逆流してくる潰瘍形成因子と角膜との物理的接触を断つことを目的としている. 既報でも治療用ソフトコンタクトレンズの装用により角膜穿孔部位を塞ぎ上皮化を図る効果が得られ, また涙道から逆流する

表2｜当施設における非外傷性角膜穿孔の原疾患（2007年1月〜2021年12月）

	診断	N(%)	Total cases
感染性	ヘルペス角膜炎	13(18.6)	
	細菌性角膜炎	8(11.4)	
	真菌性角膜炎	6(8.6)	27
非感染性	LDAK	7(10.0)	
	モーレン潰瘍	5(7.1)	
	リウマチ	5(7.1)	
	角膜フリクテン	3(4.3)	
	シェーグレン症候群	2(2.9)	
	兎眼	2(2.9)	24
	そのほか		19
			70

最も多い原疾患は感染性はヘルペス角膜炎，非感染性ではLDAKが最多であった．

潰瘍の形成を促進する因子の角膜との接触を物理的に防ぐ効果があった可能性に言及されている[6]．

LDAKは角膜穿孔に至る症例も多く，自験例でも13例中7例と半数以上の症例で穿孔している[1]．筆者らは，以前に当施設における非外傷性角膜穿孔の原疾患について検討したが，非感染性の角膜疾患では穿孔の原疾患としてLDAKが最多であった（**表2**）．原因不明の角膜穿孔の症例では涙管通水検査を施行し，LDAKも精査することが重要であるといえる．そして，LDAKの角膜穿孔例で角膜移植などの穿孔部への外科的加療を必要とした症例は自験例では1例のみであった．LDAKでは角膜穿孔に至っても，涙道疾患の根治により穿孔部は保存的加療で閉鎖する可能性が高いことは，LDAKの特徴である．

また，角膜所見からLDAKが疑われるも，涙道の感染性疾患の所見に乏しく涙管通水検査で異常がなかった症例でも，涙道内視鏡により，涙道疾患の存在が明らかになり，涙道疾患を治療することで，速やかに角膜潰瘍が改善した症例も経験している．涙管通水検査で異常がなくでも，LDAKが疑われる際には，涙道内視鏡の施行も考慮すべきである．

実際の症例

1例目は85歳女性．既往は両眼内レンズ挿入のみである．右眼角膜傍中部の潰瘍を認め，抗菌薬点眼で加療も，潰瘍は急激に進行し角膜穿孔に至り当施設紹介となった．右眼の充血と膿性眼脂，また角膜傍中心部に浸潤を伴わない潰瘍を認め，同部位が穿孔し，前房は完全に消失していた（**図2**）．多量の眼脂と上・下涙点の発赤腫脹，また涙小管内には多数の

結石を認めた．結石の除去を行い，涙道内視鏡検査で狭窄も認めたため，涙管チューブを挿入して終了した．第3病日には前房形成し，上皮欠損縮小，約2週間で潰瘍は上皮化し，涙点の発赤腫脹も改善した（**図3**）．涙道疾患の治療とコンタクトレンズで角膜移植を必要とせず穿孔閉鎖し治癒した症例であった．

2例目は，65歳女性．既往はシェーグレン症候群によるドライアイである．原因不明の左眼角膜下方周辺部の潰瘍が生じ，角膜穿孔に至ったため，当施設紹介受診となった（**図4**）．左角膜鼻下側に細胞浸潤の乏しい角膜潰瘍を認め，穿孔していた．軽度，膿性眼脂を認めており，LDAKを疑い，涙管通水検査を施行も異常は認めなった．治療用コンタクトレンズを装用し，抗菌薬点眼とステロイド点眼で経過をみるも，角膜所見の改善は認めなかった．そこで涙道内視鏡を施行したところ，上下涙小管内に多数の菌石と迷入した涙点プラグを認めたため，涙小管炎であった．涙小管炎の治療後，約1週間で角膜潰瘍は上皮化治癒し，以降，再燃は認めていない（**図5**）．涙管通水検査で異常がなくても，角膜所見からLDAKが疑われるときには涙道内視鏡の施行も考慮すべきである．

文献

1) Inoue H, et al：Clinical characteristics of lacrimal drainage pathway disease-associated keratopathy. BMC Ophthalmol 22：353, 2022

2) 芝野宏子，ほか：慢性涙嚢炎が原因と考えられた周辺部角膜潰瘍の3例．眼科臨床医報 101：755-758, 2007

3) 日野智之，ほか：慢性涙嚢炎が契機と考えられた角膜潰瘍の3症例．あたらしい眼科 31：567-570, 2014

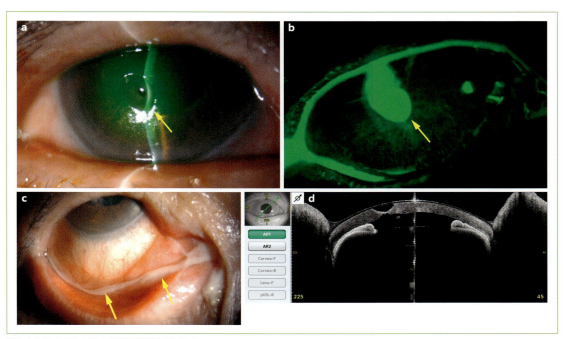

図2｜症例1の治療前の細隙灯顕微鏡検査所見
a，b 角膜傍中心部に細胞浸潤を伴わない潰瘍を認め，穿孔している（矢印）．
c 多量の膿性眼脂も認める．d 前眼部断層画像．前房は完全に消失している．

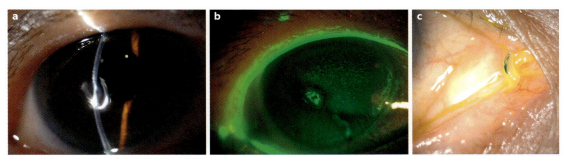

図3｜症例1の治療後の細隙灯顕微鏡検査所見
a，b 潰瘍は上皮化し，前房は形成されている．c 涙管チューブを挿入した．

4) Nitta K, et al：Lacrimal duct obstruction and infection associated with Non-traumatic corneal perforation：A case series. International Medical Case Reports J 15：313-322, 2022
5) Ishimoto A, et al：Corneal ulcers with non-infectious appearance caused by nasolacrimal duct obstruction or canaliculitis. Am J Ophthalmol Case Rep 27：101651, 2022
6) 服部貴明，ほか：長期間留置された涙管チューブから涙嚢炎を発症し角膜穿孔をきたした1例．あたらしい眼科 33：129-131, 2016

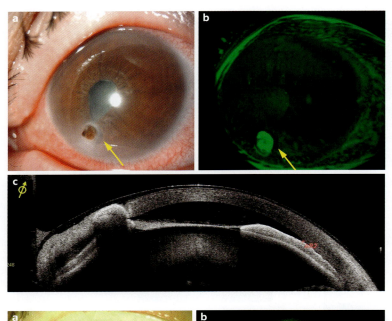

図4｜症例2の細隙灯顕微鏡検査所見
a, b 角膜鼻下側周辺部に細胞浸潤を伴わない潰瘍を認め，穿孔している（矢印）．
c 前房は消失．上下涙点には発赤腫脹は認めなかった．

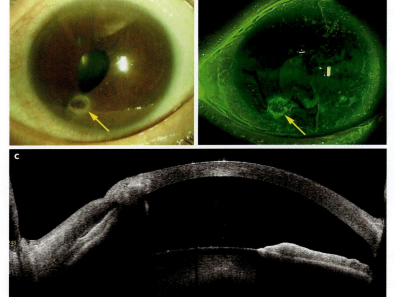

図5｜症例2の治療後の細隙灯顕微鏡検査所見
a, b 角膜潰瘍・穿孔部は上皮化し（矢印），
c 前房も形成されている．

III. 疾患 ▶ 2. 眼瞼疾患（流涙症）

1）睫毛乱生症

梅北眼科　**野﨑真世**

疾患のポイント

- 睫毛乱生・重生は，持続する流涙，眼痛，眼脂を主症状とする
- 睫毛抜去により一時的な改善がみられるが，1ヵ月後には元の状態に戻る
- 治療を要する睫毛の本数と範囲により，治療方法を選択する
- 手術治療は1度で終了しないことが多く，治療前の説明が大切である

I 概説（図1）

　睫毛乱生は，眼瞼の位置は正常であるが睫毛の生えている向きが異常となり，睫毛が眼球に接触している状態を指す[1]．

　睫毛重生は，先天性もしくはStevens-Johnson症候群などの皮膚や粘膜疾患により，瞼板内に毛根が発生したものであり，マイボーム腺開口部より睫毛が生える．

　いずれも根治には睫毛根自体を消失させる必要があるが，睫毛重生では眼球表面の状態が悪いことが多く，病状がより重篤になりやすい．

II 検査と診断

1. 自覚症状と眼所見（図2）

　持続する流涙，眼痛，眼脂を自覚症状とする場合，本疾患が鑑別にあがる．

　細隙灯顕微鏡検査にて，眼瞼の位置は正常であるが睫毛の一部が眼球に接触する場合，診断

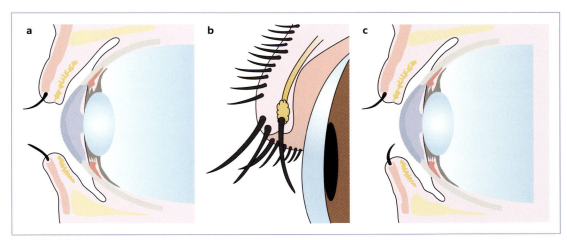

図1 ｜ 睫毛乱生
a 正常眼瞼．b 睫毛重生：睫毛が本来の位置ではなくマイボーム腺から生えている．c 睫毛乱生：睫毛の位置に問題はないが，眼球に向かって生えている．

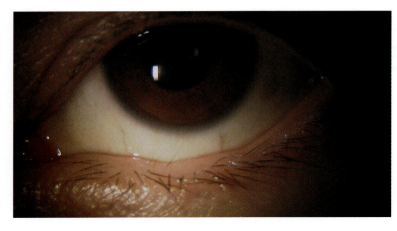

図2｜睫毛乱生の症例
5本以上の睫毛に睫毛乱生がみられる症例.

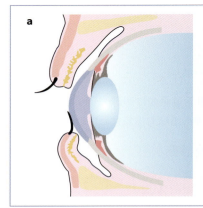
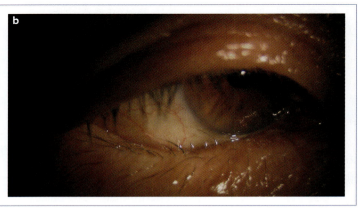

図3｜眼瞼内反
a 眼瞼内反シェーマ：眼瞼自体が眼球側に向いている． b 眼瞼内反写真：高齢者の典型的な眼瞼内反の症例．

に至る．フルオレセイン染色によりマイボーム腺や皮膚粘膜移行部の位置を同定し，睫毛の生える場所や範囲，本数を確認する．この際，数回瞬目を促すと見逃しが少なくなる．さらに睫毛が接触する角膜，結膜の状態を観察する．

2. 他疾患との鑑別(図3)

眼瞼内反の有無を必ず確認する．眼瞼内反がある場合，以下の手術治療は不十分である．また，小児でみられる睫毛内反は，眼瞼の位置異常はないが眼瞼の余剰組織に押され睫毛が眼球に接触するものである．この場合は，眼瞼内反に準じた治療が適応となる．

III 治療・手術

1. 治療方法

症状が強い場合，まず睫毛抜去を行ったうえで，角膜保護点眼や軟膏を使用する．しかし，睫毛抜去を行っても必ず再発するため，可能であれば手術治療を選択する．取り残しなく手術をするため，術前1ヵ月の間の睫毛抜去は避けるべきである．

以下の手術治療は，毛根を確実に除去するために手術顕微鏡下で行う．

1)電気分解術(図4)

睫毛乱生の本数が少ない場合，電気分解術が第一選択となる．皮膚切開せず，針電極を睫毛の根本に差し込み，毛根を直接電気焼灼する方

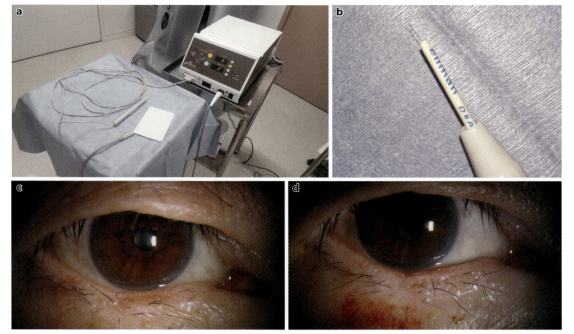

図4｜電気分解術
a 電気分解術器械写真：当施設で使用している高周波電気メス．ハンドピースを取り替え，通常は止血操作に使用することが多い．b 電気分解術針電極：針電極を毛根まで刺入し，短時間で効率的に毛根を焼灼する．c 電気分解術　術前：数本の睫毛乱生がみられる．d 電気分解術　術後：術後3ヵ月，再発はみられない．

法である[2]．
① 皮下にリドカイン塩酸塩・アドレナリン（キシロカイン®2％エピレナミン）で局所浸潤麻酔を行う．
② 高周波電気メスを最も弱いパワーに設定，針電極を睫毛の根本に刺入し，つきあたりまできたらその位置で焼灼する．通電時間は1秒を超えることはない．
③ 金属針とともに焦げた睫毛が抜けてくると成功である．睫毛を引っ張らないと抜けない場合は，治療が不十分である．再度毛根の位置と方向を確認し焼灼する．
④ 抗菌薬含有眼軟膏を塗布して終了する．

2）毛根除去法
上記，電気分解術後に再発する場合や電気分解術が困難な場合は，皮膚切開を行い，毛根を直視下に除去する[3]．
① 眼瞼結膜と皮下に，リドカイン塩酸塩・アドレナリン（キシロカイン®2％エピレナミン）局所浸潤麻酔を行う．

② 切除部位の皮膚を圧迫し，脱血しながら挟瞼器をかける．皮膚に緩みがないよう平らにしたうえで睫毛付近の皮膚に切り込みを入れる．
③ 毛根の位置を確認し，毛根とその周囲組織を簡単に除去する．
④ 皮膚切開がわずかな場合は皮膚縫合はせず，抗菌薬含有眼軟膏を塗布して終了する．

3）眼瞼前葉切除（図5）
睫毛乱生や睫毛重生の範囲が広い場合や症状が重症である場合，眼瞼前葉切除（anterior lamellar resecrion, lid split）を選択する．本法は睫毛列をなくしてしまうため，整容面で気にならない場合が適応となる[4]．
① 結膜円蓋部に2ヵ所，切開を行う皮膚側に数ヵ所，リドカイン塩酸塩・アドレナリン（キシロカイン®2％エピレナミン）にて局所浸潤麻酔を行う．
② 挟瞼器を皮膚切開を行う部位のみにかける．この際，しっかりと皮膚を圧迫し脱血すると，

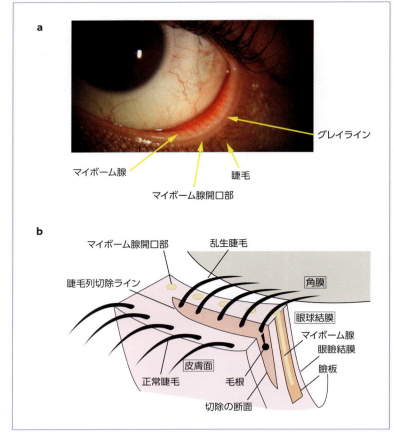

図5｜眼瞼前葉切除
a グレイライン：肉眼的に，粘膜皮膚移行部の皮膚側は灰茶色に見える．
b 切除ライン：まっすぐ皮膚層を切り裂くイメージ．

③ グレインライン(図5)で瞼縁を3mmの深さでスプリット(切り裂く)する．毛根を直視下で確認し，結膜側に残っている場合は後葉側に切り込む．睫毛根の付いた状態で，皮膚ごと切除する．露出した瞼板に毛根が残っている場合は，毛根を電気凝固しておく．
④ 挟瞼器を外す前に，瞼板面と周囲をしっかりと凝固止血する．適宜，瞼縁皮膚をそのままの位置で瞼板に縫合しておく．瞼板は露出したままでよい．
⑤ 抗菌薬含有眼軟膏を塗布して終了する．術後は眼軟膏にて湿潤環境においておくと，1週間後にはきれいな上皮がはり，整容面で問題がなくなる．

文献
1) 本田 治：眼瞼の形態異常．眼科学，第2版(大鹿哲郎 編，臼井正房彦 監修)，文光堂，東京，9-17，2011
2) 佐々木香る：睫毛乱生．専門医のための眼科診療クオリファイ10 眼付属器疾患とその病理(野田実香 編)，中山書店，東京，100-103，2012
3) 村上正洋，鹿嶋友敬 編：眼瞼手術の実践編，超アトラス眼瞼手術．全日本病院出版会，東京，137-139，2014
4) Kadyan A, et al：Anterior lamellar excion and laissez-faire healing for aberrant lashes in ocular cicatrical pemphigoid. Eye(Lond). 24：990-993, 2010

III. 疾患 ▶ 2. 眼瞼疾患（流涙症）

2）下眼瞼弛緩

九州大学眼科　**田邉美香**

疾患のポイント

- 眼瞼弛緩が生じると正常な涙液メニスカスが形成されず導涙性流涙を生じる
- 眼瞼弛緩の原因として，加齢，顔面神経麻痺，floppy eyelid syndromeなどがあげられる
- 眼瞼弛緩により閉瞼不全を生じると，乾燥感や眼表面上皮障害などから反射性涙液分泌亢進が起こり分泌性導涙を生じる
- 下眼瞼弛緩の手術のコンセプトは横方向の引き締めであり，lateral tarsal strip, lateral canthopexy, 耳介軟骨移植による下眼瞼形成術などがある

I｜概説

眼瞼が適度な緊張で眼球に接してはじめて，正常な涙液メニスカスが形成される．下眼瞼が水平方向または垂直方向に弛緩すると眼瞼内反症や外反症を生じることが多いが，それらを生じなくとも，下眼瞼がわずかに眼球から離れている，または下垂している状態では正常な涙液メニスカスが形成されず導涙性流涙を生じる．原因として，加齢，顔面神経麻痺，floppy eyelid syndrome（以下，FES）などがあげられる．顔面神経麻痺では眼輪筋，特にHorner筋の機能低下による涙道ポンプ機能低下も流涙症の原因となる．これらのような閉瞼不全を生じる疾患では，眼表面の乾燥による乾燥感や眼表面上皮障害などから反射性涙液分泌亢進が起こり分泌性導涙も生じることがある．

本稿では，顔面神経麻痺とFESの2疾患について，また下眼瞼弛緩に対する手術について解説する．

II｜検査と診断

1. 症状・所見

下眼瞼弛緩の程度をみるためのpinch test, distraction testについては眼瞼内反症の稿（III. 2. 3））を参考にされたい．

1）顔面神経麻痺

顔面表情筋の運動時の左右差を，前額部，眼輪部，頬部，口輪部などで比較する．末梢性（核下性）顔面神経麻痺では，麻痺側の額の皺寄せや眉毛挙上ができない，閉瞼障害，口角下垂，鼻唇溝の消失などの所見を認める（図1）．前額部のみ左右差を認めない場合は中枢性（核上性）麻痺を疑う．

2）Floppy eyelid syndrome

FESは眼瞼の弛緩を特徴[1]とし（図2），容易に眼瞼が変形，外反し，自然に元の形には戻らない．両側性と片側性がある．睡眠中に上眼瞼が外反する症状も特徴的である．睡眠時の上眼瞼外反や涙液の不均衡が原因と考えられる慢性乳頭性結膜炎をしばしば合併する．また，BMI（body mass index）の高い中年男性に多いことが報告さ

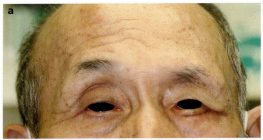
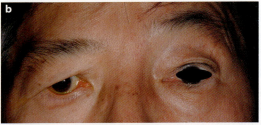
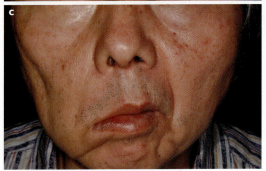

図1｜顔面神経麻痺の症例写真
a 左顔面神経麻痺：健側（右側）と比較し患側（左側）の前額の皺が薄いことがわかる．左側の前額部の皺寄せができず，左眉毛下垂を生じている．
b 右顔面神経麻痺：特に最大開瞼時にその左右差が顕著となり，右眉毛下垂が目立つ．
c 右顔面神経麻痺：右口角下垂，鼻唇溝の消失を認める．

れている[2]．FESと睡眠時無呼吸症候群には強い相関がある[3]．

2. 他疾患との鑑別ポイント

眼瞼内反症，眼瞼外反症の稿（Ⅲ．2．4）），また無眼球症・小眼球症・眼球ろうなど相対的に眼窩内容物が少ない場合は眼瞼弛緩を生じる．

Ⅲ 治療・手術

1. 一般的治療

手術時に必要な，瞼板と内眼角靱帯（medial canthal tendon：MCT），外眼角靱帯（lateral

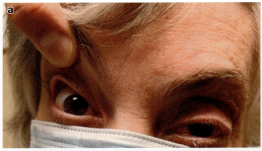
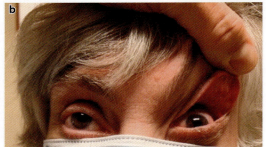

図2｜Floppy eyelid syndromeの症例写真
右眼瞼は牽引により眼窩縁まで伸びる（a）が，患側の左眼瞼は眼窩縁よりさらに15 mm程度伸びる（b）ことがわかる．
（文献1）よりCC-BY 4.0, http://creativecommons.org/licences/by/4.0/）

canthal tendon：LCT）の解剖をシェーマに示す（図3）．

1）Lateral tarsal strip (LTS) procedure（図4）

LTSはLCTの弛緩や延長を修正する目的[6]で開発された術式である．実際には，外眼角を10 mm程度切開後，lateral canthotomyを行う．外眼角靱帯の下脚を切断した後，Lockwood靱帯を切断する．下眼瞼瞼板の耳側を露出させ，水平方向に耳側に牽引し，外側眼窩縁後方3 mmにあるWhitnall結節付近の骨膜に縫合する．LTSは下眼瞼水平方向の弛緩を矯正する手術の主流となっているが，長期経過で緩みがでることがある．

2）Lateral canthopexy

概念はLTSと同様だが，糸で外眼角と眼窩縁の骨膜を埋没縫合し，引き締める術式である．LTSより簡便に行えるが，水平方向の牽引力は弱く，軽度の眼瞼弛緩に適している．

2）下眼瞼弛緩 145

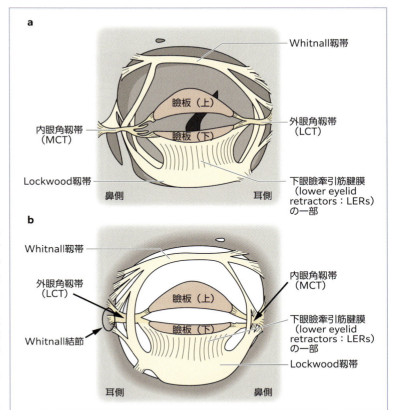

図3｜瞼板とMCT，LCTの解剖
a 眼窩前面からのシェーマ：上下の瞼板はつり橋のようにMCTとLCTに支持され，そのバランスのうえで成り立っている．Lockwood靱帯は横幅40〜45 mm，縦幅5〜8 mm，厚み1 mm程度である．
b 眼窩後面からのシェーマ：LCTは眼窩壁（眼窩縁後方3 mm）の内側にあるWhitnall結節に付着している．LTSの際は眼窩縁ではなく，Whitnall結節付近の骨膜に縫合することを意識する必要がある．
（文献4）をもとに作図）

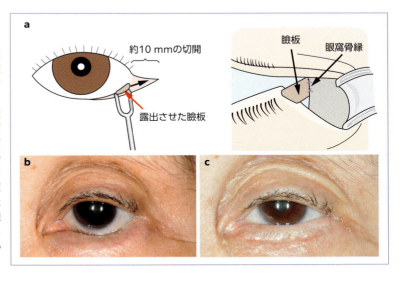

図4｜LTSの手術
a LTSの手術シェーマ：左下眼瞼に対するLTS．外眼角を10 mm程度切開後，lateral canthotomyを行い，外眼角靱帯の下脚を切断した後，Lockwood靱帯を切断する．下眼瞼瞼板の耳側を露出させ，水平方向に耳側に牽引し，外側眼窩縁後方3 mmにあるWhitnall結節付近の骨膜に縫合する．（文献5）をもとに作図）
b, c LTS（+Jones変法）を行った症例写真：術前（b），下に凸であった下眼瞼のカーブが，術後（c）に直線的になり正常化しているのがわかる．外眼角の切開線は目尻の皺と同化しており目立たない．

3）Kuhnt-Szymanowski法を改良したSmith変法[7]（図5）

　眼瞼を全層で水平方向に短縮し，水平方向の弛緩をとる手術である．下眼瞼耳側の位置でペンタゴンに瞼板を全層切開する．切除後，瞼縁をそろえて瞼板同士を縫合する．MCT，LCTの弛緩が少ない症例に適している．

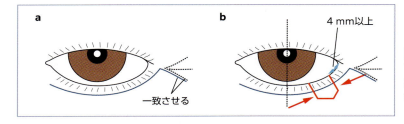

図5｜Smith変法の手術シェーマ
下眼瞼耳側の位置でペンタゴンに瞼板を全層切開する．切除後，瞼縁をそろえて瞼板同士を縫合する．
（文献8)をもとに作図）

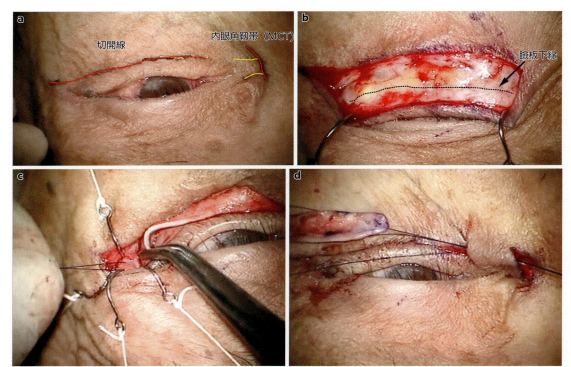

図6｜耳介軟骨移植による下眼瞼形成術（すべてsurgeon's view）
a 手術デザイン：睫毛下切開とMCTの鼻側，2ヵ所を切開する．
b 下眼瞼瞼板が透見できるまで露出：手前に中村式釣り針鉤をかけて術野を展開している．
c 耳介軟骨を耳側眼窩の骨膜（Whitnall結節付近）に縫合：耳介軟骨を採取後，下眼瞼瞼板の前面に耳介軟骨を留置し，耳側をWhitnall結節付近の骨膜に縫合する．
d 耳介軟骨を内眼角靱帯（MCT）に縫合：鼻側は耳介軟骨とMCTを縫合する．耳介軟骨上縁は瞼板に，下縁はLERに固定する．

2. ほかの選択肢

1）耳介軟骨移植による下眼瞼形成術[9]（図6）

前述したLTSやSmith変法で効果不十分な場合，あるいは重症例に対しては，耳介軟骨移植を用いた下眼瞼形成術が有用である．耳介軟骨鼻側は眼窩縁骨膜およびMCTに固定し，耳側は眼窩縁内側の骨膜（Whitnall結節付近の骨膜）に固定する．耳介軟骨上縁は瞼板に，下縁はLERに固定する．耳介軟骨採取を要し，手技がやや煩雑であるが，長期的に下眼瞼を支持する力を維持することができる．

図7に両顔面神経麻痺の術前後の写真を示す．術前，下眼瞼外反を呈しており，下眼瞼結膜が露出している．そのため涙液メニスカスは形成されず涙液貯留過多がみられ，涙点まで涙液が導涙されていない．この症例に対し，耳介軟骨移植による下眼瞼外反症手術を行った．術後，下眼瞼外反は改善し，下眼瞼縁が眼球面に密着し，涙液メニスカスも改善していることがわかる．整

2）下眼瞼弛緩　147

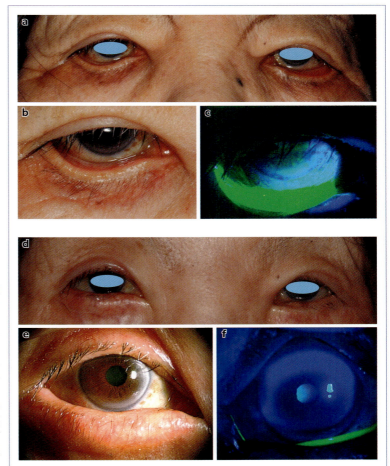

図7 両顔面神経麻痺に対して下眼瞼形成術（耳介軟骨移植術）を行った症例

a〜c 術前写真：下眼瞼外反を呈しており，下眼瞼結膜が露出している．そのため涙液メニスカスは形成されず涙液貯留過多がみられ，涙点まで涙液が導涙されていない．

d〜f 術後写真：下眼瞼外反は改善し，下眼瞼縁が眼球面に密着し，涙液メニスカスも改善していることがわかる．整容的にも機能的にも満足が得られた．

容的にも機能的にも満足が得られた（図7d〜f）．

文献

1) Noorani S, et al：Tape-splint tarsorrhaphy technique to manage exposure keratopathy in a patient refusing surgical intervention. Clin Case Rep 11：e7797, 2023
2) Huber-Spitzy V, et al：Syndrome of the flaccid eyelid（floppy eyelid syndrome）. Klin Monbl Augenheilkd 185：289-291, 1984
3) Din N, et al：Serious corneal complications and undiagnosed floppy eyelid syndrome；A case series and a 10-year retrospective review J Curr Ophthalmol 31：225-228, 2019
4) Dutton JJ：Atlas of Clinical and Surgical Orbital Anatomy：Expert Consult：Online and Prin, 2nd ed, Saunders, 2011
5) Korn BS：Lateral tarsal strip procedure. AMERICAN ACADEMY OF OPHTHALMOLOGY[®]（https://www.aao.org/education/image/lateral-tarsal-strip-procedure-2）
6) Anderson RL, et al：The tarsal strip procedure. Arch Ophthalmol 97：2192-2196, 1979
7) Fox SA：A modified Kuhnt-Szymanowski procedure for ectropion and lateral canthoplasty. Am J Ophthalmol 62：533-536, 1966
8) 野田実香：眼瞼外反症．眼手術2 眼瞼，（大鹿哲郎 監修），文光堂，東京，434, 2013
9) Watanabe A, et al：Modified auricular cartilage sling for paralytic ectropion. J Plast Reconstr Aesthet Surg 68：902-906, 2015

III. 疾患 ▶ 2. 眼瞼疾患（流涙症）

3）下眼瞼内反

オキュロフェイシャルクリニック大阪　**藤田恭史**

疾患のポイント

- 下眼瞼内反症は退行性と瘢痕性に分類される
- オキュラーサーフェス，導涙機構が破綻して流涙症状をきたす
- 治療は，垂直方向と水平方向の弛緩の程度を評価して術式を選択する
- 下眼瞼下制筋前転法，LER plication法，lateral tarsal strip（LTS）法は習得しておくべき術式である

　概説

1. 下眼瞼の解剖と病態

下眼瞼内反症は退行性と瘢痕性に分類される．退行性は加齢による解剖学的変化に起因し，瘢痕性はStevens-Johnson症候群などの炎症性疾患や外傷による組織の瘢痕拘縮により生じる．本稿では退行性に焦点をしぼって解説する．

下眼瞼は前葉と後葉からなり，その間に眼窩隔膜，眼窩脂肪がある．前葉は皮膚と眼輪筋，後葉は下瞼板，下眼瞼牽引筋腱膜（lower eyelid retractors：LER），結膜で構成される[1]（図1）[2]．LERは前層と後層の2層に分けられ，LER前層は下瞼板前面の皮下に穿通枝を伸ばし睫毛を外側に向ける作用がある．LER後層は平滑筋線維を含み，下瞼板下縁に付着して垂直下方に牽引する作用がある[1]．一方で下瞼板は水平方向にも牽引されており，内眼角部，外眼角部に存在する筋や腱，靱帯，線維組織を介して眼窩骨に固定されている．つまり下眼瞼は吊り橋のように垂直方向と水平方向の牽引力により均衡を保っている．しかし加齢によって垂直方向に牽引するLER，水平方向に牽引する内外眼角部が弛緩すると，前葉と後葉の構造上のバランスが崩れて下瞼板が眼球側に回転することとなる．

さらにアジア人は欧米人と比して，解剖学的に眼窩隔膜の上縁が下瞼板下縁に近く，眼窩脂肪が前方に突出している[3, 4]．そのため，加齢によって眼窩隔膜が弛緩すると，眼輪筋が下瞼板に乗り上がりやすい状態となり，下瞼板の眼球側への回転を助長する．この解剖学的な違いはアジア人に内反症が多く，欧米人に外反症が多い原因と考えられている[4]．

　検査と診断

1. 流涙症状

下眼瞼内反症は睫毛が角結膜に接触し，異物感，角結膜障害，流涙症などの原因となる（図2）．特に流涙症は，オキュラーサーフェスの破綻による涙液分泌量の増加，涙液メニスカスの上昇，下涙点の位置偏位，瞬目によるポンプ機能の低下などにより導涙機構が障害されて引き起こされる．

2. 検査と所見

下眼瞼内反症の診断，術式選択のためには退行性か瘢痕性かを鑑別し，下眼瞼の垂直方向と水平方向の弛緩の程度を見極めることが重要である（表1）．

3）下眼瞼内反 149

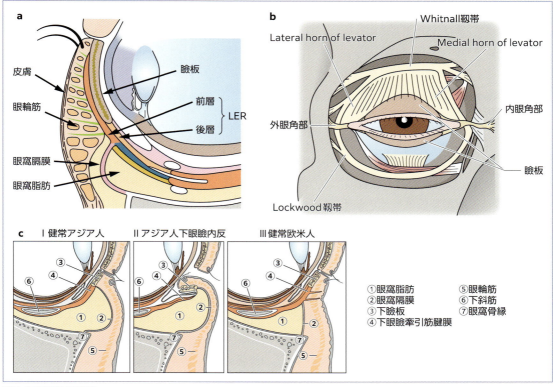

図1｜下眼瞼の解剖
a 下眼瞼の解剖．b 眼周囲支持組織の解剖．c アジア人と欧米人における下眼瞼の解剖の違い．

（文献2）より改変）

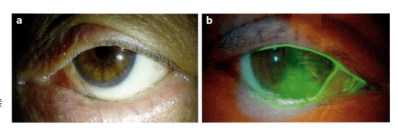

図2｜下眼瞼内反症による症状
下眼瞼内反により睫毛が角結膜に接触し，角結膜障害，流涙をきたす．

表1｜下眼瞼内反症の検査

退行性と瘢痕性の鑑別	垂直方向の弛緩	水平方向の弛緩
瞬目テスト	結膜囊の深さを観察 （結膜円蓋部の隆起）	Pinchテスト Snap backテスト Medial distractionテスト Lateral distractionテスト

1）退行性と瘢痕性の鑑別

退行性と瘢痕性の鑑別には瞬目テストが有用である．退行性の場合は，下眼瞼を下方に用手的に反転すると，一旦正常な位置に戻るが，その後瞬目させると再び下眼瞼が内反状態となる．一方で瘢痕性の場合は用手的に下眼瞼を正常な位置に戻しても，組織瘢痕の影響により瞬目なしで自然と内反状態に戻る．

2）垂直方向の弛緩

下眼瞼の垂直方向の弛緩は，下眼瞼結膜囊の

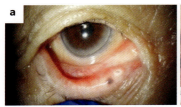 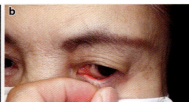 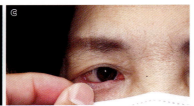

図3｜検査方法
a 下眼瞼結膜円蓋部の盛り上がりが観察される．b Pinchテスト．c Lateral distractionテスト．

深さに着目する．LER後層は下瞼板の下方への牽引と同時に下眼瞼結膜嚢形成にも寄与している．LER後層が弛緩すると下眼瞼結膜嚢が上方偏位し，下眼瞼結膜円蓋部の盛り上がりが観察される（図3a）．

3）水平方向の弛緩

内眼角部，外眼角部の弛緩の程度を評価する．Pinchテスト（図3b）は下眼瞼を手前に牽引し，下眼瞼縁と眼球表面の距離が8 mm以上で陽性とする．Snap backテストは，牽引した下眼瞼の戻り方の速さを観察するが，定量性に欠ける．Medial distractionテストは下眼瞼を鼻側に牽引し，下涙点が涙丘中心を越えると陽性，Lateral distractionテストは下眼瞼を耳側に牽引し，下涙点が涙丘外側端と角膜輪部内側端の中心を越えると陽性とする（図3c）．

Ⅲ 治療・手術

下眼瞼内反症は垂直方向に牽引するLER後層の弛緩が主たる原因であるため，水平方向のみの矯正では不十分な症例が多い．また過度な水平方向への矯正は整容的に問題となり，下方涙点が偏位して導涙機構に影響を与える．そのためLERを前転する下眼瞼下制筋前転法（LER advancement[5]，Jones変法[6]とも呼ばれる）は垂直方向の矯正を主たる目的としており，LERの後層を直視下で下瞼板に固定できるため理にかなった術式である．

LER plication法は埋没法の一つで，前葉の瞼縁への乗り上げ，垂直方向の弛緩の矯正を目的としている．低侵襲かつ簡便であるが，LER後層を直視下で下瞼板に固定できず，余剰な皮膚，眼輪筋を切除できないため再発の可能性が残る．両術式とも過度な垂直方向の矯正は術後の下眼瞼外反症を誘発し，導涙機構に影響を与えるため注意が必要である．

再発症例や水平方向の弛緩が強い症例にはlateral tarsal strip（LTS）法を追加する．下眼瞼下制筋前転法単独での再発率は2％[5]，LER plication法単独での再発率は11.4％[7]であるが，LTS法を追加すると再発率は0％[7,8]と良好な術後成績が報告されている．LTS原法[9]は下外側瞼板を露出し，外側眼窩骨膜に牽引固定する術式であるがやや難易度が高い．筆者らはより簡便な方法として下眼瞼を外眼角部で楔状に切除し下瞼板を切除短縮している（以下，これをLTS法）．以下にそれぞれの術式を紹介する．

1. 下眼瞼下制筋前転法

睫毛側瞼縁から約3 mmでデザインする．局所麻酔後15番メスを用いて皮膚切開すると水平方向に走る眼輪筋が確認できる（図4a）．スプリングハンドル剪刃で眼輪筋を分けLER前層を確認する．さらに下瞼板下縁を露出し，スプリングハンドル剪刃の刃先の開閉を利用してLERを下瞼板より剝離しながら結膜まで到達する（図4b）．続いてスプリングハンドル剪刃を横方向に挿入して結膜とLER後層の間を左右に展開し，下瞼板下縁からLERを切離する（図4c）．さらにLER後層を下方に向けて1枚のシート状になるイメージで結膜より剝離していく（図4d）．

前面より眼窩隔膜側を水平に切開すると，LER前層が露出する（図4e）．LER前層のしっかりとした白い組織とLER後層に6-0モノフィラメント非吸

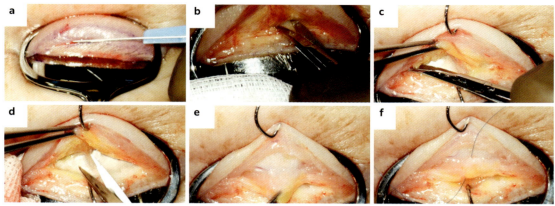

図4｜下眼瞼下制筋前転法
a 挟瞼器を使用してデザインに沿って皮膚切開する．b 下眼瞼下縁よりLERを剥離しながら結膜まで展開する．c 結膜とLER後層の間を下眼瞼下縁に沿って左右に展開する．d LER後層をさらに下方に向かって結膜より剥離する．e 前方より眼窩隔膜を水平に切開して白いLER前層を確認する．f LER前層→LER後層→下瞼板→LER後層→LER前層の順に6-0モノフィラメント非吸収糸でU字型に固定する．

(文献10)より

収糸を通糸（図4f），挟瞼器を外して下瞼板下縁→LER後層→LER前層の順にU字型に縫合する．下眼瞼のカーブを観察しながら下瞼板下縁で3ヵ所固定する．最後にLERの皮下穿通枝再建のため，睫毛側の眼輪筋と前転したLERの断端を3ヵ所7-0モノフィラメント非吸収糸で縫合する．皮膚縫合して終了とする．

2. LER plication法

睫毛下縁約2 mmの位置でスプリングハンドル剪刃，もしくはVランスで4ヵ所皮膚小切開を行う（図5a）．皮膚切開点から隣接する切開点へ6-0モノフィラメント非吸収糸で水平方向に皮下で通糸する（図5b）．同通糸部から下眼瞼を下方へ反転しながら下瞼板下縁の結膜側へ向けて通糸する（図5c）．結膜通糸点よりLERの短縮効果を期待して約5 mm垂直下方より（図5d）最初の皮膚切開点へ通糸する（図5e）．下眼瞼の睫毛の向きを見ながら縫合するが，あまり強固に縫合すると組織壊死，下眼瞼外反症の原因となるのでほどよい程度に縫合する（図5f）．同様の通糸を4ヵ所の皮膚小切開間で行うことで，計3ヵ所の埋没縫合を行う．

3. Lateral tarsal strip（LTS）法

下眼瞼外側の外眼角部を皺に沿って切開する（図6a）．5～8 mm程度下瞼板を全層切除し，外眼角部下脚を切開して下瞼板断端がフリーになることを確認する（図6b, c）．外眼角部上脚に5-0シルク糸を通糸，続いてフリーになった下瞼板断端部に通糸し縫合する（図6d, e）．外眼角縫合部は術後外れやすいため5-0シルク糸でさらに1針外眼角部を補強するとよい．上眼瞼と下眼瞼のグレイラインが合うように7-0バイクリル®糸（7-0モノフィラメント非吸収糸でも可）で外眼角を整え（図6f），皮膚縫合して終了とする．

文献

1) Kakizaki H, et al：Ophthalmology 113：2346-2350, 2006
2) 西本浩之：臨床眼科 69：1464-1469, 2015
3) Damasceno RW, et al：Ophthalmic Plast Reconstr Surg 27：317-320, 2011
4) Carter SR, et al：Ophthalmic Plast Reconstr Surg 16：45-49, 2000
5) Kakizaki H, et al：Ophthalmic Plast Reconstr Surg 23：292-295, 2007
6) Jones LT, et al：Am J Ophthalmol 74：327-329, 1972
7) 寒竹大地，ほか：加齢性下眼瞼内反症に対するLER plication埋没法の治療成績．第75回日本臨床眼科学会，

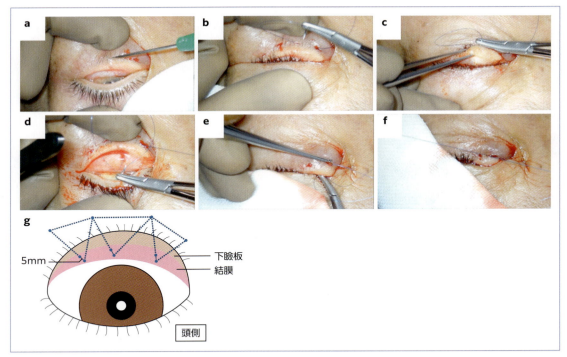

図5｜LER plication法
a 睫毛下縁約2 mmの位置で4ヵ所皮膚小切開する．b 隣接する切開点へ6-0モノフィラメント非吸収糸を水平方向に皮下で通糸する．c 下眼瞼を下方に反転し，同通糸部より下瞼板下縁の結膜側へ通糸する．d LER短縮のため，結膜通糸点より約5 mm下円蓋部方向へずらして通糸する．e 皮膚側の最初の通糸点へ向けて通糸しループを完成させる．f 下眼瞼の内反改善度を観察しながら縫合する．g 模式図．

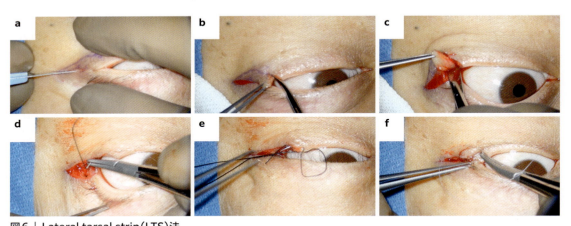

図6｜Lateral tarsal strip（LTS）法
a 下眼瞼外眼角部を皺に沿って切開する．b 下瞼板を5～8 mm程度楔状に切除する．c 外眼角部下脚を切開して下瞼板をフリーにする．d 外眼角部上脚に5-0シルク糸を通糸する．e 続いて下瞼板断端に通糸して外眼角部上脚と下脚を縫合する．f 上眼瞼と下眼瞼のグレイラインが合うように7-0バイクリル®糸で縫合する．

　2021 福岡（発表のみ）　　　　　　　　　　　1979
8) Lee H, et al：Br J Ophthalmol 98：1579-1582, 2014　　10) 藤田恭史，ほか：眼科手術 36：581-584, 2023
9) Anderson RL, et al：Arch Ophthalmol 97：2192-2196,

III. 疾患 ▶ 2. 眼瞼疾患（流涙症）

4）下眼瞼外反

広島大学眼科 **末岡健太郎**

疾患のポイント

- 眼瞼外反症では，涙液メニスカスが適切に形成されない
- 眼瞼診療では，さまざまな方向から観察し，触診することが重要である
- 病因が眼瞼前葉か後葉のいずれかないしは両方にあるのか把握する
- 眼瞼外反症は術後易再発性の疾患である

I 概説

　眼瞼外反は，眼瞼が外方に回旋して眼表面から浮き上がっている状態で，一部の先天性を除いて下眼瞼に生じる．病態理解に必要な解剖として眼瞼支持組織が重要で，図1のように下眼瞼牽引筋腱膜（lower eyelid retractors：LER）で垂直方向に，鼻側の内眼角靱帯（medial canthal tendon：MCT）と耳側の外眼角靱帯（lateral canthal tendon：LCT）で水平方向に適切なテンションがかかり，眼瞼は眼表面に沿うように接触している．下直筋から連続するLERが存在することで，下方視時に下眼瞼はわずかに下方に引き込まれ下方視野の妨げにならない．

　下眼瞼外反は表1①～④のように大別され，前述の眼瞼支持組織を含めた眼瞼全体が弛緩する①退行性と，眼輪筋や瞼板が弛緩する②麻痺性は日常診療でよく出くわす．そのほか，高度な眼瞼皮膚炎，外傷（熱傷や裂傷など）・手術後に生じる③瘢痕性，腫瘍や結膜浮腫などによる④機械性がある（図2）．

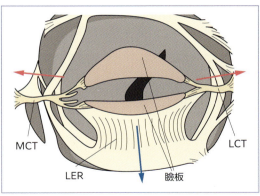

図1｜下眼瞼の支持組織
MCT，LCTで水平方向に，LERで垂直方向にテンションがかかる． （文献1）をもとに作図）

表1｜下眼瞼外反の分類

種類	原因	病態
①退行性	加齢	眼瞼全体の弛緩
②麻痺性	顔面神経麻痺など	眼輪筋や瞼板の弛緩
③瘢痕性	眼瞼皮膚炎，外傷，手術後など	眼瞼前葉の瘢痕拘縮
④機械性	腫瘍，結膜浮腫など	物理的な圧迫

II 検査と診断

1. 自覚症状

　眼表面から下眼瞼が浮き上がったスペースに

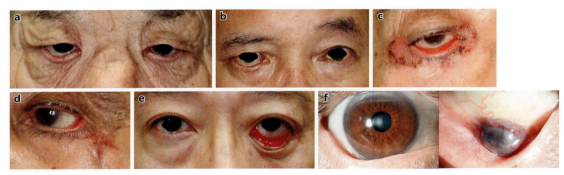

図2｜下眼瞼外反症例
a 退行性，b 右顔面神経麻痺，c 眼瞼皮膚炎，d 裂傷後，e 左頬骨骨折整復術後の癒着，f 結膜悪性黒色腫．

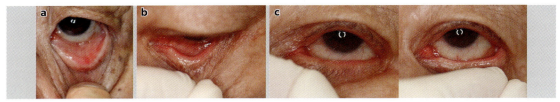

図3｜左下眼瞼の牽引試験
a 下方に牽引(snap back test)，
b 手前に牽引(pinch test)，c 鼻側・耳側に牽引(medial distraction test, lateral distraction test)．

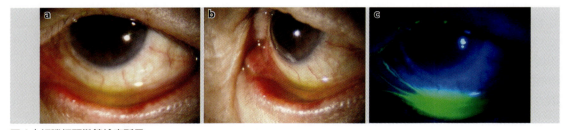

図4｜細隙灯顕微鏡検査所見
a 正面から観察，b 側方から観察，c 涙液メニスカスが形成されず，浮き上がったスペースに涙液が貯留・停滞している．

涙液が貯留・停滞することによる流涙症状，下方眼表面の露出，涙液メニスカスの形成不全による瞬目時の眼表面への涙液拡散障害に伴う眼乾燥感や異物感を訴える．さらに重症化すると角膜びらんや反応性の血管侵入，瘢痕形成を生じ，視力障害をきたす．

2. 眼所見

病因が眼瞼前葉（皮膚，眼輪筋）か後葉（瞼板，瞼結膜）のいずれかないしは両方にあるのか，眼瞼を圧迫する腫瘍性病変や結膜浮腫などがないか観察，触診する．眼瞼診療において触診は非常に有用で，下眼瞼を下方や前方，鼻側・耳側に牽引して，内外眼角靱帯など眼瞼支持組織の弛緩がないか確認する[2]（図3）．顔面神経麻痺では，眼輪筋機能不全によって眼瞼皮膚は弛緩し，前頭筋麻痺による眉毛下垂によって弛緩した上眼瞼皮膚は押し下げられる．眼輪筋の拮抗筋である上眼瞼挙筋が拘縮することで上眼瞼は後退するが，弛緩かつ下方に押し下げられた上眼瞼皮膚によって後退した上眼瞼は隠され，一見すると眼瞼下垂が生じているように見える(図2b)．

細隙灯顕微鏡検査は通常正面から観察するが，眼瞼の浮き上がりは細隙灯を左右に振って側方から観察すると評価しやすい(図4a，b)．長期間の瞼縁粘膜面の露出による粘膜の乾燥，角化や慢性眼瞼縁炎が生じていないかも確認する．フルオレセイン染色にて，涙液メニスカス形成の状態，

4）下眼瞼外反　155

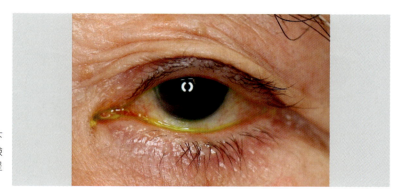

図5｜退行性下眼瞼下垂
外反は生じていないが，下眼瞼は下垂してMRD-2（瞳孔中心～下眼瞼縁の距離）が開大して下三白眼を呈している．

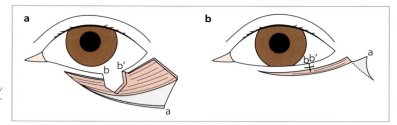

図6｜Smith変法
外側寄りで眼瞼を全層切除，縫縮して，耳側で余剰皮膚をトリミングする．

角結膜上皮障害を評価する（図4c）．涙液メニスカスに関しては，形成の有無，高さのみでなく，涙点まできれいにつながっているかも重要である．

3. 他疾患との鑑別のポイント

下眼瞼外反と同様に目が乾きやすい，目が閉じづらい疾患として兎眼がある．甲状腺眼症や眼窩腫瘍による眼球突出や，甲状腺眼症や顔面神経麻痺による上眼瞼後退，外反を伴わない下眼瞼下垂などに伴う．眼球突出は正面からではなく下方・上方や側方から観察すると評価しやすい．上眼瞼後退は瞳孔中心から上眼瞼縁の距離であるMRD-1（margin reflex distance-1）の左右差がないか，上三白眼を呈していないかを確認し，また挙筋群の拘縮（伸展性の低下）がないか通常閉瞼時，下方視時の上眼瞼の動きも確認する．眼瞼支持組織などの弛緩などで，外反を伴わずに下眼瞼が下垂することがあり，この場合，下眼瞼は眼表面に接しているが，下方眼表面の露出を生じ，下三白眼を呈する（図5）．

III 治療・手術

1. 治療方法

高度な眼瞼皮膚炎に伴う外反に対しては，ステロイド軟膏などによる眼瞼皮膚炎の治療で外反が改善するかを確認する．また，機械性の外反症に対しては，原疾患（腫瘍など）に対する治療を行う．そのほかの外反症（麻痺性，退行性，瘢痕性）に対しては，病因に応じた術式を選択する．

保存的治療としては，眼表面乾燥に対して，人工涙液やヒアルロン酸の点眼，油性眼軟膏による眼表面の保護や，メパッチなどを用いた就寝時の強制閉瞼などを行う．眼瞼形態異常に対してはテーピング法があり，外反した下眼瞼を外上方へと引っ張り上げるように貼付する．過度な牽引は内外眼角靱帯の弛緩を助長する恐れがあるので，適切なテーピング法の指導が必要である．病状が安定していない顔面神経麻痺発症初期や，手術を希望しない症例で行うとよい．瘢痕性に対しては，瘢痕拘縮部のマッサージ，トラニラスト内服やトリアムシノロンアセトニドの局所注射も検討する．

外科治療は，瘢痕性癒着があればまずは癒着解除，前葉の拘縮があれば局所皮弁を行い，眼瞼組織の弛緩による外反症に対しては，Kuhnt-Szymanowski法を改良したSmith変法（図6）やlateral tarsal strip（LTS）（図7），Lazy-T

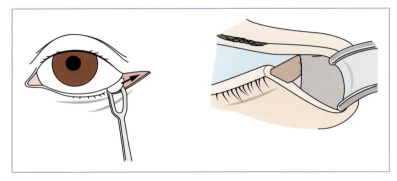

図7｜LTS
LCT下脚を切断した後，下眼瞼外側端を前後葉にsplitし，瞼板外側をWhitnall結節部の骨膜に縫合固定する．

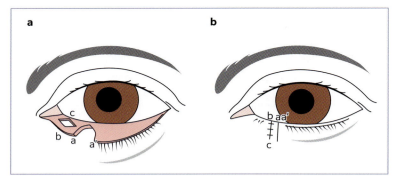

図8｜Lazy-T法
涙点下方の瞼結膜，LERを切除，縫縮し後葉を短縮して，内側寄りで眼瞼を全層切除，縫縮する．

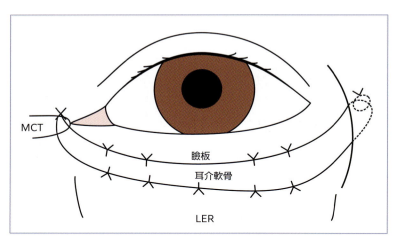

図9｜耳介軟骨移植
採取した耳介軟骨を，内側はMCT深部および内側眼窩縁に，外側は外側眼窩縁の内側骨膜に固定する．耳介軟骨上端を瞼板に，下縁をLERに縫着することで，眼瞼組織の解剖学的連続性が保たれる．

法（図8），重症例には眼瞼全体を押し上げる耳介軟骨移植（図9）が適応となる．下眼瞼外側の外反に対しては下瞼板外側を眼窩外側縁Whitnall結節部の骨膜に縫合固定するLTS，内側の外反に対しては眼瞼内側の全層切除・縫縮，内側瞼結膜を切除・縫縮するLazy-T法が対応しやすい．

2. 予後

いずれの眼瞼手術も術後の戻りは生じるが，下眼瞼外反は術後の戻りが生じやすく，眼瞼手術のなかでも易再発性の疾患である．特に顔面神経麻痺では，眼輪筋の収縮不全は続くため，再弛緩による再発が生じやすい．

文献

1) 上笹貫太郎：Surgical skills 達人に学ぶ！眼瞼小手術 下眼瞼内反．眼科グラフィック 4：441-448，2015
2) Scawn R, et al：Blepharoplasty Basics for the Dermatologist. J Cutan Aesthet Surg 9：80-84, 2016

Ⅳ. 治療

IV. 治療

1. 涙道治療の麻酔法

園田病院 **園田真也**
鹿児島大学大学院医歯学総合研究科解剖法歯学分野 **田松裕一**

> **項目のポイント**
> - 眼球と周辺組織は眼窩隔膜に包み込んで眼窩に入れ込まれている
> - 涙道麻酔においては，眼神経（三叉神経第一枝）の分枝である滑車下神経の走行の理解が重要である
> - 伝達麻酔の目標である前篩骨神経は球後出血の主要原因血管である前篩骨動脈と並走している
> - 伝達麻酔では目標とする神経の部位により麻酔針の穿刺する深さを考慮する必要がある

I 概説

　涙道手術の際，患者の苦痛の軽減のみならず，安全，確実に処置加療するためにも適切な麻酔処置は不可欠である．理想は全身麻酔であるが，すべての施設で行えるわけではない．完全な除痛は局所麻酔では不可能であるが，症例を選び確実な手技を行えれば有効な手技である．

　涙道手術に用いられる局所麻酔法としては滑車下神経，眼窩下神経ブロックなどの伝達麻酔と眼瞼皮膚，鼻粘膜への浸潤麻酔，そのほかに涙道粘膜に対する表面麻酔などがあげられる．また，笑気麻酔などの応用も進んでいる．

　本稿では各麻酔法の特徴と考慮すべき解剖学的構造物について，特に合併症の起こりやすい伝達麻酔である滑車下神経ブロックを中心に論説する．伝達麻酔とは知覚を伝達する神経の近くに麻酔薬を打ち込み痛みの伝達を阻害することを目的とする．効率的な伝達麻酔を実施するために涙道に関連する組織の標本を供覧する．

II 涙道周囲解剖

1. 眼窩の解剖

　まずは涙道周辺の解剖について解説する（図1）．

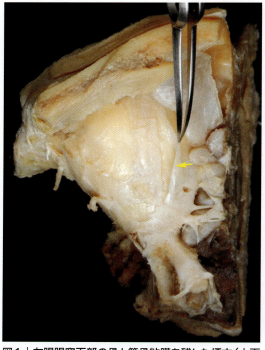

図1｜左眼眼窩下部の骨と篩骨粘膜を残した標本（上面観）
眼窩隔膜を一部切り開く（矢印）．

眼窩は特殊な構造をしている．眼窩は限られたスペースのなか，眼窩隔膜に神経，眼球，眼筋，血管を包み込んで，その隙間に脂肪を入れ込んだものであることがわかる．

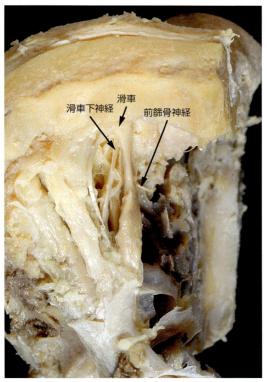

図2 | 左眼窩三叉神経第一枝と前篩骨神経を剖出するため，篩骨，眼窩隔膜を除去した標本（左眼上方より眺める）

重要なポイントとして，前篩骨神経は眼窩を出た後，前篩骨孔を前篩骨動脈と並走して鼻腔内に分布する．

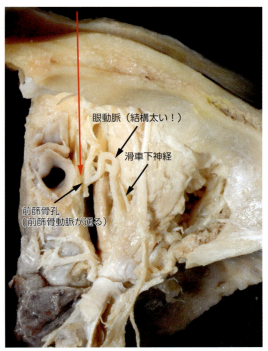

図3 | 上斜筋を除去し，前篩骨孔部を剖出した標本（右眼）
可能な限り眼窩内脂肪を除去した．赤い線が滑車下神経ブロックの注射針の通る道筋である．

先人の努力により，顔面の知覚がどのように伝達されているかを知ることができる．専門医試験で必ず知っていなければならない項目として三叉神経の分枝の走行があるが，重要なポイントは三叉神経の第一枝（眼神経）から鼻毛様体神経が分枝，前篩骨神経を分枝しながら，滑車下神経となっていくことである（図2）．また，第二枝より眼窩下神経が分枝する．

2. 滑車下神経と周囲血管

滑車下神経ブロックの際，筆者らは眼神経およびその分枝に当たりをつけて麻酔薬を効かせている．眼窩の構造ゆえに，不幸にも針先で眼窩内血管を傷つけると，閉鎖されたスペースのなかで出血が起こる．これが球後出血である．

血管の走行は非常に個人差が大きい．また，前篩骨動脈は，前篩骨孔に固定されているため，脂肪のなかを走るほかの血管に比べ，針先から逃げられずに損傷しやすく，球後出血の主要原因血管になりえる（図3，4）．

III 方法

1. 針の穿刺位置の解剖

針の穿刺は，経験的に内眼角の靱帯の水平部と垂直部の交叉する部位に行う．皮膚の上からはえくぼ状のへこみとして観察される．その理由として交叉する靱帯によって涙囊の上部を固定されている．よって，位置関係を考えるとその刺入部の後方10 mmに滑車下神経の涙囊分枝が存在するためである．図5aは皮膚を取り，交叉部靱帯を示す標本．図5bは眼神経とその分枝のみ残して眼窩内除去を行ったモデルを示す．図5b矢印がシース誘導チューブ挿入法（sheath-guided intubation：SGI）などで目標とする滑車下神経涙囊分枝である．

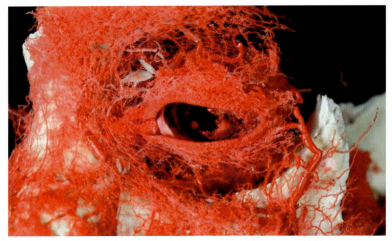

図4｜血管の分布を検証するためのサルの左眼周辺の動脈モデル

これをみるとどこを狙っても何らかの血管が存在することがわかる．ただし，涙嚢付近で一部まばらなところがあるのでここをうまく狙えば出血のリスクを軽減することにつながるかもしれない．

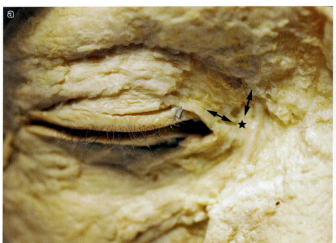
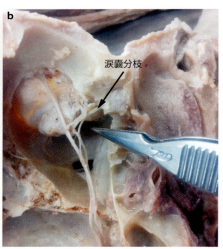

図5｜滑車下神経ブロックの針の刺入位置
a 麻酔針の刺入位置★の解剖，両矢印はえくぼ状のへこみとして観察される交叉部靱帯を示す．b 左眼三叉神経第一枝（眼神経）と眼瞼を残し，眼窩内容を除去した標本．矢印は剖出した滑車下神経涙嚢分枝．

2．術式による差異

　手術によってブロックする神経の部位は微妙に違う．まずSGIなどの場合，鼻涙管開口部にガーゼなどで鼻粘膜麻酔を実施したうえで，滑車下神経の涙嚢への分枝付近まで伝達麻酔を行えればほぼ有効な除痛が得られると考えられる．

　涙嚢鼻腔吻合術（dacryocystorhinostomy：DCR）ではもう少し上流の前篩骨神経付近まで針を打ち込む必要がある．前篩骨神経は鼻腔に分布するので鼻操作を伴うDCRにはより有効な除痛が得られる．ただし，前篩骨動脈に近づくので出血のリスクは上がる．

針先と前篩骨神経の位置関係（図6）より，現在の滑車下神経ブロックの手技の麻酔は伝達麻酔と浸潤麻酔のミックスされた前篩骨神経付近の麻酔といえるかもしれない．

3．刺入する針の深さ

　刺入する際の深さも検討する．26G1/2インチでは前篩骨孔に到達しないが，27G3/4インチでは前篩骨孔に到達する可能性がある．手術で必要な除痛に応じて深さを調節する必要性がある（図7）．

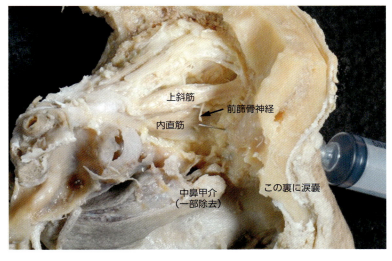

図6｜左眼眼窩下部の骨と篩骨粘膜を残した標本を正中より耳側を俯瞰する視点で眺めてみる

通常通りの方法で滑車下神経ブロックを行った際の針先と神経の関係である．矢印は前篩骨神経．針先と前篩骨神経の根元に微妙に距離が存在するのが観察できる．反対に内直筋は思っているよりも近い．伝達麻酔後に複視が出現する理由と考えられる．

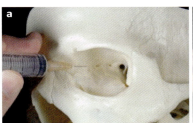 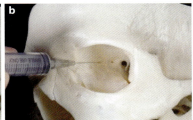

図7｜注射針先端の位置と前篩骨孔
a 26G（1/2インチ）の針先13 mmの長さ．
b 27G（3/4インチ）の針先19 mmの長さ．前篩骨動脈を損傷する可能性がある．

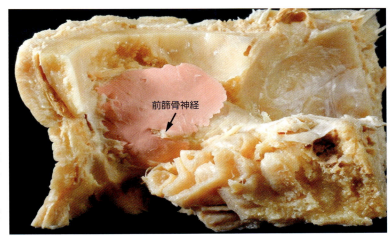

図8｜右眼に滑車下ブロックの手技でシリコン樹脂を2 mL注入した標本

麻酔薬は眼窩の後方まで入っていくのでアドレナリン添加の麻酔薬などは使用する際に留意が必要である．

4. 麻酔薬

麻酔薬としてはリドカイン塩酸塩（キシロカイン®2％）の使用を推奨する．眼窩の構造上，薬液が球後に回る可能性もあるためにアドレナリン添加の麻酔薬は血管閉塞などの危険を伴うと考えられる．また，確実な除痛を得るため，ある程度の麻酔薬の量が必要であると考える．SGIで涙嚢への分枝に確実に注入できれば1 mL前後，確実な除痛が必要なDCRでは3 mL前後は必要と考える．図8は滑車下ブロックの手技でシリコン樹脂を2 mL注入したものであるが，眼窩のかなり後方まで入ってきているのが観察できる．図8の矢印は前篩骨神経である．

5. 実際の手技の注意点

滑車下神経ブロックの実際の手技については，まず術者と患者頭部の位置関係を確認することが重要である．手術用ドレープを使用した状態では，顔面が斜めに傾いている場合，刺入位置の変化に気がつきにくい場合もありえる．確実に鼻尖部が上を向いていることと顎が上がっていないことを確認して実施する必要がある．

刺入部位を示す目印は，内眼角部のえくぼ状の凹みである（内眼角の靱帯の水平部と垂直部の交叉する場所）．ここから眼窩の骨壁に沿い，ほぼ垂直に10～19 mm刺入する．重要な点として正しく刺入できた場合には針先に抵抗はないが，何らかの抵抗がある場合にはその角度は正しくないと考えられるので穿刺のやり直しが推奨される．

針先を動かすと球後出血のリスクが増大するので，不必要に耳側に刺入したり傾けたりして眼球を傷つけないように注意する．

また，細すぎる針は刺入する際に彎曲し，意図しない方向に向かう可能性もあるため，眼球穿孔などの合併症の原因になりえる．加えて針先の感触もつかみにくい．そのため，筆者は26G（1/2インチ）針を使用している．

麻酔薬を注入する前には血液の逆流がないことを必ず確認し，注射後，1分間程度は圧迫し，皮下出血などの異常の有無も確認する．

6. そのほかの麻酔方法

そのほかの麻酔として，麻酔薬を用いて涙嚢洗浄を行うことで涙道内粘膜麻酔を行う．効果は弱く閉塞部より先に行かない．効果が弱い麻酔と認識して行うが，処置中に痛がる場合には仮道形成判定などに利用できる場合もある．

IV. 治療

2. 涙管チューブ挿入術

多根記念眼科病院　**大江雅子**

項目のポイント

- 顕微鏡以外の手術機器はすべてヘッドアップでの操作となる. 手元を見ず, モニター画面の情報だけで内視鏡（涙道内視鏡・鼻内視鏡）操作に慣れる
- 涙道の走行を理解する
- 涙点からの内視鏡挿入のカギは眼瞼の牽引方向
- 閉塞部の穿破は穴を開けるというよりシースで少しずつ癒着を剥がすイメージ

I 概説

　涙管チューブ挿入術には①盲目的挿入, ②涙道内視鏡による挿入と2つに分けられる. 涙管チューブ挿入術はすでに優れた治療法として確立されている涙嚢鼻腔吻合術よりも低侵襲で, 手術時間も短い. さらに後述の「涙道内視鏡」を併用した場合, 盲目的挿入よりもさらに治療効果が発揮できる場合が多い. 2000年に涙道内視鏡が認可され涙道内の観察ができるようになり, 得られた内視鏡画像より従来知り得なかった閉塞部にある涙嚢内結石の存在やプラグなどの異物, 腫瘍の存在も確認できるようになった. 今回手技については②涙道内視鏡による涙管チューブ挿入術のみの解説とする.

II 対象疾患

　副鼻腔手術などの鼻科的手術, 涙小管断裂や外傷による骨性鼻涙管閉塞以外の鼻涙管閉塞や総涙小管閉塞が適応となる. また, 閉塞の罹患期間が短い症例や女性は長期成績[1]がよい.
　涙小管閉塞については閉塞部を開放した際にできる涙小管壁の挫滅創から涙道内視鏡の灌流液が眼瞼の層に漏出し, 眼瞼浮腫をきたすため内視鏡は使用せず金属ブジーを使用し, 先端が涙嚢部に到達すれば以降は涙道内視鏡を用いて行う.

III 方法

1. 準備物品

　涙道内視鏡, 鼻内視鏡（視野角度0°もしくは30°）, ブジー（ボウマン氏・三宅式どちらでも可：00〜09）, 涙点拡張針（目盛付き）, 涙道シースとして18Gのエラスター留置針, 短冊ガーゼ, 麦粒鉗子, 鼻攝子, 鼻鏡, 眼科剪刀（直）, 鼻麻酔用ジャクソン型スプレー, 滑車下神経ブロック用27G1/2針.

2. 手術手順

　内視鏡併用でない場合, 手順3）は不要である.
1）下鼻道粘膜・下鼻甲介粘膜の収縮と麻酔（図1）
　ジャクソンスプレーでリドカイン塩酸塩（キシロカイン® 4％）, とボスミンの混合液（1：1）を鼻内に噴霧する. この混合液を浸した綿棒を回転させながら下鼻甲介・下鼻道をなぞりそのまま下鼻道に挿入し留置する. さらに混合液を浸した短冊ガーゼで下鼻甲介を包むように留置し, 粘膜の麻酔と収縮を図る. 吸引・誤嚥の防止に短冊ガー

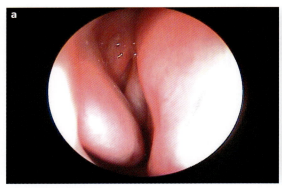
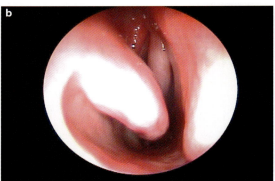

図1｜鼻内麻酔写真
a （右鼻腔）下鼻道は粘膜浮腫で見えない．
b 下鼻道粘膜を収縮させると下鼻道開口部が見える．

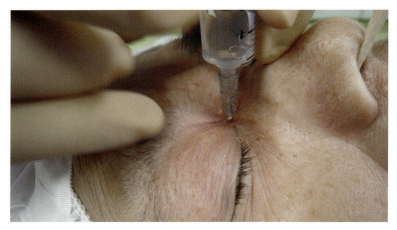

図2｜滑車下神経ブロック
内眼角腱と眼窩縁の交叉部に針を垂直に刺入する．

ゼの断端は鼻腔外へ垂らしておく．

2）点眼麻酔および涙道内麻酔

点眼用キシロカイン®4％で点眼麻酔の後，涙管洗浄針を用いて同じ点眼用キシロカインを涙嚢内に注入する．このときに涙管通水検査としての最後の閉塞部位を確認する．

3）滑車下神経ブロック

滑車下神経は三叉神経第一枝である鼻毛様体神経の枝である．T字型の内眼角腱の水平部と垂直部の交叉部背側10 mmを走行し涙嚢へ分布する．閉瞼させ内眼角腱水平部を触知し，指先で走行を確認する．内眼角腱の上辺直上で眼窩縁の交叉部にある窪みを刺入部とし，27G1/2針を背側に向かい垂直に立て，針の根元まで刺入する．眼球運動制限・逆血がないことを確認し，リドカイン塩酸塩（キシロカイン®2％ Eなし）を0.2〜0.5 mL注入する．過去に長らく3/4インチ針使用を推奨していた時期があったが，3/4インチ針は全長19 mmとなり物理的に滑車下神経に達するため神経自体を損傷する可能性や，また前篩骨孔に到達して前篩骨動脈を損傷し球後出血の可能性がある．眼筋麻痺のため複視が出現した場合は眼帯で閉瞼し，帰宅とする．

涙道内点眼浸潤麻酔に比べはるかに鎮痛作用が強く，ブジーや内視鏡操作における患者ストレスは軽減する．また涙小管炎治療における涙小管内菌石搔爬術においても滑車下神経ブロックは鎮痛効果として絶大である（図2）．

4）涙点拡張

上涙点から先にアプローチする．涙点に垂直に拡張針を挿入し（垂直部は2 mm），1段目の目盛まで拡張する．次に拡張針を水平に寝かせて涙小管水平部と平行になるよう倒す．眼瞼を耳側に牽引しテンションをかけ拡張針の2段目の目盛ま

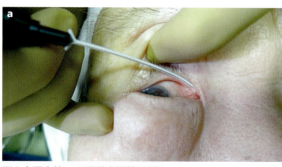
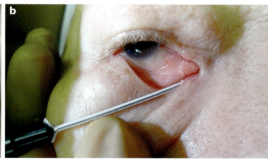

図3｜涙小管への涙道内視鏡の挿入
a 眼瞼を耳側上方へ軽く牽引することで，内視鏡は容易に水平方向に進む．
b 下眼瞼は耳側下方約45°方向へ牽引して，やっと涙小管は直線化する．

で拡張する．牽引する涙小管方向と拡張針のベクトルが同じになるように注意する．拡張針を押し進めるのではなく，涙小管を耳側に牽引することで涙点が拡張されるイメージである．続いて下涙点も同様に行う．この涙点拡張の操作は，続くプロービング操作が容易に可能になるかどうかを大きく左右するポイントで重要である．

5）涙小管への涙道内視鏡の挿入（図3）

涙道内視鏡の挿入において解剖学的にブジー先端を誤挿入しやすい部分は総涙小管，涙嚢底部（涙嚢鼻涙管移行部），鼻涙管下部開口部の3ヵ所である．

上涙小管は水平に走行しており，多くの下涙小管は内眼角近くで上涙小管に合流し，総涙小管を形成し涙嚢内腔へと続く．上下涙小管の合流後，総涙小管部分には隆起があり，これを越えて内視鏡先端を通過させるのはしばしば困難な場合がある．眼瞼を耳側に牽引し，総涙小管の隆起をイメージしながら涙道内視鏡の手元を軽くハンドダウンさせると隆起を越え涙嚢内に入りやすい．中村らは，31％の症例で上下涙小管が合流した後の総涙小管は背側へ向かい涙嚢に合流すると報告している[2]．上下涙小管の解剖学的な合流カーブを考慮し，先に上涙点から涙道内視鏡を挿入する．奥目やおでこが突出している顔貌の症例では，内視鏡プローブが極端に立ってしまうため，下涙小管から先にアプローチすると操作しやすい．

6）涙道内視鏡で閉塞部を穿破するプロービング法

プロービング法として，①～③があげられる．

①内視鏡直接穿破法（direct endoscopic probing：DEP）
②シース誘導内視鏡下穿破法（sheath-guided endoscopic probing：SEP）
③シース誘導非内視鏡下穿破法（sheath-guided non-endoscopic probing：SNEP）

①内視鏡直接穿破法（DEP）

涙道内視鏡を挿入し閉塞部を確認した後，内視鏡先端を閉塞部に強く押し当てて穿破する方法である．従来プロービングで使用していたブジーを内視鏡に代えた手技で，新たなテクニックの習得を必要としない．しかし，内視鏡を使用しているにもかかわらず穿破する際の閉塞部が観察できない，押し当てることで内視鏡先端が破損するリスクがあるという欠点もある．

②シース誘導涙道内視鏡下穿破法（SEP）[3]

シースとは涙道内視鏡の外筒として涙道内視鏡に装着するガイドである．市販の製品もあるが血管内留置用18Gエラスター針の外筒で代用されることが多い．涙道内視鏡にシースをかぶせて涙道に挿入し，シース先端が内視鏡先端より1～2mm出た状態で閉塞部を開放する．閉塞部開放の瞬間やその後を観察が可能であることより，膿の貯留が大量であってもシースを1～2mm程度先行させることで，観察レンズまわりの視界は確保され，結石や腫瘍，次の閉塞部（dimple）を発見しやすい．

③シース誘導非内視鏡下穿破法（SNEP）

DEP，SEPで開放できない著しく硬い閉塞の場合，内視鏡で観察しながら，シースを閉塞部に

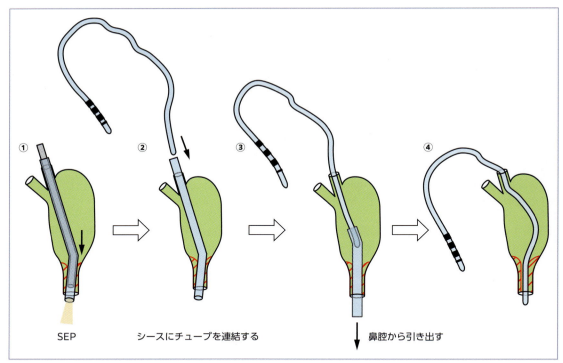

図4｜シース誘導チューブ留置術
①シースを先行させ閉塞部を穿破．②留置したシースにチューブを連結．③鼻内視鏡下に鑷子でシースを鼻腔から引き抜く．④穿破した穴にチューブが留置される．
（文献4）より）

向かって押し進め，涙道内に留置した後，涙道内視鏡のみを抜き取る．金属ブジーを涙道内視鏡に代わって挿入し，硬い閉塞部をプロービングで穿破した後，再度涙道内視鏡をシース内に挿入する．

▶鼻涙管閉塞に対して

　鼻涙管閉塞（nasolacrimal duct obstruction：NLDO）を解除する方法としては，内視鏡先端がシースより1mm出ている状態で涙点から挿入する．灌流液を流しながら分泌物を洗浄することで涙嚢全体を確認し，涙嚢に続く鼻涙管の閉塞部を同定する．涙道内視鏡プローブの金属部分の根元にあるシースの耳を攝子で把持し，シースを内視鏡レンズより前方にスライドさせ，先行させる．涙道内視鏡画面でシース内腔の中心部に閉塞部中心が来るように誘導しながら先行したシースで閉塞部を穿破する．閉塞部の穿破は内視鏡先端を少し軽く押しては引いて，観察をこまめに繰り返す．閉塞部に穴を開けるというよりは少しずつ癒着を剥がすイメージである．

▶総涙小管閉塞に対して

　眼瞼を耳側に強く引き，涙小管を直線化させることで閉塞部を固定することが総涙小管閉塞（common canalicular obstruction：CCO）穿破のコツである．先行させたシースを先端2〜3mm出し涙道シースストッパー（はんだや社）で固定する．内視鏡を進めても，ストッパーによりシースが内視鏡より先に出た状態となる．片手で眼瞼を牽引し反対の手でSEPを行う．CCOが解除されると血管豊富な赤い涙嚢内の粘膜が確認できる．

7）チューブ留置

　シース誘導チューブ挿入法（sheath-guided intubation：SGI）を施行する．閉塞部穿破後，涙道内視鏡に装着されている外筒のシースを下鼻道開口部まで進めてシースのみを留置し，涙道内視鏡を引き抜く．下鼻道まで達して残されたシースにチューブ先端を1〜2mmドッキングさせ（付属の金属ブジーを抜いてから），鼻内視鏡にてシースを鼻腔内から引き抜く．

　同じ操作をもう片側の涙点から行う（図4）．

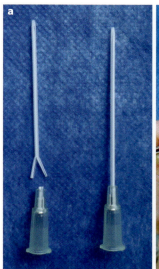 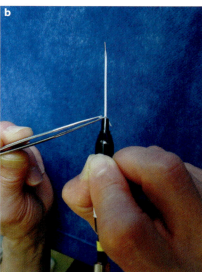 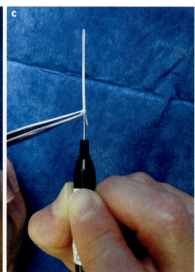

図5｜シース作成法
a エラスター針を根元で切断し，後端を2分割する．
b 内視鏡先端を2mm程度出すように装着する．
c エラスター針後端を2分割した部分「耳」を鑷子でつまんで前後することでシースは前後進する．

《シース作成法》

　血管内留置用18Gエラスター針の外筒の根元（輸液カテーテルとのジョイント部分）を切り落とす．エラスター針の後端を剪刀で縦に半割し，涙道内視鏡にかぶせる．エラスター後端にできた耳の部分を攝子で把持し，シースを前進させる（図5）．涙道内埋没防止のためシースの長さは最低でも50 mm以上のものを使用する（図5）．

文献

1) Sugimoto M, et al：Long-term outcome of dacryo-endscope-assisted intubation for nasolacrimal duct obstruction. J Eye 27：1291-1294, 2010
2) Nakamura J, et al：Analysis of lacrimal duct morphology from Cone-Beam computed tomography dacryocystography in a japanese population. Clinical Ophthalmology 16：2057-2067, 2022
3) 杉本 学：シースを用いた新しい涙道内視鏡下手術．あたらしい眼科 24：1219-1222, 2007
4) 井上 靖：テフロン製シースでガイドする新しい涙管チューブ挿入術．あたらしい眼科 25：1131-1133, 2008

One Point Advice
チューブの種類

昂会アイセンター　**野口敦司**

涙管チューブの種類

涙管チューブは1992年に栗橋がヌンチャク型シリコンチューブ（NST）を開発され，1994年に特定保険医療材料として認可された国内発の器具である．世界的には1977年にcrawford tubeが発売され世界の主流となっているが，国内で承認された涙管チューブがあるなかで海外製品を個人輸入して日常的に使用することはほとんどないと思われるため，国内で納入可能な製品のみ示している．LACRIFAST（ロート社），PFカテーテル（ニデック社），N-ST（カールツァイス社）が使用可能で3製品とも全長105～110 mmのタイプと90 mmのショートタイプが発売されている．現在，涙管チューブ挿入術で使用されているチューブの一覧を表1に示す．全長105～110 mmのタイプは主に涙管チューブ挿入術に，全長90 mmのショートタイプは涙管チューブ挿入術，涙嚢鼻腔吻合術（DCR）の際に使用されることが多い．

どの製品がよいかは術者の使用感の個人差によるところが大きいので，はじめて涙管チューブ挿入術を行う際は各種メーカーにデモをお願いするか，まずは指導医のお勧めのチューブを真似て使用してみて慣れてきた段階でほかのものも試してみることをお勧めする．

表1｜涙管チューブ挿入術で使用されているチューブの一覧

商品名	LACRIFAST CL	LACRIFAST EX	PFカテーテル	涙道・涙管チューブ　N-ST (FCI NUNCHAKU®)
販売元	ロート製薬株式会社	ロート製薬株式会社	株式会社ニデック	カールツァイス株式会社
チューブ径	1.0 mm	1.5 mm	1.0 mm	1.0 mm
最細部外径	0.7 mm	0.8 mm	0.8 mm	0.6 mm
全長	105 mm（ショートタイプ90 mm）	105 mm（ショートタイプ90 mm）	110 mm（ショートタイプ90 mm）	105 mm（ショートタイプ90 mm）
チューブ長	40 mm（ショートタイプ35 mm）	40 mm（ショートタイプ35 mm）	40 mm（ショートタイプ30 mm）	40 mm（ショートタイプ32.5 mm）
ブジー挿入口位置	先端より30 mm（ショートタイプ24 mm）	先端より30 mm（ショートタイプ24 mm）	先端より30 mm（ショートタイプ25 mm）	先端より30 mm（ショートタイプ24 mm）
素材	ポレウレタン樹脂混合物	ポレウレタン樹脂混合物	ポリウレタン	シリコン
特徴	潤滑性浸水性コーティングがあり外筒の滑りをよくしている	チューブ外径を1.5 mmとすることで再発の可能性の高い鼻涙管閉塞症例や再発例の治療に有用	先端が半球形状で粘膜への侵襲と仮道形成の低減している ブジーに対する耐久性を高めるため先端内側に固めのポリウレタンを使用した2層構造をとっている	ヌンチャク型シリコンチューブとして最初に発売 内筒が抜去しやすい素材 ブジーにも10 mm（涙点から内総涙点まで），15 mm（涙点から涙嚢鼻側壁まで）のマークあり
写真				

[One Point Advice] チューブの種類

= One Point Advice

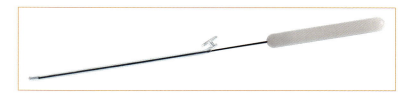

図1｜涙道チューブMASTERKA
涙点部がプラグ状になっている.

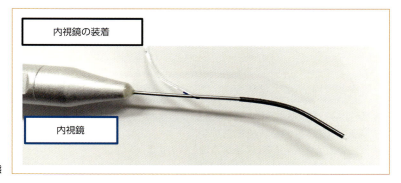

図2｜チューブに内視鏡を装着した状態

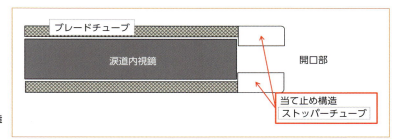

図3｜ブレードチューブと当て止め構造の模式図

　表1のほかにLACRIFASTシリーズからはブジーなしタイプのチューブも発売されている.

　カールツァイス社からは片側用の涙管チューブが販売されている．上下どちらかの涙点から片方の閉塞は解除できたが，仮道の形成などによりどうしても反対側から鼻腔に到達できなかった場合などに使用することが可能であり，難症例であることが多い流行性結膜炎後の涙小管閉塞やTS-1による涙小管閉塞の症例で片方しか通せなかったときに重宝する．図1のように涙点部分でプラグ状となっているのが特徴であり，MASTERKAとMONOKAの2タイプが発売されている.

　ニプロ社からブレードチューブが採用された新しいタイプの涙管チューブLacripass®涙道チューブが発売された．特徴としてはニッケルチタンでブレードが構成されており，既存の涙管チューブより硬い素材でできているためチューブが涙道内で潰れにくく，涙道の中でチューブ径が確保される．また，涙道内視鏡をチューブ内に挿入して使用することが可能となっており(図2)，先端が当て止め構造(ストッパーチューブ)となっていることでチューブ先端から内視鏡が出ないような設計となっている(図3)ため，そのままシース誘導内視鏡下穿破法(sheath-guided endoscopic probing：SEP)のような感覚で閉塞部を穿破できる．鼻腔に到達した際は涙道内視鏡をチューブから抜いてくればそのまま鼻内までチューブが留置される．シースを使用しない手術として今後の涙道治療の手順を大きく変えるかもしれない製品であると期待している.

Ⅳ. 治療

3. 涙道内異物の処置，対処法

ツカザキ病院眼科 **今村日利**

項目のポイント

- 問診によって涙道内異物の存在を推察する
- 涙道内視鏡によって異物を確認する
- 異物の種類や状況に応じて治療方法を検討する

Ⅰ 概説

　涙道内異物の大半は医原性である．流涙や眼脂の症状をきたすことがあり，場合により涙小管炎や涙嚢炎に至る．異物の種類や場所，状況を見極めて個々に対応を判断する必要がある．

Ⅱ 検査と診断

1. 自覚症状

　流涙・眼脂が主な症状であるが，痛みや眼瞼腫脹を訴えて受診することもある．涙道内に異物があっても，自覚症状を伴わない場合もある．

2. 眼所見

　涙液メニスカス高に異常がないか，眼脂がないか確認する．涙嚢部を指で圧迫して，涙点から膿の逆流を認めれば涙嚢炎の併発を疑う．

3. 涙管通水検査

　涙道の疎通性，炎症の有無を確認するのに役立つ最も基本的な検査であるが，場合によって異物をさらに押し込むため慎重を要する．

4. CT

　スライス幅を小さくして施行するよう依頼するが，単純CTで異物が描出されるとは限らない．できれば造影剤を点眼した後に施行する．

5. 涙道内視鏡検査

　涙道内を視認できるため，決め手となる検査である．

6. 他疾患との鑑別ポイント

　まずは問診によって涙管チューブ挿入術や涙点プラグ挿入術の施行歴がないか確認することが大切である．涙管チューブ挿入術を行った場合は，チューブ抜去を行ったかどうかを尋ねる．まれではあるが，髪の毛を自己挿入していた症例の報告[1]もあり，丁寧な問診が重要である．

Ⅲ 方法

1. 治療方法

1）涙点プラグ

　涙点プラグは典型的な涙道内異物の一つである（図1）．迷入があっても無症状のことも多く，また自然に排出されることもあるが，流涙や眼脂などを訴える場合は摘出する必要がある．涙点から涙点プラグまでの距離が短い場合は，局所麻酔を施行したうえで2本の綿棒で圧出することができる場合がある[2]．遠位まで至っている場合は，

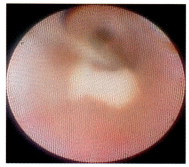

図1｜涙道内視鏡によって確認された涙点プラグ

涙道内への涙点プラグ迷入が疑われた場合，涙道内視鏡によって確認することができる．

（画像提供：鎌尾知行先生）

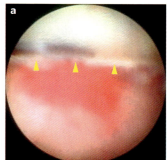

図2｜涙管チューブ挿入術後，チューブ抜去せず長期間経過した症例
a 涙道内視鏡によって確認された涙管チューブ（矢頭）．結石が固着している．
b 鼻内視鏡で下鼻道を観察．結石の固着した涙管チューブを確認し，麦粒鉗子で把持して摘出した．

涙道内視鏡下にシーステクニックによって鼻涙管開口部から排出させる．鼻涙管閉塞を合併している場合は先に閉塞部を開放しておいてから，涙点プラグを鼻涙管開口部へ誘導する．鼻涙管の走行の屈曲が強い場合など，条件によっては涙囊鼻腔吻合術（dacryocystorhinostomy：DCR）などの別の方法を適宜考える必要がある．

2）シース

涙道内視鏡手術に用いるシースの全長が涙道内に停留してしまうことがあるので，涙道術者はシースを涙道全長より長く作成することが肝要である．成人の場合，全長60 mm前後が望ましいが，涙道内視鏡の機種によってシース長に制限がある場合はその旨留意して手術を行う．万一停留した場合は，涙道内視鏡下に鼻涙管開口部から排出させるなど適宜対応する．

3）涙管チューブ

涙管チューブ挿入術後，チューブ抜去しないまま長期間経過していることがある．筆者は涙点から涙管チューブを鑷子で抜去しようとすると，涙道内部で固着していたため切断され，断端が涙道内に引き込まれてしまった症例を経験した．涙道内視鏡で鼻涙管内に涙管チューブを認めたが，

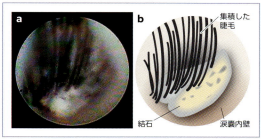

図3｜涙道内視鏡によって確認された，涙囊上部に集積した睫毛とそれに伴う結石

涙囊上部に集積した睫毛を認め，黄白色の結石が固着していた．

（図a画像提供：岩崎明美先生）

周囲に結石が固着していた（図2a）．鼻内視鏡で下鼻道の涙管チューブ端を確認し，麦粒鉗子で把持して抜去した（図2b）．

4）そのほか

涙囊上部に睫毛が集積し，結石を伴っていた症例（図3）があり，シーステクニックと灌流によって鼻涙管開口部から排出させることができたとの報告[3]などがある．

文献
1) 瀬谷 隆，ほか：眼臨 93：206-208，1999
2) 永原 幸：眼科手術 25：85-86，2012
3) Iwasaki A, et al：Case Rep Ophthalmol 14：18-22, 2023

Advanced Techniques
G-SGI

後藤眼科医院　**後藤英樹**
聖マリアンナ医科大学眼科　**後藤　聡**

概説

　本項ではG-SGI[1, 2]について解説する．G-SGIはシース誘導チューブ挿入法（sheath-guided intubation：SGI）[3]を改変したもので"シース誘導チューブ挿入術においてシースを涙点から摘出する方法"を論文タイトルとした．当初より，鼻腔観察困難例，鼻腔操作困難例，鼻腔操作に慣れていない術者での施行を目指していた．内視鏡直接穿破法（direct endoscopic probing：DEP）[4]，シース誘導内視鏡下穿破法（sheath-guided endoscopic probing：SEP）[5]，SGIのような涙管チューブ挿入術における標準術式としての普及を意識してはいなかったが，鼻操作が低負担であることからか一部術者に広まっていったようであり，いつのころからかG-SGIという通称がついた．G-SGIの普及・伝道は筆者よりも共著者の後藤 聡先生，また松村 望先生の影響が大きいと考えている．G-SGIの「G」が何を表しているかはっきりしないまま通称が広まったが，ゴルゴ13の「G」でないことだけは確かである[6]．

G-SGI

　一般的な眼科術者にはSGIにおける鼻内視鏡操作のハードルが高い面が否定できない．鼻内視鏡を把持し，モニター画面を見ながらもう片手での鼻鉗子操作，という双手操作は一般的な眼科医では修練をする機会がまずない．このような術者の技量的な要因としてSGI原法が難しい場合もあれば，また患者の下鼻道が狭い状況となり下鼻道鼻涙管開口部付近の観察が極端に困難で，結果として下鼻道からのシース抜去によるSGI原法が困難な局面にも遭遇することもある．このようにSGI原法が難しい場合，シースを下鼻道側でなく涙点側から摘出できれば，術操作は眼科用手術顕微鏡下に可能であり，手術難易度の低減，鼻腔内操作の低減に役立つ．G-SGIでは先端部3 mmを残して割線を入れたシース（図1）にて

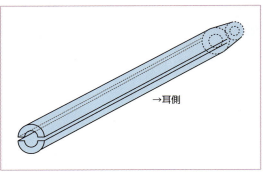

図1｜G-SGI用に割線を入れたシースの説明図
シースは通常のSEPに使用していた18Gサーフロー針（外径1.3 mm，内径1.0 mm，長さ50 mm）の外筒を用いる（外筒の根元側を切離し，長さ47 mmとした）．SEPにおけるシース把持用のフラップ作成時に手元側に入れる短い割線（3 mm，180°間隔で2本）のうち1本を，シース先端3 mm（シースがテーパーして細くなる部分）を残して延長する．この長い割線は耳側にくるように作成する．

（文献2）より）

SEPおよびSGIを行う．涙管チューブのシースへの挿入後，シースを涙点から摘出すると涙道に涙管チューブが残るという作戦である[2, 7, 8]（図2）.

文献

1) 湯田兼次：インストラクションコース．第61回臨床眼科学会，京都，2009
2) 後藤英樹，ほか：涙道閉塞症に対するシース誘導涙管チューブ挿入術においてシースを涙点から摘出する方法の試み．眼科手術 23：51-55，2010
3) 井上 康：テフロン製シースでガイドする新しい涙管チューブ挿入術．あたらしい眼科 25：1131-1133，2008
4) 鈴木 亨：内視鏡を用いた涙道手術．眼科手術 16：485-491，2003
5) 杉本 学：シースを用いた新しい涙道内視鏡手術．あたらしい眼科 24：1219-1222，2007
6) さいとう・たかを：狙撃のGT．ゴルゴ13，3巻，小学館，2013
7) 後藤英樹：目指せ！眼の形成外科エキスパート　涙道内視鏡を用いた流涙症の検査と治療～涙カメラで不治の病，涙目に挑む．臨床眼科 70：1378-1383，2016
8) 後藤英樹：涙道疾患．オキュラーサーフェス診療の基本と実践．Monthly book OCULISTA 100：73-78，2021

[Advanced Techniques] G-SGI   173

Advanced Techniques

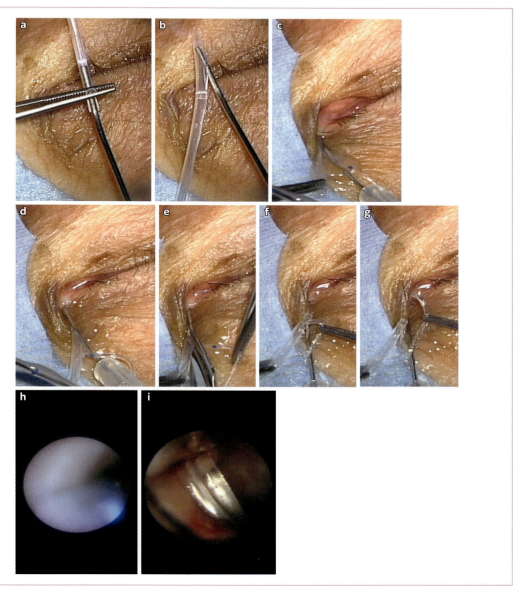

図2｜割線を入れたシースによるSEP
a 割線を入れたシースに涙道内視鏡を挿入．シース把持用のフラップを眼科用鑷子で把持している．
b デモ用に涙道内視鏡を割線から出してみたところ．先端を除いて割線を入れてある．SEP中にこのように外れたら涙道内視鏡プローブをすぐにシース内に戻す．
c シースの摘出開始．シースへ涙管チューブ挿入後，涙点側からのシースの引き抜き開始．把持力の強い鑷子を用いる（眼科用鑷子無鉤，有鉤やカストロビエホ鑷子など）．
d シースの割線全長まで（シースの先端に割線が入っていない部分まで）の引き抜き終了．
e シース先端部の割線が入っていない部分の切開開始．ウェスコット鋏刀を使用している．チューブを損傷しないように注意する．二太刀で切開できることが多い．
f シースの切開終了，作成した切開の切れ目からチューブを外そうとしている．シースの切開の段差に引っ掛けて涙管チューブを鼻腔から涙道方向に引かないよう注意する．
g シースからチューブが外れたところ．シース摘出完了．
h 下涙点からのSEP．上涙点からの先行チューブが仮道なく適切に涙道に挿入されていることを確認する．
i 鼻内視鏡による最終確認．下鼻道鼻涙管開口部より涙管チューブが適切に出ている．

(文献2)より)

4. DCR鼻外法

聖マリアンナ医科大学眼科　後藤　聡

項目のポイント

- 涙嚢鼻腔吻合術は鼻涙管閉塞治療のゴールデンスタンダードである
- 鼻内視鏡を使用せず行える顕微鏡下手術で直視下に行うため全眼科医にとってハードルが低い
- 疼痛コントロールが行いやすいため局所麻酔下に行うことができる
- 適応範囲が広く涙小管閉塞合併例，涙嚢癒着例にも対応可能なことが多い

I　概説[1, 2]

　涙嚢鼻腔吻合術(dacryocystorhinostomy：DCR)は主に鼻涙管閉塞に対する治療法で，本来の涙道を再建する涙道内視鏡併用涙管チューブ挿入術(endoscopic lacrimal duct recanalization：ELDR)と異なり，骨窓を形成して涙嚢から直接鼻腔にバイパスを作る手術である(図1).

　DCR鼻外法(external DCR：Ex-DCR)は直視下で涙嚢内を観察しつつ粘膜縫合を確実に行える点で優れており，適応が広く治癒率も高い．また，涙嚢内を直視下にできるため切開を加え涙小管閉塞の治療も同時にできる．

　また，涙嚢腫瘍を強く疑われる涙道閉塞症例では術中に直視下にもしくは術中迅速病理診断にて涙嚢腫瘍を診断できた場合，すぐさま涙嚢摘出術に移行できる利点がある．

II　検査と診断

1. 診断(図2)

　問診から始まって，視診・触診，細隙灯顕微鏡検査を行う．

1)問診

　問診では発症時期だけでなく，抗癌剤の使用歴や顔面外傷・鼻副鼻腔疾患・手術の既往が特に大事かと思われる．また，症状では主に流涙の場合，涙点閉鎖や涙小管閉塞など眼球に近い部位の狭窄・閉塞が多い傾向にあり，主に眼脂の場合は涙小管炎や涙道涙石症を除き，鼻に近い病変(鼻涙管閉塞)である傾向が強い．

2)視診・触診

　視診・触診では涙嚢部の腫瘤があるかないかだけでなく，眼の周りの涙があふれや睫毛に着く眼

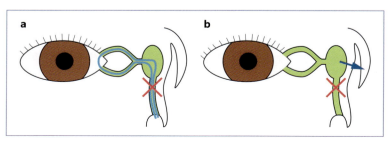

図1｜DCRとELDR
a ELDR．つまっているところを通し，再びくっつかないように，また拡張効果を期待してチューブを入れる．
b DCR．×のところがつまっているので矢印のような新しい通り道を作る．

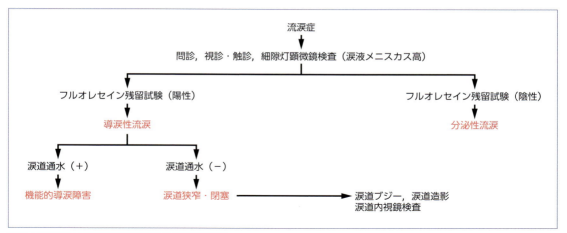

図2｜慈恵医大式流涙症診断のための検査手順

脂の状態も観察する．涙嚢部の圧迫による分泌物の逆流は慢性涙嚢炎の診断にとっては重要ではあるが，その後に続く，色素残留試験やCTでの病態が隠されることがあるので注意を要する．

3) フルオレセイン色素残留試験

フルオレセインによる色素残留試験は，色素をつけて15～20分，自然瞬目で待合室にて待ってもらう．その後，色素の残留具合で涙道狭窄・閉塞の有無を予想する．

色素が残らない場合でも流涙の主訴があれば，一度は涙管通水検査を行うことが重要である．

色素が残り，通水passなら広義の機能的流涙を疑い，not passなら涙道閉塞などを疑って，涙道ブジーによる深度測定（涙点から何mmの位置で閉塞しているか），涙道造影，涙道内視鏡検査などの涙道精密検査を行う．

4) 前眼部OCT

現在は前眼部OCTでの涙液メニスカス高測定も多くの施設で行われているが，どこの施設でもあるものではなく，小児などでは測定は難しい．

2. 他疾患との鑑別[3]

涙道閉塞以外の疾患による流涙症，涙小管炎や涙嚢腫瘍は本手術では治らない．また，日常診療で急性涙嚢炎に遭遇することも多いと思うが，必ずしも急性涙嚢炎イコール消炎してDCRではない．急性涙嚢炎と思われる症例のなかには以下のように特殊な症例もあり，それぞれの病態に対して治療戦略を立てていく．

涙道皮膚瘻に伴う瘻孔炎では瘻孔摘出術，先天性涙嚢ヘルニアや先天鼻涙管閉塞に伴う新生児涙嚢炎では造瘻術やプロービング（いわゆるブジー）で治療する．

III 方法

1. 手術方法[4]

1) 局所麻酔と全身麻酔の選択

顔面の骨を除去するため全身麻酔で執刀する施設もあるが，Ex-DCRは局所麻酔下での手術が十分可能である．反してDCR鼻内法（endoscopic DCR：En-DCR）は疼痛管理のため全身麻酔下での手術が推奨される．

2) 術前に必要な検査

可能であれば，画像検査や鼻内視鏡検査で吻合予定部の確認をする．

術前検査ではないが抗血小板薬や抗凝固薬の服薬の有無を確認し，内科医と連携し可能であれば術前術後休薬とする．また，休薬不可能な場合は涙管チューブ挿入術などで代替可能か再度検討する．

3) 使用器具

メスホルダー（15番，17番），直剪刀，眼科反剪刀，ソープ角膜異物鑷子×2，アドソン鑷子×2，鼻用膝状鑷子，カストロビエホ持針器×2，トーチ用ラスパトリウム，黒須氏上顎洞剥離子，

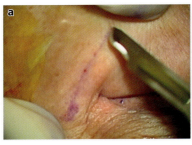
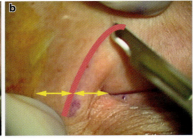

図3｜皮膚切開
鼻尖と内眼角の中点に弧状15〜20 mmのデザインで切開する.

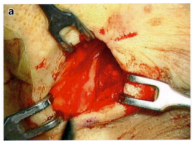
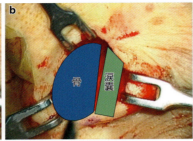

図4｜涙囊剝離
後方は後涙囊稜,下方は涙囊鼻涙管移行部,上方は内眼角腱まで剝離する.

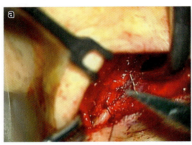
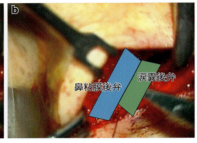

図5｜後弁縫合
5-0バイクリル®にて3針縫合する.

溝のみ(小),涙点拡張針,涙管ブジー(04-05ボーマン),一段針×2,鼻用吸引管(太,細),二双鈎,眼盛り付きキャリパー,鼻鏡(細),ハンマー(中),慈大式スタンツェを準備する.

4)手術手技

①局所麻酔はリドカイン塩酸塩・アドレナリン(キシロカイン®2％E)を用い,滑車下神経麻酔2 mLと切開予定皮膚に3 mL注射する.また,同時に鼻から外用リドカイン塩酸塩(キシロカイン®4％)とアドレナリン(ボスミン®外用液0.1％)を等量に混ぜたものをガーゼに浸し,骨窓作成部位に塗布する.手術終盤までガーゼは留置したままにしておく.麻酔液の喉への垂れ込みは高齢者ではときに誤嚥なども問題となり注意を要する.
②皮膚切開をする(図3).切開位置は鼻の中央と内眼角の中点を中心に15〜20 mmの長さで弧状に行う.
③助手に開創してもらい,皮下組織・涙囊を鈍的に剝離していく.隣接する骨は骨膜まで剝がし,涙囊剝離は後涙囊稜や涙囊鼻涙管移行部までしっかり行う(図4).
④骨窓を作成する.上方は涙囊天蓋部(内総涙点の高さとほぼ一致する),下方は涙囊鼻涙管移行部,後方は後涙囊稜までとし,前方は涙囊弁や鼻粘膜弁の大きさにも依存するが鼻軟骨まではいかないようにする.
⑤涙囊弁・鼻粘膜弁を作成する.涙囊は中央で切開し前後弁は同じ長さに作成する.鼻粘膜弁は涙囊弁との距離を考え過不足なく作成する.鼻粘膜弁の作成は後弁から行い,前弁が足りない場合は鼻骨をさらに削り骨層を前面に展開し不足なく前弁の距離を稼ぐ.
⑥鼻麻酔用のガーゼを抜去し,5-0バイクリル®で2〜3針後弁縫合する(図5).涙点〜涙小管に

表1 |

疾患	理由
①顔面外傷後や鼻・副鼻腔炎に対する手術の既往，口蓋裂手術の既往などがある症例を合併する急性涙囊炎	鼻涙管損傷や形成不全が認められることがあるため
②白内障手術などの内眼手術を早めに予定したい急性涙囊炎	DCRの術後成績のほうが安定して高く，恒久的な疎通性を期待できるため
③複雑な患者背景をもつ急性涙囊炎	通院困難な患者は術後の涙道洗浄やチューブ抜去のタイミングが難しいため
④シリコンやポリウレタンに対するアレルギーをもつ急性涙囊炎	
⑤内斜視	眼球が内転位で固定されている場合，内眼角部のチューブが角膜にあたり潰瘍を起こすことが多いので注意を要する

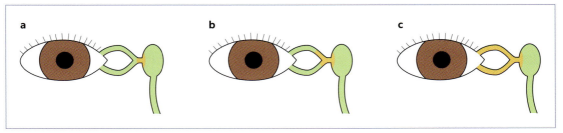

図6 | 涙小管閉塞 矢部・鈴木分類
a Grade 1，いわゆる内総涙点閉塞(CCO)→涙管チューブのよい適応．
b Grade 2，通水で上下交通がない総涙小管閉塞→経皮的or経鼻的涙小管形成が好ましい．
c Grade 3，広範な涙小管閉塞
通常はJones tubeの適応→基本Jones tube手術．

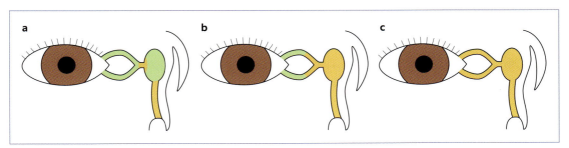

図7 | 涙道閉塞と涙道手術の適応
a DCR鼻内法，鼻涙管閉塞，熟練の術者であれば内装涙点閉塞にも可能．
b DCR鼻外法，鼻涙管閉塞，涙囊癒着例，涙囊摘出例，涙小管閉塞Grade1/2．
c 涙管チューブ挿入術，涙点〜涙小管〜涙囊〜鼻涙管までのすべての涙道閉塞．

狭窄や閉塞が存在する場合はチューブ留置も併用する（単純な鼻涙管閉塞の場合はチューブ留置は不要である）．チューブの先端は骨窓を経由して鼻腔に出すようにする．
⑦タンポン用のガーゼ（筆者はベスキチン®と軟膏塗布ガーゼを使用）を挿入し，5-0バイクリル®で2〜3針前弁縫合する．さらにガーゼをきっちり吻合口へ押し込む．皮下縫合を5-0バイクリル®で行う．きっちり皮下縫合し，ガーゼタンポンを行えば，ガーゼ抜去までは鼻出血のリスクはきわめて低い．
⑧6-0ナイロンで皮膚縫合する．

2. ELDRよりDCRのほうがよい鼻涙管閉塞[5]（表1，図6, 7）

ELDRよりDCRを選択したほうがよいと考える

鼻涙管閉塞とその理由を表1に示す.

Ex-DCRをするかEn-DCRをするかは異論のあるところであろう．En-DCRは強い鼻中隔彎曲が存在する狭鼻腔では筆者ら眼科医が行うことはむずかしいこともある．

また，涙小管閉塞や涙嚢癒着を合併した症例では顕微鏡直視下に行うEx-DCRのほうがはるかに解除しやすい．涙嚢部腫瘤の原因としては慢性涙嚢炎が最も多く，涙嚢腫瘍は非常にまれではあるが，Ex-DCRではその場で涙嚢摘出に術式を変更することが可能である．

3. 術中・術後合併症とその対処

1）出血

術中・術後に最も多い合併症である．術前にアドレナリン添加の局所麻酔剤を使用し対策をする．また，術中出血に対しては圧迫止血や疼痛で血圧上昇している場合は疼痛管理や血圧管理をする．手術終了時には止血されていることを確認し，タンポナーデがしっかりされていることを確認する．術後出血はタンポナーデがされていれば多くはないが，タンポナーデ抜去後に出血することがあり，場合によっては耳鼻科医の協力が必要となることもある．

2）髄液漏

骨窓作成をかなり上方まで行うと頭蓋底損傷，それに引き続き起こる髄液漏が理論上は起こりうる．骨窓上縁を内眼角靱帯までとして，骨削時にひびが入らないように注意する．

Ex-DCRは頭側から尾側に骨窓形成を行うため，En-DCRの尾側から頭側に向けて骨窓形成を行う術式に比べ頭蓋底損傷は起こりにくいと考える．

頭蓋底損傷が術中もしくは術後経過中に疑われた場合は，画像検査を行い，脳外科医に必ず相談する．

3）術後感染

涙道手術は汚染手術のため，術中術後に抗菌薬投与を行う．

4）再閉塞

再閉塞時は再度DCRを行うことができる．骨窓は小さいことが多いが，鼻中隔彎曲があり鼻中隔と接していることがあるためそれらを治療してから，もしくは同時に治療する．画像検査が有用である．再閉塞に対するDCRは骨窓は小さくも開いていることが多く，粘膜の肥厚，粘膜下組織の増大が原因のことが多く，骨層の拡大を追加し，粘膜弁縫合をしっかり行えば比較的容易である．

4. 予後

Ex-DCRは術後疎通性が90％と高い．自験例でもEx-DCR 526件中，術後1年での再閉塞は4件であった．

ELDRに比べDCRは全般的に術後涙液メニスカス高が高い傾向にあるが，術後のウルウル感や流涙感と必ずしも関連するものではない．半年ほど経過を追うとその流涙症状も改善していくことが多い．

文献

1）後藤 聡：涙道閉塞．耳鼻咽喉科展望 57：157-159，2014

2）後藤 聡：成人の涙道手術．眼手術学 眼筋・涙器，佐々木次壽 編，文光堂，東京，318-319，335-340，350-352，2014

3）後藤 聡：Ⅱ 臨床編 涙道後天異常 Q4．急性涙嚢炎の治療について．あたらしい眼科 30：91-95，2013

4）後藤 聡：涙嚢鼻腔吻合術鼻外法．眼科 58：821-828，2016

5）後藤 聡：白内障術者が知るべき外眼部手術 涙嚢鼻腔吻合術による治療−白内障手術・術後眼内炎の予防の見地からの涙道閉塞・慢性涙嚢炎−．IOL&RS 24：554-561，2010

IV. 治療

5. DCR鼻内法

大阪みなと中央病院耳鼻咽喉科・涙道サージセンター　**竹林宏紀**

項目のポイント

- DCR鼻内法は鼻外法より，低侵襲の手術法である
- 眼科医によるEn-DCR＝DCR鼻内法は，術前の鼻内・画像所見による適応決定が重要である
- 鼻粘膜→涙骨→上顎骨前頭突起→涙嚢壁と，順番に除去すると涙嚢を開放できる
- 涙嚢を三次元的に大きく開放することが重要である

I 概説

涙嚢鼻腔吻合術（dacryocystorhinostomy：DCR）は，眼科医や耳鼻科医，形成外科医が行う手術で，鼻外法と鼻内法が存在する．鼻内法が歴史的には古いが，鼻外法が成績もよく，多く行われてきた．最近では鼻内視鏡や手術支援機器の発達，手術手技の工夫により内視鏡を用いた鼻内法（endoscopic dacryocystorhinostomy：En-DCR）の手術成績が向上し，鼻外法より副損傷も少ないため，En-DCRが慢性涙嚢炎の一般的な手術法となっている[1]．

本稿では，眼科医がEn-DCRを安全に行うコツと，今までのEn-DCRよりシンプルに変更した術式について，耳鼻科医の立場から解説する．

II 対象疾患

En-DCRの適応は，基本的には鼻涙管閉塞である．涙管チューブ挿入術で再発するものや，涙管チューブ挿入術不可のものである．眼科医が行う場合は，鼻中隔彎曲症や，鼻腔腫瘍を除外する必要がある（図1）．そのため，術前のCTなどの画像検査は必須である．涙嚢周囲の骨の状態や，篩骨洞，鼻涙管開口部（下鼻道）の病変の有無を観察しなければならない．

また，総涙小管閉塞の一部（内総涙点からの閉塞距離が短いもの）もEn-DCRの適応であり，術前の涙管通水検査や涙道内視鏡検査により，閉塞

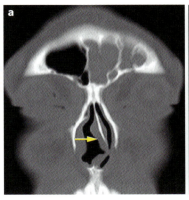 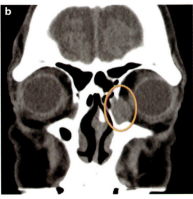

図1｜En-DCRの適応とならない症例（自験例）
a 鼻中隔彎曲症，b 原発性涙嚢腫瘍〔扁平上皮癌（squamous cell carcinoma：SCC）〕．

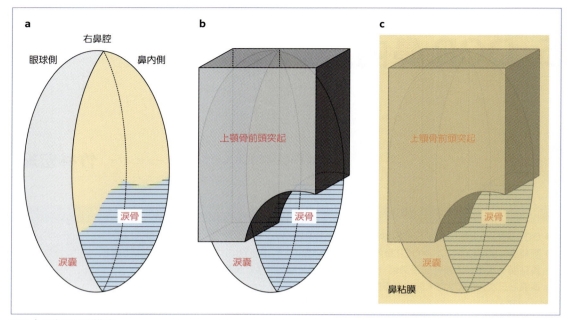

図2 | 涙嚢周囲の構造
涙嚢上部は上顎骨前頭突起に覆われ，涙嚢下部は涙骨に覆われ，その表面を鼻粘膜が覆っている．

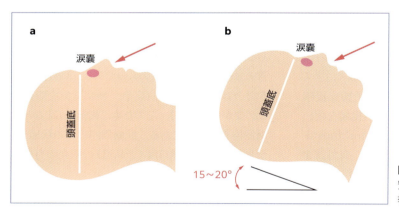

図3 | En-DCRの手術時の体位
安全に手術を行うために，上半身を挙上して手術を行う．

部位を同定することが重要である．

III 方法

涙嚢上部の前方は上顎骨前頭突起に覆われ，後方には鼻堤蜂巣が存在する．涙嚢下部は涙骨に覆われ，その表面を鼻粘膜が覆っている（「I．1．2）鼻腔の解剖」参照）（図2）．それを順番に鼻内から除去していけば，涙嚢を鼻内に開放することができる．涙嚢を三次元的に大きく鼻内に開放することが大切である．

Tsirbasらは30°の斜視鏡を使用してEn-DCRを行っているが[1]，筆者らは0°の直視鏡を使用している．斜視鏡の操作より直視鏡の操作のほうが簡便でかつ安全である．En-DCRの手術操作自体は直視鏡で十分行えると考える．

直視鏡で行うために，手術は上半身を15〜20°挙上させた体位で行う．また，そうすることにより手術の進行方向と，頭蓋底のラインとに角度がつくため安全である（図3）．

En-DCRに使う器具は，鼻鑷子，鼻鏡，剪刀，剝離子，弱彎の骨スタンツェ，スリットナイフ，シェーバー（マイクロデブリッター），ドリル（図4）などである．

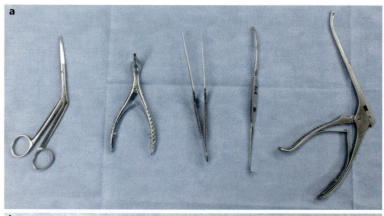
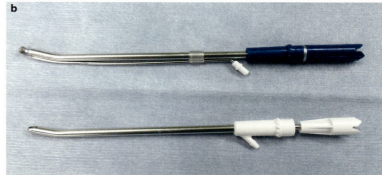

図4｜En-DCRの手術器具
a 左から剪刀，鼻鏡，鼻鑷子，剝離子，弱彎の骨スタンツェ．b 上から15°のコーアナルバーと12°のカーブブレイド．

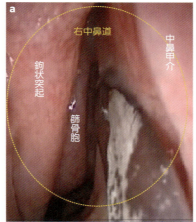
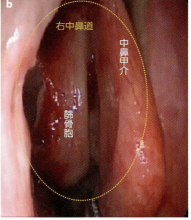

図5｜鉤状突起と篩骨胞の位置関係（右鼻腔，自験例）
a 鉤状突起除去前，b 鉤状突起除去後．
中鼻道を観察し，篩骨胞をメルクマールに鉤状突起を見つける．

1. Step1：中鼻道の観察・前処置

鼻粘膜の収縮や出血抑制の目的に，中鼻道や下鼻甲介周囲にアドレナリン(ボスミン®外用液0.1％)とリドカイン塩酸塩(キシロカイン®液4％)を1：4の割合で混合させたガーゼを鼻内に挿入する．キーゼルバッハ部位や鼻粘膜は，内視鏡や手術器具の接触により出血しやすく，術後の鼻粘膜の癒着につながるため，術前の鼻粘膜の収縮は重要である．

鼻粘膜の収縮後，中鼻道を観察し鉤状突起を見つける．

＜Point＞
① まず鼻内にガーゼを挿入し，その後に器具の準備をする．
② 篩骨胞をメルクマールとして，その前方の鉤状突起を見つけるとよい(図5)．

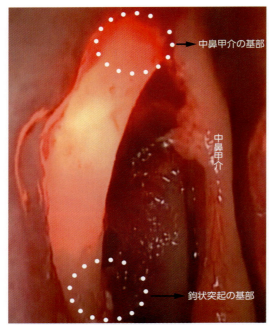

図6｜En-DCR時に出血しやすい部位（右鼻腔，自験例）
中鼻甲介の基部は前篩骨動脈の枝が，鉤状突起の基部には蝶口蓋動脈の枝が存在する．

2. Step2：鉤状突起の除去

　鉤状突起上部の付着部位はさまざまであるが，中部は上顎骨前頭突起，下部は涙骨に付着する．鼻腔に涙嚢を開放するには，鉤状突起を完全に除去する必要がある．涙嚢の背側には鼻堤蜂巣が存在するため，鉤状突起を除去する際，鼻堤蜂巣を開放し，涙骨から連続する眼窩内側壁の位置を確認する．En-DCRを行う際，鼻堤蜂巣は非常に重要である．鼻堤蜂巣の外側には眼窩があり，上方は前頭窩，後方には前篩骨洞脈，頭蓋底が存在する．手術の早期で鼻堤蜂を認識し，エリアマネージメントをしっかりすることで安全に手術が行える．

　鉤状突起は後方に倒れている．鉤状突起と篩骨胞の間（篩骨漏斗）に曲がりの器具を挿入し，鉤状突起を前方に起こしてくるとわかりやすい．篩骨漏斗の外側には眼窩内側壁があるため注意が必要である．前方に動くものすべてが鉤状突起である．弱彎の骨スタンツェ，マイクロデブリッターなどで前方に起こすように除去する（図5）．

鉤状突起が残存すると，術後の医原性の副鼻腔炎（上顎洞・前頭洞）の要因となるため完全に除去することが必要である．
<Point>
① 鼻堤蜂巣を見つけ，そこより外側（眼窩）と後方（篩骨胞）と上方（前頭洞・頭蓋底）は触らないようにする．
② 手術早期に危険部位を意識することにより，安全な手術が行える．

3. Step3：涙嚢の全貌の確認

　涙点からライトガイドを挿入し，内総涙点から鼻涙管移行部まで移動させ鼻内から観察し涙嚢の大きさを確認する．
<Point>
① 涙嚢上部は厚い上顎骨前頭突起に覆われているため，鼻内視鏡のライトの明度を下げ暗くするとわかりやすい．
② チェックバルブタイプは無理にライトガイドを挿入すると涙小管を傷つけてしまうので注意が必要である．

4. Step4：鼻堤部の粘膜の処理

　涙嚢の位置を確認後，鼻堤部の骨膜下に局所麻酔を注射し，鼻堤部の粘膜を上顎骨から液性剝離させる．その部分の鼻粘膜をマイクロデブリッダーで除去し，上顎骨前頭突起の骨面を露出させる．余分な骨面を露出させると，術後その部分に痂皮が付着し肉芽の形成につながるため，涙嚢の大きさに応じた粘膜の処理が必要である．

　鼻堤部の粘膜の処理の際，中鼻甲介の基部（前篩骨動脈の枝）と，鉤状突起の基部（蝶口蓋動脈の枝）は出血を起こしやすいため注意が必要である（図6）．

　Wormaldらは同部の粘膜弁作成（axillary flap）を提唱[2]しているが，手技が煩雑で，最終的に開放した涙嚢部に粘膜弁を戻すことで，吻合孔（リノストミー）が縮小化する場合があるため，筆者らは行っていない．
<Point>
① 術後の肉芽予防のために，余分な骨面を出さない．

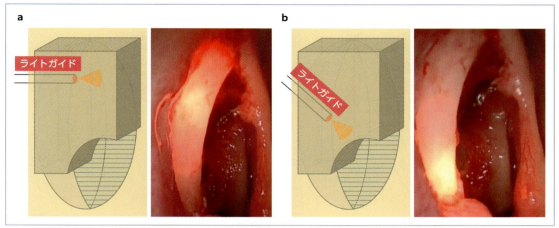

図7 | ライトガイドによる涙嚢の大きさの確認(右鼻腔)
a 涙点からライトガイドを挿入し,内総涙点の高さ(0°)を確認する.
b 涙点からライトガイドを挿入し,鼻涙管移行部の高さ(90°)を確認する.

② 術者が涙嚢の位置の把握に慣れるまでは頻繁にライトガイドで涙嚢の位置,大きさを確認しながら行う(図7).

5. Step5:涙骨の除去

鼻堤部の粘膜を除去すると涙嚢下部で,涙骨を観察することができる.涙嚢表面を覆う涙骨が残存すると,涙嚢開放時の涙嚢壁の可動性に問題が生じ,術後の再閉塞の原因となるため,選択的に除去する.
<Point>
涙骨を除去することで,骨窓作成のスタート地点がわかる.

6. Step6:骨窓の作成

涙骨を除去した部分(涙骨上顎骨縫合)より,バーで上顎骨前頭突起の削開を開始する.まず,涙嚢を下部で大きく確実に露出させ,徐々に上方へ削開する.その際もライトガイドで涙嚢の位置,大きさを確認する.涙嚢上部(内総涙点の高さ)では,嗅裂や篩骨の篩板,前篩骨動脈,眼窩内側などの危険部位が多いため慎重に行う.鼻堤蜂巣にバーの先を挿入し,手前に水平に引くようにして内総涙点の高さの上顎骨を処理する(図8).決して前方から後方に押すような操作は行わない.

松山らは下方(鼻涙管移行部)にリノストミーを作成した場合と,上方(内総涙点の高さ)まで作成した場合を比べ,上方まで作成した症例のほうが症状の改善が有意であったと報告している[3].当然リノストミーは大きいほうが術後長期成績は良好であるため,上下,前後も大きく涙嚢を露出させるように骨窓を作成する.
<Point>
① 涙骨上顎骨縫合の周囲には危険部位が少なく,上顎骨が薄いため涙嚢を同定しやすい.
② バーは,下方から上方へ,奥から手前へ操作する.決して前方から後方に押さないようにする.

7. Step7:涙嚢の開放・リノストミーの作成

涙嚢が完全に鼻内に露出された後,涙点からライトガイドを挿入し,涙嚢の内側からテンションをかけ,内総涙点の高さで涙嚢に切開を入れる.続いて涙嚢下方で,涙嚢の内側からテンションをかけ,上方に切り上げ涙嚢に縦切開を入れる.そして,涙嚢壁の前弁と後弁に減張切開を入れ,涙嚢壁を鼻内に開放した後,涙嚢壁の鼻腔側をマイクロデブリッターによって選択的に切除する(図9).涙嚢壁の操作にはスリットナイフを用いる.
涙嚢壁の扱いについては,多くの術者が工夫を行っている.鼻粘膜との接着や,縫合,シリコ

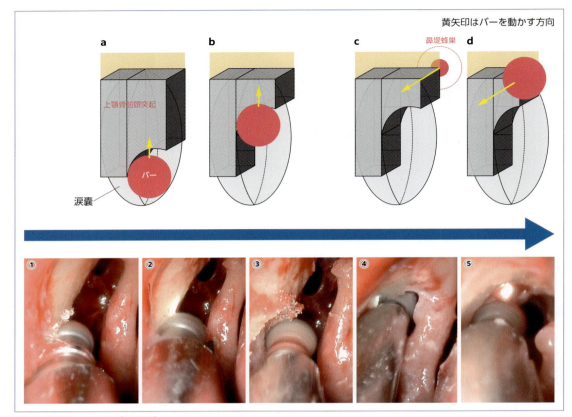

図8｜骨窓作成の手順（右鼻腔）
a, b（①〜③）鼻涙管移行部（90°）から上方に向かって上顎骨前頭突起を削除する．
c, d（④，⑤）内総涙点の高さ（0°）では鼻堤蜂巣にバーを入れ，手前に引くように操作する．

ンステントの挿入など報告されている[4]．また，涙嚢を花弁状に大きく鼻内に開放し（marsupialization）（図9），その状態を保つことが術後の成績に影響を及ぼすとの報告もある[2,5]．筆者らが行っている涙嚢壁鼻腔側の選択的切除は，従来の術式より簡易的で術後成績もよい．

＜Point＞
① 涙嚢切開時に涙嚢内からテンションをかけないと，スリットナイフのメス先で涙嚢内側壁（眼球側）を損傷し，眼窩内の脂肪の漏出，それに伴う術後の下眼瞼の血腫につながるため注意を要す．
② 涙嚢壁の除去の際，前弁は手前に引き，後弁は奥に押すように操作するとよい．

8. Step8：涙管チューブ挿入・鼻内パッキング

涙嚢の開放後，涙点から涙管チューブを挿入する．本来，鼻涙管閉塞の場合は，閉塞部より上流の涙嚢を開放しているため，涙管チューブは必要ではない．ただ，涙嚢内の炎症が内総涙点周囲まで及んでいる症例などでは涙管チューブ留置が術後の成績に関わってくる．地域の保健の事情にもよるが，筆者らはなるべく涙管チューブを留置するようにしている．

最後に中鼻道に，被覆剤を挿入し手術を終了とする．

＜Point＞
① 涙嚢切開時，メス先で涙嚢内側壁（眼球側）を損傷し，眼窩内の脂肪を漏出させた場合は，しっかりパッキングすると術後の下眼瞼の血腫につながるため，緩めにパッキングを行い，早期に抜去する．
② 鼻内の被覆剤は，術後2日目から徐々に抜去する．

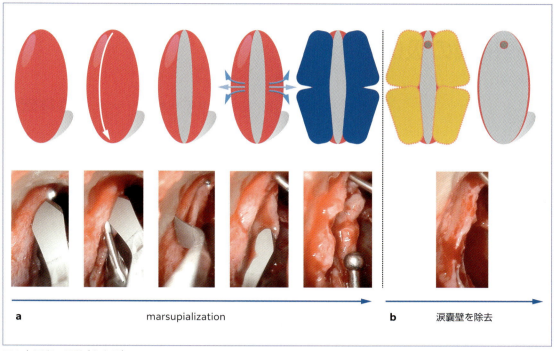

図9｜涙嚢の開放（右鼻腔）
a 涙嚢壁に切開を入れ，花弁のように解放する（marsupialization）．
b 涙嚢壁の鼻腔側を選択的に切除する．

文献

1) Tsirbas A, et al：Mechanical endonasal dacryocystorhinostomy versus external dacryocystorhinostomy. Ophthal Plast Reconstr Surg 20：50-56, 2004
2) Wormald PJ：Powered endoscopic dacryocystorhinostomy. Laryngoscope 112：69-72, 2002
3) 松山浩子，ほか：涙嚢鼻腔吻合術鼻内法の手術成績．眼科手術 24：495-498，2011
4) 児玉 悟，ほか：内視鏡下涙嚢鼻腔吻合術 -粘膜弁に工夫しWormald変法-．日耳鼻会報 114：820-823，2011
5) Tsirbas A, et al：Mechanical endonasal dacryocystorhinostomy with mucosal flaps. Br J Ophthalmol 87：43-47, 2003

One Point Advice
鼻内視鏡の扱い方

大阪みなと中央病院耳鼻咽喉科・涙道サージセンター　**竹林宏紀**

概説

　鼻内視鏡下涙嚢鼻腔吻合術（endoscopic dacryocystorhinostomy：En-DCR）を安全に行うためには，きれいな視野で，器具の特性を知ったうえで正しく使うことが重要となる．本稿では，きれいな視野を作るための内視鏡の扱い方とカメラワーク，パワーデバイスの安全な使用方法について説明する．

上手な視野の作り方と内視鏡の持ち方

　内視鏡（硬性鏡）は外径では4 mmと3 mm，角度では0°，30°，45°，70°が存在する．角度のある内視鏡は操作が難しいため，En-DCRでは4 mmの0°が最適である．

　内視鏡には，カメラヘッドと光源コードが接続される．カメラヘッドと光源コードの間は角度をつけ，そのスペースから（内視鏡の下から）器具を挿入する（**図1**）．カメラヘッドを把持すると，内視鏡が鼻粘膜に触れたときに出血を起こしやすくなるため，カメラヘッドは親指の上に置き，ほかの指はそっとカメラヘッドを包むように柔らかく持つようにする（**図2**）．そうすることにより，内視鏡の先に可動性が生まれ，粘膜損傷

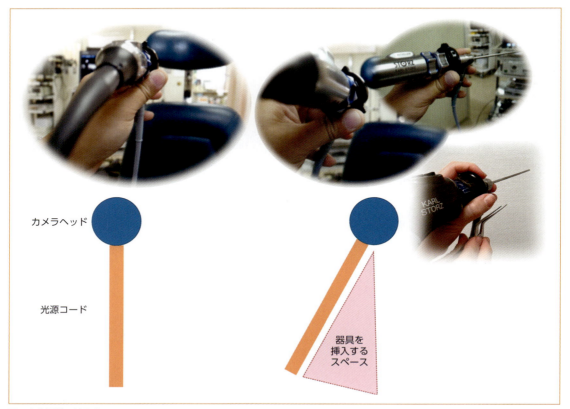

図1｜内視鏡の持ち方
カメラヘッドと光源コードの隙間から器具を挿入する．

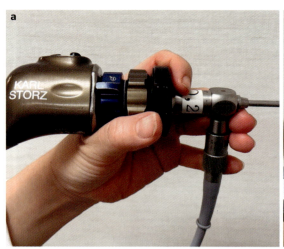
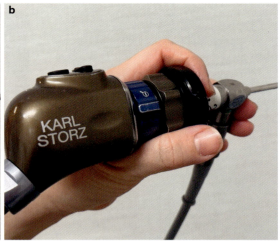

図2｜内視鏡の持ち方
カメラヘッドは親指の上に載せ，強く握らない．

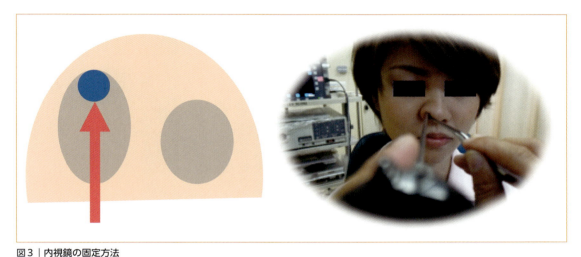

図3｜内視鏡の固定方法
内視鏡を鼻翼上方に押し上げるように固定し，下方にワーキングスペースを作る．

を予防できる．
　内視鏡を挿入するときは，鼻翼上方にしっかりと押し上げ固定する．内視鏡の下方にワーキングスペースができるため，器具を挿入しても内視鏡と干渉することもなく，安全に操作ができる（図3）．
　内視鏡のカメラワークは，常に画面の中心に操作部位が来るように，鼻翼に固定させた内視鏡を，鼻翼部を支点として上下左右に動かせるように心がける（図4）．慣れるまでは左右の手（内視鏡と器具）が同時に動いてしまいがちであるが，内視鏡はしっかり固定した状態で，器具のみを動かすようにする．また，

鼻内操作では進行方向と視野に隔たりが出ないよう，中鼻甲介をメルクマール（目印）とする．中鼻甲介は天蓋から垂直に付着しているため，En-DCRのときは必ず中鼻甲介を術野に入れるようにする（図5）．また，内視鏡の先端に血液が付着したり鼻腔内の出血が多くなると，術野が暗くなるため，内視鏡の先端は常にきれいにし，止血もしっかり行うようにする．

安全なパワーデバイスの使用方法（マイクロデブリッターとバーについて）

　眼科医がEn-DCRを行うとき，使用が難しいのは

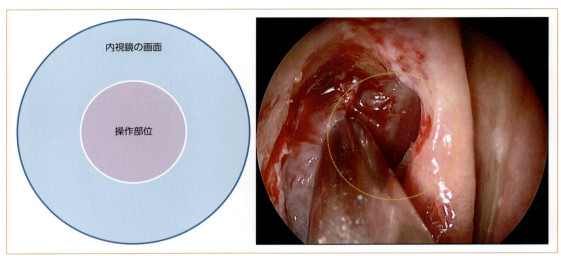

図4｜内視鏡のカメラワーク（右鼻腔，自験例）
画面の中央部に操作部位が来るように，内視鏡を操る．

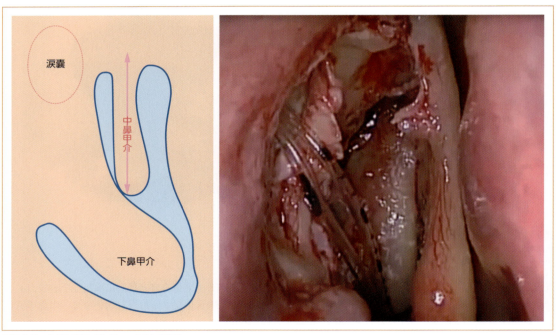

図5｜En-DCR時のメルクマール（右鼻腔）
中鼻甲介をメルクマールにする．

マイクロデブリッターとバーである．
　マイクロデブリッターは吸引をしながら組織を削除する器具である．鉤状突起の切除や，鼻堤部軟膜や涙囊壁の処理のときに使用する．内筒と外筒からなり，内筒部分に吸引したものを切除する．内筒と外筒が合わさった状態（開いた状態）で吸引しながら使用する（**図6**）．吸引したものをすべて切除するため，必ず操作部位を明視下に置き使用する．内筒と外筒が合わさってない状態（閉じた状態）だと，吸引ができず，きれいな術野を得られない．

One Point Advice

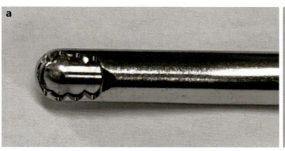
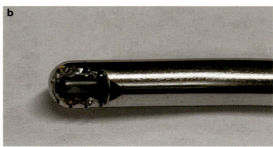

図6｜マイクロデブリッターの内筒と外筒の関係
a 閉じた状態，b 開いた状態．
マイクロデブリッターは内筒が開いた状態で吸引を行いながら使用する．

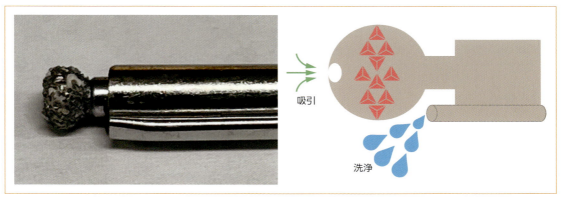

図7｜バーの構造
バーは赤道面を使用する．

バーは上顎骨前頭突起を削開するときに使用する（**図7**）．先端では吸引し，赤道面でしか削れないので，削開したい場所を赤道面に接するようにする．骨面に強く押しつけるとバーが跳ねて周囲が損傷するため，慎重に行う．

内視鏡・パワーデバイスの使用に関して

鼻腔の操作を行うにあたり注意が必要なのは，出血である．操作部位に至るまでの間に，キーゼルバッハ部位や下鼻甲介が存在する．内視鏡や器具が触れただけでも容易に出血する．予防のため，アドレナリン外用液0.1％とリドカイン塩酸塩液4％を1：4の割合で混合させたガーゼを事前に鼻内に挿入させておく．

また，術中の出血の際も，同様に上記のガーゼを挿入し，しっかり圧迫，吸引して止血を行う．止血が不十分な場合は，モノポーラなどで焼灼止血を行う．

6. 涙点・涙小管の狭窄・閉塞の治療（通常）

市立加西病院眼科 **坂井 譲**

項目のポイント

- 涙点乳頭閉塞で涙点位置不明の場合，上下涙点の位置関係が参考になる
- 涙小管閉塞は閉塞部位および閉塞の長さにより治療難易度が異なる
- 高度な涙小管閉塞は通常の涙管チューブ挿入術が困難な場合が多い

I 概説

涙点閉塞は狭窄が軽度のものから，完全閉塞し涙乳頭の消失しているものまである．また，涙小管閉塞併発も少なくない．

涙小管閉塞の重症度分類として，矢部・鈴木分類(表1)が知られている[1]．

涙小管閉塞部位・範囲，閉塞期間が治療成績に影響する．

II 対象疾患

対象疾患として，後天性の涙点閉塞，涙小管閉塞，総涙小管閉塞があげられる．

III 方法

1. 涙点閉塞

涙点開口部の陥凹の中心を細いブジーまたは涙点拡張針で穿破し，涙点拡張針で涙点を拡張する．涙点拡張針は最初，細いものを使用し，涙点開放後は太いものに変更する．涙点拡張で涙点に多少の断裂が生じても問題ない．ブジーなどで涙点を穿破できなければ，26G針で穿刺する．いずれも，涙点に対して垂直または少し外側に器具を向けて穿刺するのがコツであり，穿刺の深さは2mmで十分である．涙点開口部の陥凹がわ

かりにくい場合，閉瞼させ，他方の涙点と接触する部位付近を詳しく観察すると，なんらかの痕跡がある場合が多い．周囲から血管が入り込んでいる頂点部分が目安になることがある．

2. 涙小管閉塞

矢部・鈴木分類Grade1はブジーや涙道内視鏡を使用した内視鏡直接穿破法 (direct endoscopic probing：DEP) やシース誘導内視鏡下穿破法 (sheath guided endoscopic probing：SEP) で閉塞を開放できることが多い．眼瞼を強く外側に牽引することがコツで，涙小管を直線化させる．皮膚を牽引するだけでなく，眼瞼を親指と人差し指で把持して引っ張るほうが効率がよい（図1）．器具の進行の際に涙小管壁への引っ掛かりを感じる場合，眼瞼の牽引を軽く緩めたり再度強めたりして，スムーズな挿入を心がける．穿破後，鼻涙管下鼻道開口部まで内視鏡で確認し，涙管チューブを挿入する．Grade2や3では上記の方法では完遂できない場合が多い．無理に力を入れてブジーなどを挿入すると，本来の涙小管管腔から先端が逸脱してしまう．太めのブジーで軽く圧迫して開放できないと感じたら，細めのブジーで少し強めに圧迫してみる．手がかりが掴めそうな感覚があれば，順次太めのブジーに持ち替え進めていく．針など鋭利なデバイスで盲目的に切り開こうとすると，容易に涙小管外側に穿孔し

表1｜涙小管閉塞の重症度分類（矢部・鈴木分類）

Grade 1	・涙点からブジーが10mm以上挿入可能． ・涙管通水検査にて上下交通が確認できる． ・総涙小管閉塞である．	
Grade 2	・涙点からブジーが7〜8mm以上挿入可能． ・涙管通水検査にて上下交通がない．	
Grade 3	涙点からブジーが7〜8mm未満しか挿入できない．	

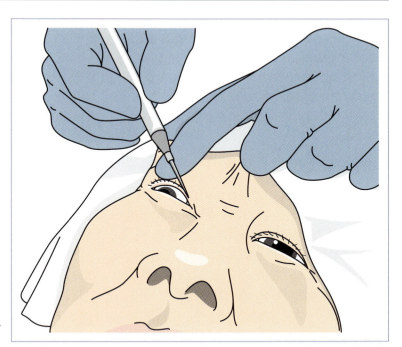

図1｜眼瞼の外側牽引
眼瞼を親指と人差し指で把持し強く外側に牽引する．

てしまう．閉塞解除できないかの見極めは早いほうがよい．他稿で述べられる手技に変更すべきである．

文献
1）鈴木 亨：涙小管閉塞症の顕微鏡下手術における術式選択．眼科手術 24：231-236，2011

7. 経涙嚢涙小管開放術

兵庫県立尼崎総合医療センター眼科 **廣瀬美央**

項目のポイント

- 涙小管閉塞のなかで範囲が比較的短く，かつ強固な症例が対象
- 涙嚢切開した段階で涙嚢から鼻涙管に閉塞・狭窄がないことを確認できれば骨窓は不要
- 涙嚢より遠位に閉塞が認められれば，結膜涙嚢鼻腔吻合術（ジョーンズチューブを含む）が適応

I 概説

　経涙嚢涙小管開放術は，顕微鏡下に皮膚切開して涙嚢内腔を展開し，涙小管閉塞部を内総涙点側から再開通させる術式である．涙嚢より遠位側に閉塞を認めなければ骨窓の作成が不要なため[1]涙嚢鼻腔吻合術と比較して手術時間・合併症などの観点から低侵襲な術式である．

　保険適用術式でいうところの涙小管形成手術に該当する．

II 対象疾患

　涙小管閉塞は閉塞の範囲によって術式が異なる．涙小管閉塞の重症度分類で矢部・鈴木分類Grade1となる総涙小管閉塞には遠位膜性閉塞と近位線維性閉塞がある．膜性閉塞は再開通が容易なため涙管チューブ挿入術で高い治癒率が得られる[2]が，線維性閉塞や矢部・鈴木分類Grade2以上の症例では無効な症例が多い[3]．本術式は涙道内視鏡やプローブ（ブジー）で閉塞部の開放ができない矢部・鈴木分類Grade1の線維性閉塞か，上下の交通がなく涙点から閉塞部のまで長さが7 mm以上10 mm未満の矢部・鈴木分類Grade2に相当する涙小管閉塞が対象となる．海外での分類は閉塞の範囲がやや異なるが，矢部・鈴木分類Grade2，3に相当する症例でも良好な成績の報告もあり[4]，発症初期など一部のGrade3に初回手術として本術式が選択肢にもなりうる．

III 方法

　リドカイン塩酸塩（キシロカイン®2 %）2 mLで滑車下神経麻酔を行う．内眼角と顔面の正中線の中点から皮膚割線に沿って1.5〜2.0 cmの皮膚切開を行う（図1）．皮下の組織を鈍的に剥離し前涙嚢稜を露出させ，涙骨から涙嚢を剥離する．涙嚢を長軸方向に1.0 cm程度切開し内腔を展開する（図2）．ここで涙嚢内腔から鼻涙管へ向けて涙道内視鏡を挿入し，涙嚢から遠位に閉塞がないことを確認しておく．

　内総涙点側からブジーなどのプローブを使用して可能な限り鈍的に涙小管閉塞部を開放する[5]（図3）．操作は煩雑となるが涙道内視鏡で閉塞の近位側から確認しながら開放すると（図4），より確実となる．鈍的剥離が困難であれば涙点から涙道内視鏡を挿入し，透過光を頼りにメスなどで鋭的に切開する[1]．

　涙点から鼻涙管までチューブを挿入し，涙嚢，皮下組織，皮膚を縫合する．

　涙嚢や鼻涙管の広範な閉塞が認められた場合は涙嚢鼻腔吻合術が，涙小管閉塞が開放できない場合は結膜涙嚢鼻腔吻合術やジョーンズ

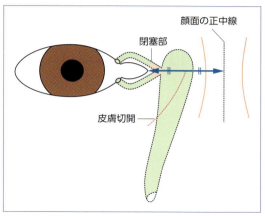

図1｜皮膚切開
内眼角と顔面の正中線の中点から皮膚割線に沿って1.5〜2.0 cmの皮膚を切開する．切開創が小さすぎると涙小管側への操作性が悪くなる．

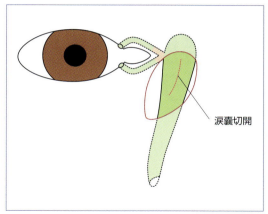

図2｜涙嚢切開
涙嚢を長軸方向に1.0 cm程度切開し，涙嚢内腔を展開する．

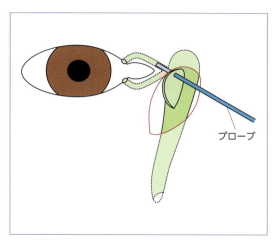

図3｜内総涙点からの涙小管開放
ブジーなどのプローブを内総涙点から挿入して可能な限り鈍的に涙小管閉塞部を開放する．

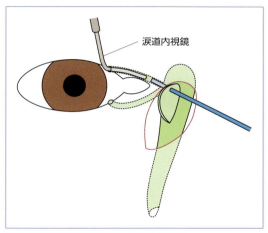

図4｜涙道内視鏡を併用して涙小管開放
涙道内視鏡を併用し閉塞の近位側から観察すると，遠位側から挿入したプローブが向かう方向が確認しやすい．

チューブ留置が適応となる．術前に閉塞範囲など病態の正確な診断をつけることは困難であるが，いずれも骨窓を作成する必要があるため，あらかじめ術式変更の可能性，あるいは後日追加手術（他院への紹介も含む）となる可能性を説明し，患者に事前に同意を得ておくことが肝要である．

文献

1) 鈴木 亨：涙小管閉塞症の顕微鏡下手術における術式選択．眼科手術 24：231-236, 2011
2) Sisler S, et al：New mini-trephine makes lacrimal canalicular rehabilitation an office procedure. Ophthal Plast Reconstr Surg 6：203-206, 1990
3) Sahan B, et al：Trephanation and silicone tube intubation in the treatment of canalicular obstruction. Int Ophthalmol 43：541-547, 2023
4) Wearne MJ, et al：Retrograde intubation dacryocystorhinostomy for proximal and midcanlicular obstruction. Ophthalmology 106：2325-2329, 1999
5) 加藤 愛，ほか：涙嚢鼻腔吻合術における閉塞部位別の術後成績．眼科手術 21：265-268, 2008

IV. 治療

8. 結膜涙嚢鼻腔吻合術（ジョーンズチューブ）

真生会富山病院アイセンター　**植田芳樹**

項目のポイント

- ジョーンズチューブを用いた結膜涙嚢鼻腔吻合術は，重症涙小管閉塞に対して行われる手術である
- わが国では認可されておらず，海外からの輸入と，倫理委員会の承認が必要である
- 術後にチューブ関連の合併症が生じるため，定期的なメンテナンスを要する

I 概説

ジョーンズチューブとは，1962年にジョーンズにより報告されたガラス製の管である[1]．

重症の涙小管閉塞で涙道内腔の再建ができないとき，ジョーンズチューブを用いた結膜涙嚢鼻腔吻合術(conjunctivodacryocystorhinostomy：CDCR)が行われる．結膜嚢から鼻腔内に留置することにより，流涙を改善させる．最もスタンダードな形のジョーンズチューブを図1に示す．脱出防止のために角度をつけたりシリコンをつけたもの，すりガラスにしたものなどさまざまな種類が販売されている[2]．わが国では認可されていないため海外から輸入しなければならず，倫理委員会の承認が必要である．

II 対象疾患

適応は涙道内腔が再建できない重症の涙小管閉塞である．経口抗癌剤であるテガフール・ギメラシル・オテラシルカリウム配合剤（ティーエスワン®）の副作用，流行性角結膜炎，緑内障点眼による炎症などで生じうる．一度は涙道内腔再建を試みることが多いが，開通不可の場合，CDCRの適応となる．

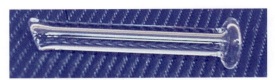

図1｜スタンダードなジョーンズチューブ
径は3.0～5.5 mm，長さは9～40 mmまで存在する．

III 方法

1. 手術法

ジョーンズチューブによるCDCRはまだ統一された手術法はなく，当施設の手術法を記載する．

涙嚢鼻腔吻合術(dacryocystorhinostomy：DCR)とほぼ同様の手術侵襲であり，DCRと同じ麻酔法でよい．基本は鼻内法で十分行える．DCR同様，粘膜除去，骨窓形成を行う．その後，結膜嚢から鼻腔へのトンネルを作成する．チューブの鍔が固定しやすいよう，涙丘を少し切除し平らにする．尖刃刀で涙丘から骨窓目がけて切開を加え，鼻腔内に先端が来るのを鼻内視鏡で確認する．直の剪刃でトンネルを広げた後，ジョーンズチューブを留置する(図2)．

ジョーンズチューブの長さは，短ければ埋没し，長すぎると鼻中隔に当たり閉塞してしまう．術中に測定して，必要に応じ短いものや長いものに変更している．入手する際は数種類の長さを揃えて

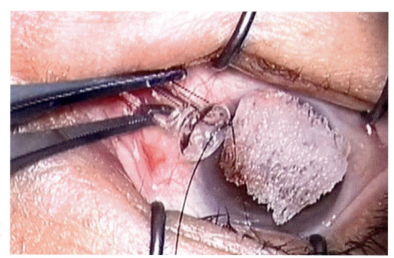

図2｜ジョーンズチューブの挿入
結膜嚢から鼻腔内にチューブを挿入している．チューブには縫合用の糸が巻かれている．

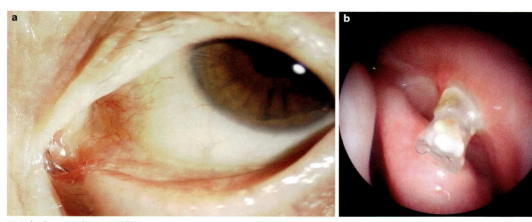

図3｜ジョーンズチューブ術後
a 結膜側，涙丘部にチューブの鍔が見えている．美容的に問題となることは少ない．b 鼻腔側，中鼻甲介の手前にチューブ先端が見える．チューブには鼻垢が付着している．

おくべきである．径は3.5 mmよりも4.0 mmのほうが合併症は少なく，できれば4.0 mmのものを使用する[3]．

術後早期の鼻腔内への落ち込みを防ぐため，チューブを縫合固定する．当施設では7-0ナイロン糸をチューブ管腔に巻きつけ涙丘に縫合し，鍔周囲の結膜を吸収糸で縫合している．術終了前に結膜嚢に生理食塩液を滴下し，鼻腔内に流れるかを確認する．スムーズに流れないときは，チューブの位置，長さなどを再度検討し修正する．

2. 合併症

術後の患者満足度は85～90％程と報告されている[4,5]．内眼角のチューブが美容的に問題となることも少ない（図3）が，チューブの偏位・脱落・閉塞などが少なからず生じる．必要に応じチューブ内を洗浄したり，外来での交換を行う．それ以外にもトラブルは生じることがあり，術後メンテナンスは必要であることを医師側，患者側ともに理解し，問題が生じれば早期に受診するよう説明しておくことが重要である．

文献

1) Jones LT : Trans Am Acad Ophthalmol Otolaryngol 66 : 506-524, 1962
2) Eric AS : Curr Opin Ophthalmol 27 : 439-442, 2016
3) Bagdonaite L, et al : Ophthalmic Plast Reconstr Surg 31 : 352-356, 2015
4) Charmaine L, et al : Am J Ophthal 137 : 101-108, 2004
5) Park M, et al : Ophthalmologica 221 : 36-40, 2007

9. 結膜涙嚢鼻腔吻合術

群馬大学 **新田啓介**
新田眼科 **新田安紀芳**

項目のポイント

- 高度涙小管閉塞の手術法の一つである
- メリットはジョーンズチューブのような異物を永久留置する必要がないこと．涙嚢移動術と異なり，結膜鼻腔吻合では涙嚢を使わず涙嚢の状態に左右されないこと
- デメリットは手技が煩雑で時間がかかること．涙嚢鼻腔吻合術（dacryocystorhinostomy：DCR）鼻外法に準じて皮膚切開が必要なこと．合併症としてまれに外転障害が起きること

I 概説

自己結膜弁を用いた結膜涙嚢鼻腔吻合術（conjunctivodacryocystorhinostomy：CDCR）や結膜鼻腔吻合術（conjunctivorhinostomy：CR）[1]は，高度涙小管閉塞に対して新涙道を形成する手術法である（図1）．高度涙小管閉塞にはジョーンズチューブを用いて新涙道を作る術式が選択されることが最も多いが，ガラス管を留置することに伴う合併症（埋没，脱落や鼻粘膜との干渉）もある．CDCRやCRはそのような合併症がなく，術直後の炎症期を乗り越えれば長期的に再閉塞などのリスクは少ない．以上がCDCRやCRのメリットとなる．一方で，ジョーンズチューブは単純にガラス管を通して新涙道とする術式であり手技はそこまで煩雑ではないが，CDCRやCRは結膜・涙嚢・鼻粘膜など複数の弁の作成・縫合が必要で，皮膚切開も要し，手技が煩雑で時間がかかる．また，まれに外転障害の合併症が生じることが短所である．涙嚢移動術との比較では，CRでは涙嚢を使わないため，涙嚢の状態に左右されない．そのため涙嚢が小さかったり，内眼角

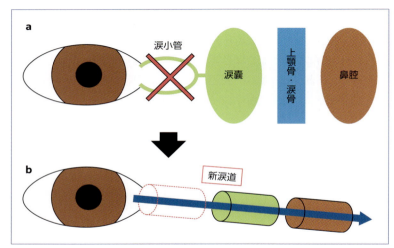

図1｜高度涙小管閉塞に対する自己結膜弁を用いた新涙道の形成
a 高度涙小管閉塞，b 自己結膜弁を用いた新涙道．

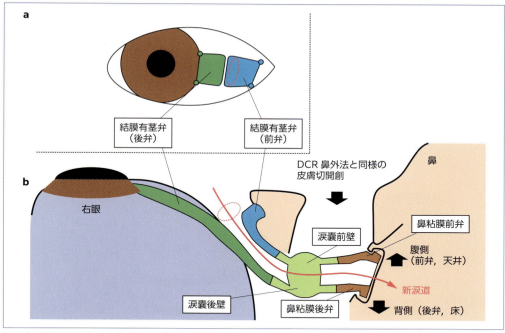

図2｜結膜涙嚢鼻腔吻合術(CDCR)
a 右眼．角膜輪部側の結膜弁(緑色)と内眥側の結膜弁(青色)を有茎で作成する．
b 右眼の冠状断．尖刀で内眼角から涙嚢付近まで作成したトンネル内に，結膜弁を通して涙嚢の前壁・後壁とそれぞれ縫合する．さらに，鼻粘膜の前弁・後弁もそれぞれ涙嚢の前壁・後壁に縫合して新涙道を作成する．

まで移動しづらい場合でもCRは選択可能である．

II 対象疾患

涙道内視鏡では治療困難な高度涙小管閉塞症が対象となる．CDCRは涙嚢の状態に影響を受ける．例えば，涙小管閉塞では通常は涙嚢炎を合併しないため，涙嚢が小さく，CDCRでは新涙道を形成しづらいことがある．そのような場合には涙嚢の状態に依存しないCRが望ましい．

III 方法

①最初に通常の涙嚢鼻腔吻合術鼻外法(external dacryocystorhinostomy：Ex-DCR)同様，皮膚切開・骨窓作成・鼻粘膜弁作成を行う．鼻粘膜弁はできるだけ大きく作り，前弁3：後弁1で切開し，減張切開も加え，可動性をよくする．CDCRの場合にはEx-DCRに倣い，涙嚢後弁と鼻粘膜後弁を縫合する．
②眼球を外転できるように，鼻側角膜輪部に制御糸をかける．

③図2a，図3aのように結膜弁を作成する．以前は図2aのように鼻側結膜のみで弁を形成していたが，弁の長さが短いことが欠点であった．CRを行うに際して，図3aのように結膜弁を作成することで，結膜弁の長さを自由に作成することが可能となった．CDCRでも図3aのように結膜弁を作成することで術後の眼球運動障害が減る可能性がある．さらに，⑥で述べるように口唇粘膜遊離弁を使うことでさらに術後の眼球運動障害が減らせる可能性がある．
④前弁となる結膜弁(図2b，図3cの青色)は，後で縫合するときに緊張が強くかかるため，ちぎれないようにテノン嚢も付ける．結膜弁の幅は，角膜輪部から結膜嚢まで広く切開する．結膜弁の遠位両端に6-0バイクリル®を通糸する．
⑤新しい涙道となる空間を作る(図2，図3の点線赤丸)．鈍的な剪刀で押し開くように空間を広げていく．内直筋を傷めないように剪刀の向きは浅めに進める．
⑥後弁(図2，図3の緑色)となる結膜有茎弁の長さは，眼球を外転しながら角膜輪部から涙嚢もし

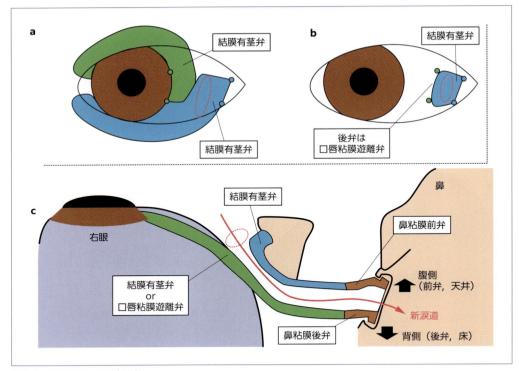

図3｜結膜鼻腔吻合術（CR）
a 右眼．角膜輪部側の結膜弁（緑色）と内眥側の結膜弁（青色）を有茎で作成する．緑色の後弁は上方に拡張して長め・幅広に作成しておく．
b 後弁の有茎結膜弁の代わりに口唇粘膜遊離弁を利用することも可能．この方法のほうが術後の眼球運動障害は少ない可能性がある．
c 右眼の冠状断．尖刀で作成したトンネル内に有茎結膜弁もしくは口唇粘膜遊離弁を通し，鼻粘膜の前弁・後弁に縫合して新涙道を作成する．

くは鼻粘膜までの長さを測定して決める．テノン嚢は付けなくてもよいが，薄くて操作しにくいので，結膜弁の遠位両端とバックリング用スポンジを6-0バイクリル®で縫合しておくと操作しやすい．本術式の最大のポイントはこの結膜後弁の作成になる．術後に結膜弁と周囲組織との癒着・収縮が異常に強く働くと眼球運動障害を起こす可能性があり，その予防のために有茎結膜弁ではなく口腔粘膜遊離弁（4×10 mm程度）を後弁に用いることもある（図3b）．

⑦後弁（新涙道の床）を作成する．結膜有茎弁の後弁と縫合したスポンジを，鈍的な剪刀で作成した新しい涙道内に引き込み，涙嚢付近に出す．スポンジを外した後に，バイクリル®で後弁と涙嚢もしくは鼻粘膜を2針縫合する．その後，眼球を十分に外転させた状態で後弁の下に生体糊を塗布して，後弁を固定させる．

⑧前弁（新涙道の天井）を作成する．下方結膜から作成した有茎弁に付けたバイクリル®を新涙道の空間内にくぐらせ，涙嚢付近に出す．そのバイクリル®を引きながら有茎弁を，表裏に180°反転させて新涙道を通し，涙嚢付近まで引き寄せる．涙嚢もしくは鼻粘膜の前弁とバイクリル®で縫合する．緊張が強いため中間にも1針追加し3針縫合する．

⑨新涙道の中にバックリング用スポンジを挿入し，新涙道の空間保持を行う．

⑩通常のEx–DCR同様，皮膚切開創の閉鎖を行う．

文献

1) 新田安紀芳，ほか：高度涙小管閉塞症に対する結膜有茎弁を用いた結膜鼻腔吻合術．眼科手術 35：214-219，2022

10. 結膜涙嚢吻合術（涙嚢移動術）

大浜第一病院／聖隷浜松病院　眼形成眼窩外科　**嘉鳥信忠**

項目のポイント

- 根治できない，いわゆる難治性の涙小管閉塞の場合にのみ本術式の適応となる
- 涙湖に涙嚢を直接吻合することで，排水ルートを作成する
- 血流のある状態で涙嚢を移行するため，涙嚢内からの涙液吸収も期待できる

I 概説

　難治の涙小管閉塞に対する外科的治療は，ジョーンズチューブというガラス管を用いた結膜涙嚢鼻腔吻合術（conjunctivodacryocystorhinostomy：CDCR）[1]が，一般的である．非常に効果的である反面，維持管理が重要で，ときに合併症を招く．この点を改良した術式が「涙嚢移動術」である．

　本術式は，涙嚢移動術（狭義），涙湖形成，および涙管チューブ挿入（1～2ヵ月と一時的使用）の3工程で構成されている．①デバイスを用いない，②結膜を涙嚢に移動するのではなく，涙嚢を結膜に移動させる，という点でほかの結膜涙嚢吻合術[2]とは異なる．

II 対象疾患

　涙小管閉塞症例で，かつ以下の条件を満たすものが望ましい．
①涙管チューブ挿入術を含む，いかなる治療を行っても，根治不能な難治症例．
②涙嚢以下の開存が見込まれるもので，かつ涙嚢にほかの手術や外傷による侵襲が及んでいないもの．

III 方法

1. 涙嚢移動術の手術概要

1）手術準備

　全身麻酔での施行が望ましい．涙道内視鏡，鼻硬性内視鏡など涙道手術に必要な器具および涙嚢結膜吻合部の一時的なステントとして涙管チューブ（lacrifast®）も準備する．

2. 手術手順

①デザインとアプローチ（図1）

　DCR鼻外法に準じた皮膚切開を行う．内眼角靱帯上縁以下を骨膜ごと涙嚢を涙嚢窩から剝離する．

②涙嚢の展開

　内眼角靱帯全幅のおよそ1/2から下方に存在する涙嚢を，鑷子で把持しながらスプリング剪刃を用いて，涙嚢周囲の疎な組織間を切離する．

③涙道内視鏡検査（図2）

　涙嚢頭部（涙嚢円蓋部）に小孔を開ける．涙道内視鏡で内部を確認するためである．鼻涙管以下の閉塞を合併している場合は，本術式の適応外となることもある．

④涙嚢完全挙上

　涙嚢を全周性に挙上する．骨性鼻涙管方向に，

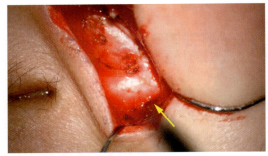
図1｜内眼角靱帯上縁露出

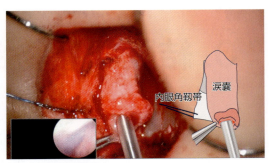
図2｜涙道内視鏡検査

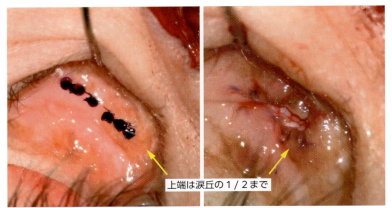

前　　　　　　　　　後　　　　　　　図3｜結膜涙囊吻合　前・後

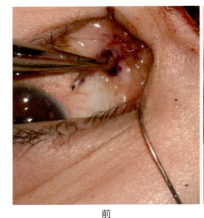 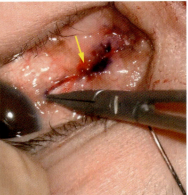

前　　　　　　　　　後　　　　　　　図4｜涙湖形成　前・後

柔らかい眼窩脂肪エリアが出てくるまで剝離し挙上する．
⑤結膜トンネル作成〜結膜涙囊吻合（図3）
　次に，結膜側からのアプローチになる．涙丘下1/2部分に吻合している．涙丘中央部から下方に向かって約7〜10 mmの結膜切開，メス・形成剪刀・モスキートペアンなどを用いて結膜〜涙囊に至るトンネルを作成し，引き出した涙囊頭部を結膜と吻合する．8-0バイクリル®を6〜8針縫合している．
⑥涙湖形成（図4）
　涙湖部分に著しい結膜弛緩がある場合は，弛緩した結膜を切除減量し，かつ眼球結膜，眼瞼結膜も同時に円蓋部方向に緊張をかけることによ

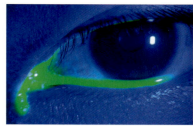
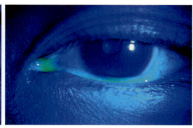

図5｜術後1年メニスカス　前・後　　　前　　　　　　　　後

り，結膜弛緩の皺壁が減り，導涙がスムーズになると考えている．

⑦涙管チューブ挿入

　吻合部の癒着防止，および術後早期の導涙目的で使用している．涙管チューブは涙点近傍から涙小管の途中まで18G留置針を用い，意図的に涙小管の仮道を作成し，その留置針のシースを利用して涙管チューブ留置する．固定された涙管チューブを吻合部から挿入し完了とする．

⑧閉創と術後処置

　内眼角靱帯，骨膜は6-0ナイロン糸で元の位置に縫合，必要に応じ真皮縫合し，皮膚縫合する．経皮涙嚢鼻腔吻合術DCRと同じ要領である．涙管チューブは約2ヵ月間留置した後，抜去する．

3. 予後

　術前後の評価はMunk scale[3]表1で行う．

　2015年より19名に施行し，術後1年以上経過観察できた11名において，全症例に再閉塞を含む合併症は認めず，Grade4～5（平均4.72）が，

表1｜評価　Munk scale

Munk scale	
*Grade 0	流涙なし
*Grade 1	ティッシュやハンカチで1日1回拭く程度
*Grade 2	1日2～4回拭く
*Grade 3	1日5～10回拭く
*Grade 4	1日10回以上拭く
*Grade 5	絶え間なく涙が出る

（文献3）より）

術後1年後は1～4（平均2.18）となった（図5）．

文献

1) Jones LT : The cure of epiphora due to canalicular disorders, trauma and surgical failures on the lacrimal passage. Trans Am Acad ophthalmol Otolaryngol 66：506-524, 1962
2) Busse H, et al : Conjunctivo dacryocystotomy-technic and results. Fortschr Ophthalmol 83：254-256, 1986
3) Munk PL, et al : Treatment by means of dacryocystoplasty with balloon dilation of the nasolacrimal drainage apparatus. Radiology 177：687-690, 1990

11. 涙小管断裂

大阪大学眼科　北口善之

項目のポイント

- 眼瞼の内側に外傷を認める場合には涙小管断裂を疑う
- 機能再建のためには手術が必須である
- 涙小管再建手術では，涙小管断端の同定，涙管チューブ挿入，涙小管壁の縫合を行う
- 手術は受傷後10日以内に行うことが望ましい

I｜概説

1. 涙小管断裂とは？

涙小管断裂は，眼瞼内側の外傷によって涙小管が損傷される状態である．涙小管断裂は眼瞼裂傷の約16％に合併し，72％が下涙小管単独，ついで上涙小管26％，上下涙小管12％の順に多い[1]．原因は，スポーツによる鈍的外傷，交通事故，喧嘩，動物の噛みつき，鋭利な物体による裂傷などで，フックにより涙小管から遠い部分に強い牽引が掛かり涙小管が裂けるケースもある．

2. 涙小管断裂の診療に必要な解剖の知識

涙道は，涙点からはじまり，眼瞼縁から垂直方向に約2 mm進み（涙小管垂直部），その後内側へ方向を変えて水平に約10 mm走行する（涙小管水平部）．水平部分の耳側は瞼板内に位置し，眼瞼縁の浅い部分を平行に走行する．瞼板を抜けた後はHorner筋内を走行し，内側1/5はHorner筋を離れ，上下の涙小管が合流する総涙小管を経て涙囊に至る（図1, 2）[2]．

Horner筋は，眼輪筋涙道部とも称され，涙道ポンプ機能に寄与すると考えられる．耳側では，眼瞼縁および瞼板内を走行するRiolan筋に連続す

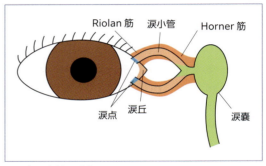

図1｜涙小管の走行
涙小管の外側4/5はHorner筋内を走行する．
（文献2）をもとに作図）

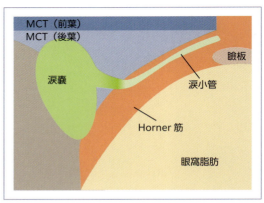

図2｜涙小管と涙囊の軸位断面
Horner筋の耳側はRiolan筋と連続し，鼻側は後涙囊稜後方の眼窩内壁に起始する．
（文献2）をもとに作図）

る(図2). Horner筋は鼻側に行くに従って深部に向きを変え, 涙嚢窩の後端にある後涙嚢稜に起始する[2]).

検査と診断

1. 診断のポイント

眼瞼裂傷が内眼角近傍に及ぶ場合や涙点の外方偏位がある場合に, 涙小管断裂を疑う.

診断の決め手は涙管通水検査で, 断裂部から涙管洗浄針が出てくる. 創部が一時縫合されている場合は, 生理食塩液の漏出や, 涙管洗浄針が涙小管の途中までしか進まないことで判定する.

視力, 眼圧, 細隙灯顕微鏡検査による眼球評価も行う. 眼球運動障害で眼窩骨折が疑われる場合や創部への異物残留が疑われる場合にはCTなどを行う. 細隙灯顕微鏡検査による涙液メニスカスの上昇も涙道閉塞を疑う根拠となる.

2. 治療方針の決定

流涙を訴える患者では手術による再建が必須である. 涙小管断裂の手術は早期に行うことが推奨され, できれば創が癒着する前, 受傷後2～3日以内が望ましいが, 10日以内, 3週間以内であれば新鮮例と同様に手術できるとの報告もある[3]).

さらに時間が経過すると組織の瘢痕収縮により涙小管の断端を探すことが難しくなり, 成功率が低下する[4]).

方法

1. 手術の方法

主な手順は涙小管断端の確認・縫合, チューブ挿入である.

単純な断裂は局所麻酔で可能だが, 複雑な外傷や異物混入が疑われる場合は全身麻酔が無難である. 局所麻酔では1%アドレナリン入りリドカイン塩酸塩で浸潤麻酔および滑車下神経ブロックを行う[4]).

創部が一時縫合されている場合は縫合を解いて組織の位置関係を確認する. 挫滅創で組織汚染が疑われる場合は異物確認後に生理食塩液で洗浄する.

涙小管手術では, 4-0ナイロンや釣り針鉤を多数用いると術野展開が容易である(multiple traction suture). 筆者は上下涙点外側のグレイラインに糸を掛けて眼瞼を外上/外下方向に牽引し, 涙小管水平部上の皮膚と内眼角部皮膚に牽引糸を追加している(図3).

涙小管断端探索では, 涙点側断端は涙点からブジーを挿入することで簡単に同定できる(図4). 涙嚢側断端は断裂したHorner筋の涙嚢側断端内か涙嚢壁近傍に白い光沢ある組織として観察されるが, 周囲組織に覆われ発見しにくい(図5, 6). 表層眼輪筋でなくHorner筋の断端周囲を探索し, 鋭的操作やバイポーラ凝固による組織挫滅を避ける.

涙嚢側断端が見つからない場合は, 対側涙点からフルオレセイン染色した生理食塩液や粘弾性物質を注入して逆流をみる方法, 対側涙点よりライトガイドを挿入し光透過が強い部分を切開する方法がある. それでも見つからない場合は涙嚢切開・ピッグテールプローブ使用や涙嚢壁露出により逆行性に涙小管断端を探索する方法もある. シリコンチューブを涙管に挿入(図7)後, 涙小管断端同士を8-0や10-0ナイロン糸2～3針で縫合し, 断裂したHorner筋を6-0バイクリル®で縫合する(図8). 最後に表層眼輪筋と皮膚をlayer-by-layerで縫合する.

2. 術後のフォローアップ

皮膚縫合糸は術後1週間程度で抜糸する.

チューブ留置期間に統一見解はなく, 筆者は涙小管縫合例では2～3ヵ月, 直接縫合できなかった例では6ヵ月程度としている.

涙小管断裂の手術成功率は, 81～95%で, 断裂部位の影響は受けないとされる[5]). 断裂涙小管が再建できず健側からの導涙で代償され流涙がなければ経過観察とする. 流涙が持続する場合は瘢痕が落ち着く1年程度待機後, 再度瘢痕切除・再建を試みるか結膜涙嚢鼻腔吻合術を考慮する.

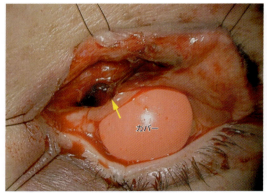

図3 | 4-0ナイロン糸を用いて創を展開したところ
Horner筋断端が血餅で覆われている(矢印)．角膜はカバーで保護されている．

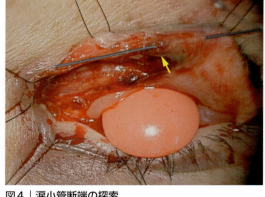

図4 | 涙小管断端の探索
ブジーを用いて涙小管の耳側断端を確認する(矢印)．

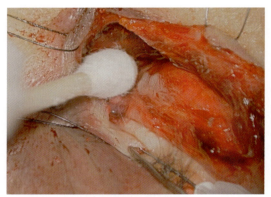

図5 | 涙小管の涙囊側の断端の探索
Horner筋の断端付近を綿棒で持ち上げると，涙小管の鼻側断端が透見される．

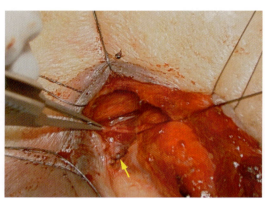

図6 | 涙小管の涙囊側断端の確認
涙小管の鼻側断端を露出させる(矢印)．

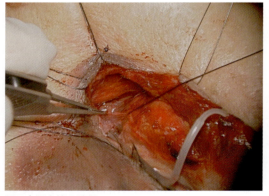

図7 | 涙小管の確保
涙管チューブを挿入する．

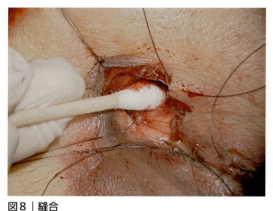

図8 | 縫合
涙小管断端，Horner筋断端同士を縫合する．

文献

1) Reifler DM：Surv Ophthalmol 36：113-132, 1991
2) Kakizaki H, et al：Ophthalmol 112：710-716, 2005
3) Chu YC, et al：Am J Ophthalmol 182：155-159, 2017
4) 宮久保純子, ほか：眼科 52：1019-1024, 2010
5) 佐久間雅史, ほか：あたらしい眼科 33：1206-1208, 2016

Ⅳ. 治療

12. 涙嚢摘出術

名古屋医療センター眼科 **廣瀬浩士**

項目のポイント

- 重症ドライアイに併発した再発性急性涙嚢炎にはよい適応である
- 重度の涙嚢炎には感染の温床となる涙小管粘膜も掻爬する
- 涙嚢摘出後の再感染を予防するため, 摘出部位周辺はしっかり縫合する
- 涙嚢腫瘍には第一選択術式となるが, 悪性の場合は拡大切除が必要である

Ⅰ 概説

涙嚢摘出術 (dacryocystectomy:DCT) は, 涙嚢鼻腔吻合術 (dacryocystorhinostomy:DCR) が普及する以前には涙嚢炎や涙嚢瘻に対する一般的な治療法であった[1]が, 現在では初期治療として行われることは少ない. ただし, 重症ドライアイに合併する涙嚢炎には, 涙道再建術後にドライアイ症状が再燃し, 悪化する例も多く, DCTを選択するメリットが大きい[2]. また, 涙嚢部の悪性腫瘍など涙道を広範囲に切除する場合には, DCTが第一選択となる[3].

Ⅱ 対象疾患

重症ドライアイに併発した涙道閉塞, 涙嚢炎では, 十分な涙液量があっても角膜上皮障害が残存したり, 眼脂培養により耐性菌が検出される例などが多い. 涙道再建により症状が悪化することも懸念され, DCTが有用な治療法となる.

高齢者, また, 全身疾患の多数合併例, 認知症などDCRが困難で, 経過観察もままならない場合は, 局所麻酔下でDCTを行うことがある[3, 4]. 多発血管炎性肉芽腫症 (旧Wegener肉芽腫) に合併した涙嚢炎にも有効である[3]. 涙嚢腫瘍が疑われる場合は, 病理診断を行い, 悪性例には

DCTのみならず, 涙嚢周囲組織を取り除く拡大切除が必要となる.

Ⅲ 方法

1. 術式

① 麻酔:DCR鼻外法に準じた手順で行う. 皮膚の浸潤麻酔, 滑車下神経ブロックを行う.

② 皮膚切開と涙嚢剖出:手術用顕微鏡下で内眼角部と鼻根部の間を約20 mmほど切開し, 開創器で術野を広げる. 皮下組織は電気メス (ellmann社製サージトロン®) で処理し, 微細剪刀でさばきながら涙嚢を剖出する. 顔面を鼻骨方向へ傾けて術野を確保すると涙嚢が同定しやすい.

③ 涙嚢剖出:骨膜剥離子で鼻骨に沿って組織を後方へ剥離しながら涙嚢組織を涙嚢窩より剥離する. 眼球側の涙嚢縁も微細剪刀でさばきながら涙嚢組織を剖出する (図1).

④ 涙嚢切開:ブジーを挿入し, 涙嚢の位置を確認する. 涙嚢を切開し, 膿を吸引しながら内腔を確認する (図2). 涙嚢下端の閉塞部位を確認し, 閉塞部より下方で切除する.

⑤ 涙嚢摘出:涙嚢を下端から上端まで剥離し, 全摘出する (図3, 4). 鋭匙を涙小管から涙嚢腔まで挿入し, 涙小管内壁を掻爬する. 総涙

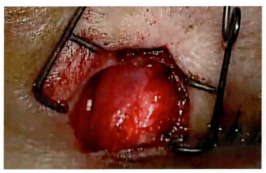

図1｜剖出した涙嚢
微細剪刀と電気メスで皮下組織を切開後，骨膜剥離子で鼻骨に沿って涙嚢を後方へ剥離しながら涙嚢窩より剥離する．

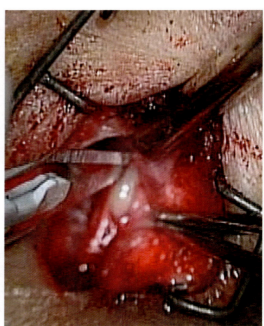

図2｜涙嚢切開
涙嚢をメスで切開するところ．膿が涙嚢外に波及することを防ぐため吸引しながら切開する．

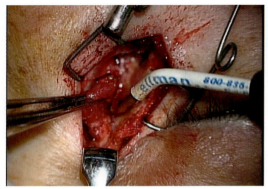

図3｜下端を切除した涙嚢
涙嚢を下端から上端まで剥離している．

　小管断端は電気メスで凝固する．涙嚢切開を行わず，涙嚢を一塊として摘出する方法は困難な場合が多い．
⑥創部縫合：涙嚢摘出部の組織を引き寄せ，皮下組織の筋層，真皮を縫合後，表皮縫合を行う．

2. 合併症とその後の管理

　術後出血により創部の腫脹が遷延する場合は，圧迫止血を行うことで改善する．残存涙道や涙嚢摘出部の感染には，抗菌薬点眼，軟膏により経過観察を行う．
　重症ドライアイでは眼表面の状態は劇的に改善する例が多く，流涙の訴えは少ない．

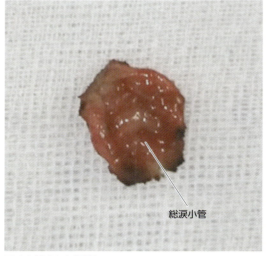

図4｜摘出した涙嚢
下方が涙嚢下端．縦に切開した涙嚢の内腔が見える．

総涙小管

文献
1) Duke-Elder S, et al：System of Ophthalmology. Vol. 13 The ocula adenexa, part II. Duke-Elder S, ed.,：Henry Kimpton, London, 715-718, 1974
2) 廣瀬浩士，ほか：重症ドライアイに合併した涙嚢炎に対する涙嚢摘出の効果．臨眼 66：1021-1024, 2012
3) Ali MJ：Dacryocystectomy：goals, indications, techniques and complications. Ophthal Plast Reconstr Surg 30：512-516, 2014
4) Meireles NM, et al：Dacryocystectomy as a treatment of chronic dacryocystitis in the elderly. Orbit 36：419-421, 2017

V. 小児の涙道疾患

V. 小児の涙道疾患

1. 先天鼻涙管閉塞

神奈川県立こども医療センター眼科　**松村　望**

疾患のポイント

- 先天鼻涙管閉塞は自然治癒率が高く,まずは保存的治療で経過をみる
- 外科的治療はプロービング(ブジー・涙道内視鏡)が第一選択である
- 涙道内視鏡は可視化でプロービングを行うことができ,有用である
- エビデンスに基づく診療ガイドライン「先天鼻涙管閉塞診療ガイドライン」を参照する

I 概説

1. 疫学と臨床症状

　先天鼻涙管閉塞は,先天的に鼻涙管下端が下鼻道に開口されないことにより起こる(図1).乳幼児の流涙と眼脂の原因として頻度が高く(図2a),新生児の6〜20%にみられる[1].自然治癒率が高く,経過観察のみで1歳ごろまでに9割以上自然治癒すると報告されている[2].しかし,自然治癒しない場合もあり,その際は外科的治療が行われる.

　新生児期から流涙および眼脂が続き,抗菌点眼薬を使用すると眼脂が減るが,やめるとまた眼脂が増える,という症状を繰り返すことが典型的である.ときに眼瞼炎や急性涙囊炎(新生児涙囊炎)を引き起こすことがあり,早期の外科的治療が必要となることがある(図2b).

II 検査と診断

1. 問診・視診・触診

　生後まもなくから続く眼脂・流涙の症状から先

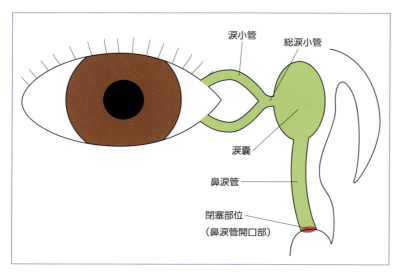

図1 | 先天鼻涙管閉塞の模式図
先天鼻涙管閉塞は,鼻涙管の下端が先天的に閉塞していることが原因である.典型例は膜状の閉塞である.

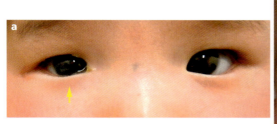
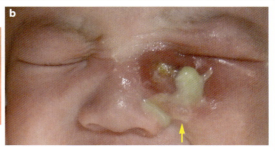

図2│先天鼻涙管閉塞の乳児
a 典型例．右眼の涙液メニスカスが高く，睫毛が濡れて束になり，眼脂が付着している（矢印）．目尻に眼瞼炎を起こしている．
b 重症例（急性涙囊炎）．生後3ヵ月男児．経過観察中に左の急性涙囊炎を起こし，皮膚が自壊し，排膿した（矢印）．消炎後にプロービングを行い，治癒した．

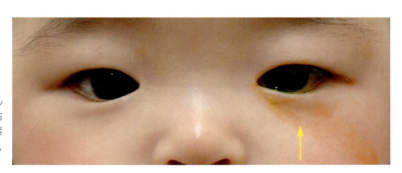

図3│色素残留（消失）試験
左先天鼻涙管閉塞の乳児．フルオレセイン色素を両下眼瞼結膜に塗布し，15分放置した状態．左は色素が眼表面に多く残っており（矢印），右は眼表面から消失している．

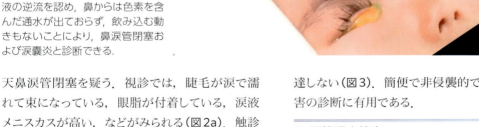

図4│先天鼻涙管閉塞の涙管通水検査
フルオレセイン色素で染色した生理食塩液を通水しているところ．涙点からは分泌物を含んだ混濁した染色液の逆流を認め，鼻からは色素を含んだ通水が出ておらず，飲み込む動きもないことにより，鼻涙管閉塞および涙囊炎と診断できる．

天鼻涙管閉塞を疑う．視診では，睫毛が涙で濡れて束になっている，眼脂が付着している，涙液メニスカスが高い，などがみられる（図2a）．触診では，涙囊部分を指で圧迫すると分泌物の逆流がみられることがある．

2. 色素残留（消失）試験

フルオレセイン色素を両眼の眼瞼結膜に塗布し，15分程度待機してから眼表面への残留および鼻腔内への色素の到達をみる．涙道が閉塞していれば，色素は眼表面に残留し，鼻腔には到達しない（図3）．簡便で非侵襲的であり，導涙障害の診断に有用である．

3. 涙管通水検査

涙点から生理食塩液を通水し，鼻腔，口腔，咽頭などに到達することを確認する．乳幼児の場合，体動制御を行う必要があり，侵襲的な検査である．また，号泣してしまうことで，通水がわかりづらい場合がある．通水に使用する生理食塩液をフルオレセイン色素で染色しておくと，目視で確認しやすい（図4）．

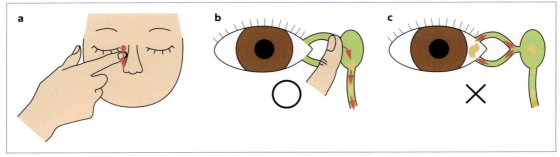

図5｜涙囊マッサージの方法（Crigler法）
a マッサージの手技．清潔な指を涙囊の位置（目頭のやや内下方）にあてる．涙囊の内容物を小鼻の方（足側，矢印）へ向かって押し込んでいく要領で，圧をかけるように5〜10回マッサージを行い，1セットとする．これを1日2〜4セット行う．
b 正しいマッサージ．涙囊の内容物を押し出さないように，足側に向かって押し込む．
c 誤ったマッサージ．涙囊の内容物が逆流している．

4．画像診断

涙道内腔や閉塞部位の状態は，涙道内視鏡を用いることで可視下に診断できる．小児の場合，局所麻酔下で涙道内視鏡を用いることは技術を要するため，全身麻酔下で行われることが多い．ごくまれに鼻涙管の骨性閉塞がみられることがあり，診断にはCTが有用である．このほかにMRIや涙道造影が行われることもあるが，小児の場合はこれらの画像診断に鎮静が必要な場合が多く，施行できる施設が限られる．

5．鑑別診断

小児に流涙をきたす疾患として，睫毛内反症，角結膜炎，角結膜異物，外傷，ごくまれに緑内障，などがみられることがあり，細隙灯顕微鏡検査などで鑑別を行う．

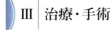

III 治療・手術

1．保存的治療

先天鼻涙管閉塞は自然治癒しやすいため，涙や眼脂をやさしく拭きとるだけで経過観察が基本になる．これに加え，涙囊マッサージと抗菌点眼薬の使用を，必要に応じて行う．涙囊マッサージは，涙囊の内容物を鼻涙管下端に向かって押し込み，鼻涙管下端に圧をかけるCrigler法を指導する（図5）．抗菌点眼薬は，必要時のみの投与を行う．詳細は，先天鼻涙管閉塞診療ガイドライン（以下，ガイドライン）[3]を参照されたい．

2．外科的治療

1）ブジー（盲目的プロービング）

ブジーを用いた盲目的プロービングは，従前より先天鼻涙管閉塞の外科的治療の第一選択とされてきた．涙点からプローブを挿入し，手探りの感触で鼻涙管下端の膜状閉塞を探り当てて，穿破する．よく奏効することで知られているが，涙道の屈曲や開口部の形状は個体差が大きく，盲目的手法では正しく開口部を穿破することが困難な症例もある．また，乳幼児であっても涙道内に涙石（結石）が形成されているケースがしばしばみられることが報告されており[4]，盲目的操作でのブジーには限界があることが知られるようになった．このため，ブジーが不成功の場合，同じことを2回繰り返さないことをガイドラインでは提案している[3]．

ブジーを行うタイミングに関しては，世界でさまざまな議論があるが，ガイドラインの推奨文には，「片側性先天鼻涙管閉塞に対する外科的介入は，1歳以降まで待機した後に全身麻酔下でプロービングを行うことよりも，生後6〜9ヵ月頃に局所麻酔下でプロービングを行うことを提案する．両側性の場合にはどちらのタイミングがよいかは判定不能であった．」と記載されている．その根拠や議論についてはガイドラインを参照されたい．

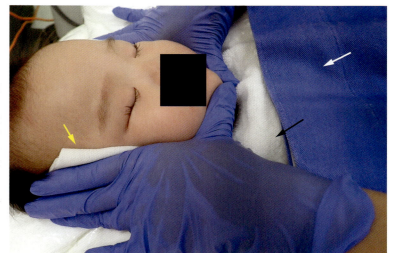

図6｜プロービングの際の体動制御
首から下をバスタオルで巻き（黒矢印），その上から抑制帯でさらに巻いている（白矢印）．耳に水が入らないようにガーゼを当てている（黄矢印）．頭の下にドーナツ型の小さい枕を置いている（防水シートの下にあるので写っていない）．介助者が両手で顔と顎の下に指をかけて押さえ，顔を振るような動きに備える．頭は強く押さえない．

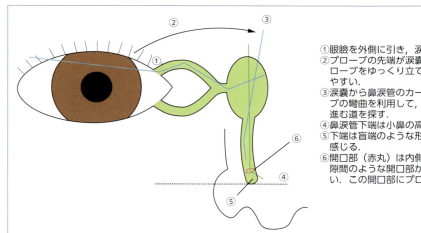

①眼瞼を外側に引き，涙小管を直線化する．
②プローブの先端が涙嚢壁に当たる感触を感じたらプローブをゆっくり立てる．ここで粘膜下に誤挿入しやすい．
③涙嚢から鼻涙管のカーブは個体差が大きい．プローブの彎曲を利用して，回転させながら一切抵抗なく進む道を探す．
④鼻涙管下端は小鼻の高さ付近が標準である．
⑤下端は盲端のような形状が多く，ここを突くと固く感じる．
⑥開口部（赤丸）は内側からやや背側の壁際にあり，隙間のような開口部が粘膜で覆われていることが多い．この開口部にプローブを差し込む．

図7｜ブジーの際に注意すべき涙道の構造とコツ

　局所麻酔（点眼麻酔）でのプロービングを行う際は，体動制御が重要である．体動制御の一例を図6に示す．
　涙道の構造は複雑であるが，盲目的プロービングの際に留意すべき点とコツを図7に示す．先天鼻涙管閉塞は，鼻涙管下端の膜状閉塞である．それ以外の場所で少しでも抵抗を感じる場合は，粘膜外にプローブを誤挿入している可能性や，後天性涙道閉塞などのほかの疾患である可能性を考えて，盲目的プロービングを中断する．

2）涙道内視鏡プロービング

　涙道内視鏡を用いたプロービングは，可視下で涙道内腔を確認しながら実施できる点で優れている．涙道の走行を確認し，粘膜を傷つけないように涙道内を進め，開口部を特定してから穿破することができる（図8）．ときに涙石が涙道内にみられるが，開口部を開放してから涙道内視鏡を用いて涙石を排出することで治癒に至る．小児の涙道内視鏡プロービングは原則として全身麻酔下で行われる．局所麻酔で実施するためには，術者の習熟が必要である．

3）涙管チューブ挿入術

　初回プロービング不成功例，難治例，高月齢の症例などに対し，涙管チューブ挿入術が奏効することが知られている．涙管チューブは，可能であれば涙道内視鏡を用いて確実に涙道内に挿入

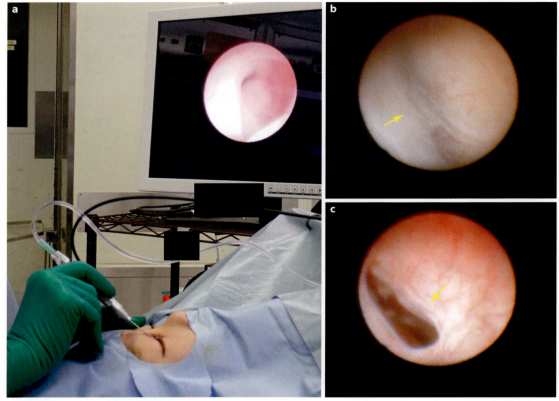

図8｜涙道内視鏡による先天鼻涙管閉塞開放術
a 涙道内視鏡を用いた先天鼻涙管閉塞開放の様子（全身麻酔下）．b 涙道内視鏡でみる先天鼻涙管閉塞の閉塞部位．開口部は薄い粘膜によって覆われており，鼻腔の暗さが透けてみえている（矢印）．c bの膜状閉塞部位を穿破した後．膜状閉塞は十分な大きさに開放でき，開口部が開いているのが確認できる（矢印）．

することが望ましい．

4）涙嚢鼻腔吻合術

　鼻涙管の骨性閉塞など，プロービングや涙管チューブ挿入で対応できない症例に対し，涙嚢鼻腔吻合術（dacryocystorhinostomy：DCR）は有効であるが，適応は難治例に限られる．

3. 予後

　先天鼻涙管閉塞は自然治癒した場合でも，外科的治療を行った場合でも，治癒すればその後の予後は良好であり，再発はほとんどみられない．

文献

1) Young JD, et al：Managing congenital lacrimal obstruction in general practice. BMJ 315：293-296, 1997
2) MacEwen CJ, et al：Epiphora during the first year of life. Eye(Lond) 5：596-600, 1991
3) 先天鼻涙管閉塞診療ガイドライン作成委員会：先天鼻涙管閉塞診療ガイドライン．日眼会誌 126：991-1021, 2022
4) Matsumura N, et al：Transcanalicular endoscopic primary dacryoplasty for congenital nasolacrimal duct obstruction. Eye(Lond) 33：1008-1013, 2019

先天鼻涙管閉塞診療ガイドライン

佐々木眼科 **佐々木次壽**

Minds診療ガイドライン（GL）とは

現代では多くの医療情報がもたらされ，個人レベルですべてを評価し診療に反映させることは困難である．そこでその解決法の一つとしてMinds（Medical information network distribution service，日本医療機能評価機構による医療情報サービス）診療GLや英国のコクラン共同計画[1]がある．Minds診療GLは，各々の疾患について標準的と思われる治療方針を最新のエビデンスに基づいてわかりやすくまとめたものであり，高い診療レベルを保つツールとして多くの現場で使用されている．Minds診療GL共通の特徴は以下の通りである．

①構成は，予後を左右するような課題を重要臨床課題，それより派生するクリニカルクエスチョン（CQ），Q and A形式で推奨文とその推奨度，解説が記載される．

②なるべく最新の文献まで不偏的に収集，評価し，治療や検査に関する推奨では，有効性，合併症，費用，患者や保護者の要望なども総合的に複数の委員で勘案し作成されている．また約5年ごとの改訂が推奨されている．

③GLは医療従事者の意思決定支援ツールであり，実際の判断は医療施設の状況，医師の経験，患者の価値観なども考慮して医師，患者および保護者が協働で行うためのものである．医師はGLを読むことで，推奨されている治療方針をすぐに知ることができ，自らの診療を検証可能となる．

先天鼻涙管閉塞診療GL

先天鼻涙管閉塞（congenital nasolacrimal duct obstruction：CNLDO）は，鼻涙管下部の開口部が先天的に開塞している疾患であり[2]（**図1**），新生児の6〜20％にみられ，自然治癒率が高い[3]．このため，

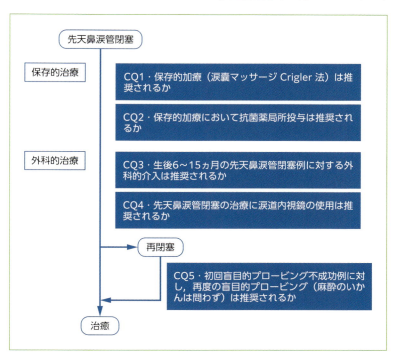

図1｜診療アルゴリズム

表1｜ガイドラインサマリー

CQ番号	CQ	サマリーおよび推奨提示	推奨の強さ
		重要臨床課題1　保存的治療オプション	
1	涙嚢マッサージは推奨されるか	涙嚢マッサージは，涙嚢の内容物を鼻涙管下端に向かって押し込む加圧マッサージ（Crigler法）を行うことで自然治癒を促す可能性がある．効果に十分な確証はないが，家庭で行うため費用を要さず，明らかな弊害の報告もないため，可能であれば実施を提案する．	弱い　実施することを提案する
2	保存的加療において抗菌薬局所投与は推奨されるか	抗菌薬局所投与（抗菌点眼薬）は自然治癒を促すものではない．眼脂や膿粘液性分泌物の減少効果は期待できる．耐性菌が増加する可能性があるため，長期間の使用は避け，必要時のみの投与を提案する．	弱い　実施することを提案する
		重要臨床課題2　自然治癒率と外科的治療のタイミング	
3	生後6～15ヵ月の先天鼻涙管閉塞例に対する外科的介入は推奨されるか	片側性先天鼻涙管閉塞に対する外科的介入は，1歳以降まで待機した後に全身麻酔でプロービングを行うことよりも生後6～9ヵ月頃に局所麻酔でプロービングを行うことを提案する．両側性の場合はどちらのタイミングがよいかは判定不能であった．	弱い　実施することを提案する
		重要臨床課題3　涙道内視鏡検査と手術の適応	
4	先天鼻涙管閉塞の治療に涙道内視鏡の使用は推奨されるか	先天鼻涙管閉塞に対する治療の際，涙道内視鏡の使用を提案する．ただし，先天鼻涙管閉塞の高い自然治癒率や，小児に対して涙道内視鏡を使用できる施設がきわめて限られていることを考慮し，状況に応じての使用を提案する．	弱い　実施することを提案する
		重要臨床課題4　プロービング不成功の場合の治療オプション	
5	初回盲目的プロービング不成功例に対し，再度の盲目的プロービング（麻酔のいかんは問わず）は推奨されるか	初回盲目的プロービング不成功例に対し，再度の盲目的プロービング（麻酔のいかんは問わず）は，行わないことを提案する．	弱い　実施しないことを提案する
		重要臨床課題5　先天鼻涙管閉塞の弱視リスク	
6	先天鼻涙管閉塞は弱視リスクを増やすか	先天鼻涙管閉塞が弱視の要因となるかどうかは判定不能であった．弱視に関して特段の注意を払うべきかは不確実であり，一般的検査をできる範囲で行うことを推奨する．	強い　実施することを推奨する
		重要臨床課題6　先天涙嚢瘤の診断と治療	
7	先天涙嚢瘤の診療はどうしたらよいか	先天涙嚢瘤は内眼角部の暗青色腫瘤として早期に発見されやすい．自然治癒も多いが，急性涙嚢炎，蜂窩織炎，呼吸障害および哺乳障害などの重篤な合併症もあるという両極端な経過を示すので，生後1ヵ月前後は慎重な経過観察が推奨される．重篤な合併症発症時には早期の外科的治療が推奨され，その方法には経鼻的造瘻術，プロービングあるいは両者の併用がある．	弱い　実施することを提案する

はじめは保存的治療で経過観察される．しかし，自然治癒しない場合は外科的治療が必要となる．したがって重要臨床課題として保存的治療オプション，外科的治療のタイミング，涙道内視鏡の適応，初回プロービング不成功の場合の治療オプションを設定した．また近年の話題としてCNLDOと弱視リスクとの関連性[4]，先天涙嚢瘤（congenital dacryocystocele：CDC，先天涙嚢ヘルニアと従来表記）の診療も重要臨床課題とし，それらに対応するCQを設定した（**表1**，アルゴリズム）．

筆者が述べたいGLサマリーのエッセンスはきわめて単純である．詳細は本ガイドライン[5]，p.218～227に詳しいので参照されたい．

▶CQ1. 涙嚢マッサージは推奨されるか

Ans：涙嚢マッサージは行ってもよいが，鼻涙管下端に向かうように押す．（p.210 図5参照）．

Topics

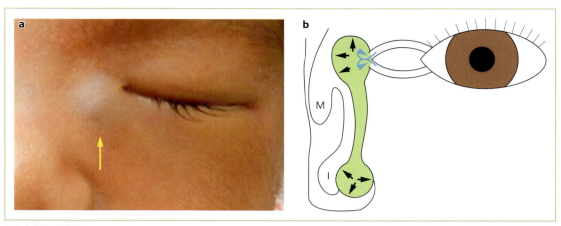

図2｜先天涙嚢瘤
a 左先天涙嚢瘤．左内眼角部の内下方に暗青色の腫瘤を認める（矢印）．
b 疾患概念図．先天鼻涙管閉塞と総涙小管部の機能的閉塞（チェックバルブ機構）（青矢印）あるいは器質的閉塞が合併し，貯留物による涙嚢の拡張および鼻涙管開口部に嚢胞が形成されている（黒矢印），M：中耳甲介，I：下鼻甲介．

▶**CQ2. 保存的加療において抗菌薬局所投与は推奨されるか**
Ans：抗菌薬点眼で治るわけでない．必要最小限で．

▶**CQ3. 生後6〜15ヵ月のCNLDOに対する外科的介入は推奨されるか**
Ans：片側CNLDOなら生後6〜9ヵ月頃に局所麻酔でプロービング，両側性はどちらともいえない．

▶**CQ4. CNLDOの治療に涙道内視鏡の使用は推奨されるか**
Ans：涙道内視鏡でプロービングしてもよいが，成人で十分慣れてから．

▶**CQ5. 初回盲目的プロービング不成功例に対し，再度の盲目的プロービング（麻酔法のいかんは問わず）は推奨されるか**
Ans：あまり勧めない．

▶**CQ6. CNLDOは弱視リスクを増やすか**
Ans：不明だから一通りはみるべき．

▶**CQ7. CDCの診療はどうしたらよいか（図2）**
Ans：自然治癒あるいは，呼吸不全など重篤な合併症発症という両極端な経過を示す．CDCに慣れていないならば専門施設に紹介．

本GLは眼科医以外の医療従事者や患者の保護者にも理解しやすいよう作成され，web上で一般公開されている．保護者や小児科医などが，GLを読んでから眼科を受診するケースも今後増えるであろう．眼科医にとって本GLが，保護者との協働的診療に活かされることを願う．

文献

1) Petris C, et al：Probing for congenital nasolacrimal duct obstruction. Cochrane Database Syst Rev 12：CD011109, 2017
2) Young JD, et al：Managing congenital lacrimal obstruction in general practice. BMJ 315：293-296, 1997
3) MacEwen CJ, et al：Epiphora during the first year of life. Eye (Lond) 5：596-600, 1991
4) 近藤紋加，ほか：スポット™ビジョンスクリーナーによる片側性先天鼻涙管閉塞の屈折スクリーニング．臨床眼科 73：787-791，2019
5) 先天鼻涙管閉塞診療ガイドライン作成委員会：先天鼻涙管閉塞診療ガイドライン．日眼会誌 126：991-1021, 2022

2. 後天性涙道閉塞

神奈川県立こども医療センター眼科　松村　望

疾患のポイント

- 乳幼児にも後天性涙道閉塞はしばしばみられ，丁寧な問診が診断に重要である
- 小児の後天性涙道閉塞は，流行性角結膜炎後の続発性が多い
- 流行性角結膜炎後は，涙道内に瘢痕癒着がみられ，涙道内視鏡を用いて再建手術を行う
- 鼻炎に伴う鼻涙管狭窄症状やEBウイルス感染に伴う涙囊炎など，保存的治療で治癒するケースもある

I 概説

小児の涙道閉塞のほとんどは先天性であるが，後天性涙道閉塞も存在する．成人は原発性後天性涙道閉塞（primary acquired nasolacrimal duct obstruction：PANDO）が中心であるが，小児は続発性後天性涙道閉塞（secondary acquired nasolacrimal duct obstruction：SANDO）がほとんどである．東アジアの小児の場合，アデノウイルス感染が原因として多い[1]．

II 検査と診断

1. 問診，視診と鑑別診断

先天鼻涙管閉塞と異なり，発症時期が出生直後でないことが特徴であり，問診が重要となる．以下，原因別に記載する．

1）流行性角結膜炎後涙道閉塞

アデノウイルス感染による流行性角結膜炎（epidemic keratoconjunctivity：EKC）罹患後に涙道内に瘢痕癒着をきたす場合がある[2]．生後3ヵ月で罹患したケースもあり，先天鼻涙管閉塞と思い込まずに，「流涙症状は生来持続しているか」を問診し，発症時期と契機を確認する．結膜炎の既往を憶えていない，申し出ない，忘れてしまった，などのケースが多いため，丁寧な問診が重要である．視診では結膜の瘢痕を認めることがあり，結膜の偽膜形成をきたしたケースで瘢痕が目立つ（図1）．

2）ヘルペス後涙道閉塞

ヘルペスウイルスの感染が原因で涙小管閉塞を生じる場合がある[3,4]．涙小管炎を起こし，涙点周囲の発赤，腫脹，肉芽を伴うことがある．涙小管内の瘢痕癒着をきたし，再建困難になりやすい．

3）EBウイルスによる急性涙囊炎

先天鼻涙管閉塞や流涙症の既往がない小児が突然急性涙囊炎を発症した場合，Epstein-Barr（EB）ウイルスの初感染（伝染性単核球症）の場合がある[4,5]．鼻粘膜の炎症により鼻涙管下端が一

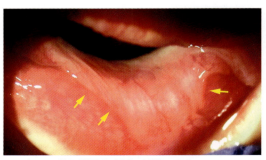

図1｜EKC後涙道閉塞症例の結膜の瘢痕
流行性角結膜炎（EKC）後の涙道閉塞例の眼瞼結膜（左下眼瞼）．後天性涙道閉塞の小児に写真のような結膜の瘢痕（矢印）がみられた場合，EKC後の涙道閉塞を疑う．

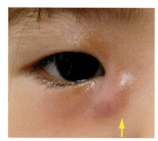

図2｜EBウイルス感染に伴う急性涙嚢炎
3歳女児，生来健康で涙道閉塞症や流涙症の既往なし．突然発症した右眼の流涙と涙嚢部の緊満を認め（矢印），血液検査でEBウイルス感染症と診断した．軽度の眼瞼浮腫を伴っている．保存的治療のみで治癒した．

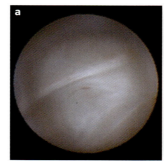 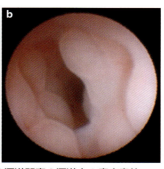

図3｜涙道内視鏡で見たEKC後の涙道閉塞の涙道内の瘢痕癒着
a 涙道内視鏡で観察した流行性角結膜炎（EKC）後の涙道閉塞の涙嚢内腔．白っぽい瘢痕が形成され，涙嚢内の瘢痕癒着がみられる．
b aと同一症例の健側の涙道内視鏡所見．涙嚢鼻涙管移行部付近の粘膜は正常で瘢痕を認めない．

時的に閉塞して涙嚢が緊満し，炎症および感染症を合併して急性涙嚢炎様をきたすと報告されている[5]（図2）．両眼瞼の浮腫（hoagland-sign）は，EBウイルス初感染の特徴的な所見の一つである．

4）外傷性涙小管断裂

転倒や打撲に加え，動物咬症（主に犬）が多いのが小児の特徴である．

5）放射線照射および化学療法による涙道閉塞

白血病などの治療後に涙道閉塞をきたすことがある．放射線照射や化学療法が原因の場合があり，既往歴と治療歴を確認する．

6）鼻炎に伴う鼻涙管狭窄症状

小児は下鼻道が狭いため，鼻炎，副鼻腔炎などで鼻粘膜の浮腫や炎症を起こすと流涙・眼脂の症状をきたすことがある．おおむね3歳以下の乳幼児にみられる．

2. 検査

涙道閉塞の検査は，色素残留（消失）試験，涙管通水検査，画像診断などがある．小児に対するそれぞれの検査については，先天鼻涙管閉塞の項目を参照されたい．

III 治療・手術・予後

続発性後天性涙道閉塞は，原因によって閉塞部位や閉塞状態が異なるため，治療方針も原因によって異なる．

1）EKC後涙道閉塞

閉塞部位は総涙小管と涙嚢鼻涙管移行部に多く，瘢痕癒着をきたしている[2]（図3）．涙道内視鏡を用いて閉塞を解除し，涙管チューブを挿入することで治癒するが，難治例もある．

2）ヘルペス後涙道閉塞

涙小管に固い癒着がみられることが多く，再建がむずかしい．可能であれば涙管チューブ挿入を行う．

3）EBウイルスによる急性涙嚢炎

二次感染を予防する目的で抗菌薬（点眼・内服・点滴）などを使用して保存的に経過をみることで治癒する．

4）外傷性涙小管断裂

早期手術により再建を行う．

5）放射線照射および化学療法による涙道閉塞

固い瘢痕癒着が多く，再建困難な場合は，涙嚢鼻腔吻合術（dacryocystorhinostomy：DCR）を行う．

6）鼻炎に伴う鼻涙管狭窄症状

耳鼻科を受診し鼻炎や副鼻腔炎などの治療を行う．

文献

1) Kay KM, et al：Jpn J Ophthalmol 51：437-441, 2007
2) Matsumura N, et al：Am J Ophthalmol Case Rep 21：23-25, 2016
3) Harley RD, et al：Ophthalmic Surg 18：367-370, 1987
4) Ali MJ, et al：Int Ophthalmol 39：721-723, 2019
5) Marqués Fernández VE, et al：Arch Soc Esp Oftalmol 96：321-325, 2021

V. 小児の涙道疾患

3. 先天涙嚢瘤

白神眼科医院　**村田晶子**

疾患のポイント

- 内眼角部の暗青色腫瘤として新生児期にまれにみられる
- 自然治癒も多いが，急性涙嚢炎，哺乳・呼吸障害などの重篤な合併症も起こりうる
- 生後1ヵ月程度は慎重な経過観察を要する
- 重篤な合併症がみられた場合は早期の外科的治療が推奨される

I 概説

先天涙嚢瘤(congenital dacryocystocele：CDC)は，先天鼻涙管閉塞と総涙小管部の閉塞が合併し，涙嚢から鼻涙管内に粘液もしくは羊水が貯留することで涙嚢が拡張し，内眼角部に暗青色の腫瘤を認める(図1)．鼻涙管が拡張した場合は，鼻腔に向けて拡大した嚢胞が形成される(図2)．

先天涙嚢瘤は妊娠後期に発症し，出生前にも自然治癒が一定数でみられる．

出生前超音波検査での有病率は，東アジアでは0.016〜0.430 %と報告されている[1, 2]．

II 検査と診断

1. 診断

内眼角部の暗青色腫瘤として出生後まもなく肉眼的に診断されることがほとんどで，先天鼻涙管閉塞より早期に診断されることが多い．記載のあった報告の初診日数は平均10.7日(0〜23.7日)であった．

2. 眼所見

内眼角部に腫瘤性病変を認め，生後早期から

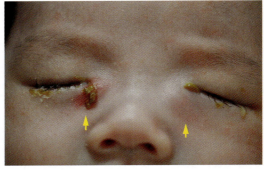

図1 | 先天涙嚢瘤
両側の先天涙嚢瘤．左側は暗青色隆起病変に感染による発赤が軽度に加わっている(矢印)．
右側は急性涙嚢炎を発症しており，自壊排膿している(矢印)．

眼脂や流涙がみられる(図1)．

先天涙嚢瘤は高頻度に感染を合併し，生後1ヵ月前後の感染に最も注意する必要がある[3, 4]．既報のデータを総合すると急性涙嚢炎や蜂巣炎は先天涙嚢瘤の10 %以上に合併すると考えられ，注意が必要である．

3. 他疾患との鑑別のポイント

顔面に腫瘍性病変をきたす疾患との鑑別が必要となる．腫瘍は神経芽腫，グリオーマ，血管腫など，先天奇形はデルモイドシスト，orbital encephalocele (眼窩内脳脱症)，眼窩内ectopic

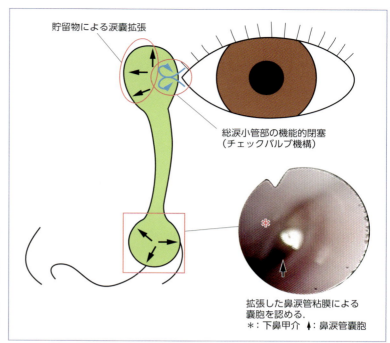

図2｜左先天涙嚢瘤（CDC）の疾患概念図.
先天鼻涙管閉塞と総涙小管部の機能的閉塞（チェックバルブ機構）（青矢印）あるいは器質的閉塞が合併し，貯留物により涙嚢が拡張および鼻涙管開口部に囊胞が形成される（黒矢印）

brain tissueなどである．鑑別診断には問診，腫瘤の部位，色調，鼻内視鏡や超音波検査で涙嚢の拡張と下鼻道の囊腫の有無を確認するなどが有用である．CTやMRIは鑑別診断に非常に有用であるが，被曝による二次がんの発生リスクや鎮静のリスクがあり，益と害のバランスを考慮して施行する必要がある．

また，先天涙嚢瘤は妊娠後期に超音波検査やMRIによる出生前診断が可能である．

III 治療・手術

1. 治療方法

高率に自然治癒がみられるため，抗菌薬点眼などによる保存的加療が可能であるが，先天涙嚢瘤では鼻涙管粘膜が鼻腔へ囊胞状に大きく拡張し，呼吸不全を起こすことがある．急性涙嚢炎を併発したり，呼吸障害を伴う場合はできるだけ早期の外科的治療が推奨される．

外科的治療としては，涙道の開放を目的としたプロービング（ブジー治療），経鼻的造瘻術がある．疾患の特性から，プロービングと経鼻的造瘻術が推奨される．特に大きな鼻粘膜囊胞による呼吸障害を伴う場合は経鼻的造瘻術の治療成功率が高い．

プロービングを行う場合は感染成立前が推奨される．

急性涙嚢炎や蜂巣炎を生じた場合は抗菌薬点眼および全身投与が必要である．

2. 予後

涙道を再建できれば治癒する．

文献

1) Kim YH, et al：Dacryocystocele on prenatal ultrasonography：diagnosis and postnatal outcoms. Ultrasonographt 34：51-57, 2015
2) Li SL, et al：Prenatal diagnosis and perinatal outcome of congenital dacryocystocele：a large case series. Prenat Diagn 35：103-107, 2015
3) Lee MJ, et al：Conservative management of congenital dacryocystocele：resolution and complications. Can J Opthalmol 54：421-425, 2019
4) Lueder, GT：The association of neonatal dacryocystoceles and infantile dacryocestitis with nasolacrimal duct cysts（an American Ophthalmological Society thesis）. Trans Am Ophthalmol Soc 110：74-93, 2012

V. 小児の涙道疾患

4. 涙嚢皮膚瘻

徳島大学眼科 **四宮加容**

疾患のポイント

- 先天性涙嚢皮膚瘻は涙道の発生異常で起こる
- 内眼角下方に点状の陥凹を認める
- 片側性で無症状が多い
- 流涙や膿の流出, 眼瞼炎などの症状があれば手術治療を検討する

Ⅰ 概説

涙嚢皮膚瘻とは涙道から皮膚に瘻孔が形成されているものである. 涙道の発生において, 表皮外胚葉からの涙板の分離が不完全であるために起こる先天性と, 急性涙嚢炎から炎症が波及して皮膚に瘻孔ができる後天性がある(表1)が, ここでは先天性について解説する. 瘻孔は涙嚢以外に, 総涙小管や鼻涙管に開口している場合がある. 先天涙嚢瘻(congenital lacrimal fistula), 外涙嚢瘻(accessory lacrimal duct)ともいう. 鼻涙管閉塞や涙点, 涙小管閉塞といった他部位の涙道障害を合併していることも多い.

有病率は0.05%と報告がある. 多くは片側性で男女同程度とされる. わが国では健診の小学生1,815名を調査したところ1.65%の有病率であり, そのうち9割が片眼性で, 全員無症状であったとの報告がある[1].

Ⅱ 検査と診断

1)症状

瘻孔からの涙や膿の流出, それに伴う眼瞼炎がある. 無症状の症例も多い.

2)眼所見

内眼角部の内下方に点状の瘻孔を認める. 内

表1｜先天性と後天性の違い

	原因	主な症状	所見
先天性	発生異常	無症状, 流涙	点状の陥凹
後天性	急性涙嚢炎	瘻孔からの膿の流出	皮膚の菲薄化と比較的大きな不整形瘻孔

表2｜検査所見

検査	目的	所見	ポイント
細隙灯顕微鏡検査	瘻孔の確認	内眼角下方に点状の陥凹(図1a)	内眼角部の皺を伸ばして観察
色素残留試験(図1b)	診断と涙道閉塞の有無	瘻孔からの色素流出	涙道閉塞合併があれば眼表面に色素残留
涙管通水検査	診断	瘻孔からの通水の漏出	
涙道内視鏡検査	涙道への開口部位の確認	皮膚開口部から挿入したナイロン糸を確認	摘出手術時の参考所見となる

眼角贅皮とつながっている場合もあるため診察時は皺を伸ばして観察する. 片側性は皺が左右対称でないことに注目すると見つけやすい.

3)検査(表2)

色素残留試験で瘻孔から色素漏出を認める. また同時に眼表面の色素残留を確認し鼻涙管閉塞の合併の有無を判断すると治療方針に役立つ.

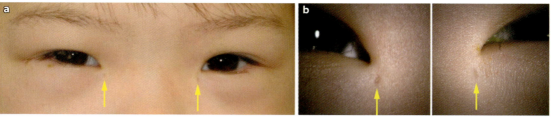

図1｜先天性涙嚢皮膚瘻（両側）
a 内眼角下方に点状の陥凹を認める．b 拡大図．本症例は無症状で，瘻孔からの色素流出はなかった．

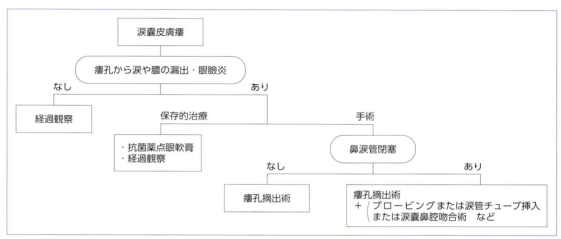

図2｜先天涙嚢皮膚瘻の治療方針
症状がある場合に治療を検討する．

涙管通水検査では，瘻孔から通水の漏出がみられる．手術時には瘻孔の涙道側開口部の確認に涙道内視鏡検査が有用である．

4）鑑別
- 先天鼻涙管閉塞：流涙や眼脂などの症状が似ている．合併する場合も多い．
- 後天性涙嚢皮膚瘻：急性涙嚢炎や外傷が原因．先天性に比較して瘻孔は不整形で大きい．

III 治療

1）治療方法

症状がなければ経過観察，症状がある場合には治療を行う．瘻孔からの涙や膿の漏出，眼瞼炎があれば手術治療を検討する[2]（図2）．術後の流涙や涙嚢炎のリスクを最小限にするために術前には導涙機能の評価をする必要がある．手術は瘻孔摘出術，鼻涙管閉塞合併例はプロービングや，涙嚢鼻腔吻合術併用の瘻孔摘出術などがある．ただし涙嚢鼻腔吻合術は幼少期に行うと顔面成長への影響が危惧されるため慎重に適応を検討する．不完全な瘻孔摘出は再発を引き起こす．摘出時に瘻孔の内腔上皮を確実に除去するために染色液を使用した報告や瘻孔にプローブを挿入してガイドとした報告がある．瘻孔口の単純縫合や焼灼術は成功率が低く再発しやすいため避ける．

2）予後

自然治癒することはないが，瘻孔内が角化した上皮や垢で埋まって流涙症状がみられなくなることもある．手術後の再発率は11％の報告があり，術後も流涙や眼脂が続く場合がある．

文献

1) 飯田文人：先天性外涙嚢瘻の小学校健診における発現率．臨眼 59：1299-1301，2005
2) Chaung JQ, et al：Congenital lacrimal fistula：A major review. Orbit 35：212-220, 2016

Controversy

先天鼻涙管閉塞―"ブジー"or"内視鏡"

真生会富山病院アイセンター **植田芳樹**

先天鼻涙管閉塞の治療の選択肢

先天鼻涙管閉塞（congenital nasolacrimal duct obstruction：CNLDO）の治療は，従来盲目的プロービングが行われてきた．近年，涙道内視鏡や涙管チューブの開発・進歩が目覚ましく，CNLDOにも応用されている．CNLDOの治療はそのほかにも，鼻内視鏡を用いるもの，涙嚢鼻腔吻合術（dacryo-cystorhinostomy：DCR）などがある．このなかで局所麻酔で行うことができるものは，盲目的プロービングと涙道内視鏡を使用したプロービングである．

盲目的プロービングと涙道内視鏡プロービングの比較

盲目的プロービングと涙道内視鏡を用いたプロービングを直接比較した報告はまだない．盲目的プロービングに慣れた医師は，盲目的プロービングで十分に治癒率は高く，子どもに涙道内視鏡を挿入するのは侵襲的だと思うし，涙道内視鏡に慣れた医師は，涙道内視鏡で確認したほうが安全で確実だと述べる．

それぞれのメリットとデメリットを**表1**にまとめる．盲目的プロービングは，準備物を必要とせず，涙点の拡張も軽度でよい．しかし，盲目的な操作にならざるを得ないところが欠点である．涙道内視鏡プロービングは，機器の準備が必要であること，内視鏡操作に熟練を要すること，涙点の拡張を十分行う必要がある．しかし，涙道内を可視化できることが最大のメリットである．

CNLDOの涙道内所見とプロービングでの注意点

CNLDOのプロービングでは，器具が涙点に入るか，涙嚢の手前で仮道を作らないか，鼻涙管下端にたどりつけるか，閉塞部を穿破できるか，が問題となる．

小児は成人よりも涙点が狭い．そのため涙点の拡張が必要であるが，涙点付近で仮道を作らないよう十分注意する．涙道内視鏡を使用する場合は，さらに大きく涙点を拡張する必要がある．

総涙小管から涙嚢に入る部位で仮道を作成しやすい．盲目的プロービングの場合は，骨にあたる感触を確認してから，ブジーの方向を変えるよう心がける．

涙道は屈曲しており，特にCNLDO症例の鼻涙管は凹凸が強い（**図1**）．涙道内視鏡はその屈曲部を可視化し，凹凸も気にせず進ませることができる．総涙小管から涙嚢に入る際に仮道を作ることもない．また鼻涙管遠位端に「ポケット」が存在する症例もわかっており[1,2]（**図2**），そのような症例は盲目的プロービングでは治療が難しい場合がある．涙道内視鏡プロービングは，準備物や涙道内視鏡操作の習熟が必要だが，鼻涙管開口部まで仮道を作らず到達でき，閉塞部を見ながら穿破できる．

涙点への挿入は盲目的プロービングのほうが容易であるが，涙点以降で仮道を作らず鼻涙管まで到達し，ポケットがある場合でも対応ができる点で，涙道内視鏡は優れている．盲目的プロービングを行うのであれば，コツは鼻涙管下端までは無理に進めず道を探していくこと，開口部では多くの症例が内側に閉

表1｜盲目的プロービングと涙道内視鏡プロービングの比較

	盲目的 プロービング	涙道内視鏡 プロービング
長所	・準備が容易 ・涙点の挿入が容易	・涙道内を可視化
短所	・盲目的操作となる ・屈曲した涙道や鼻涙管開口部のポケットなどに対応できない	・機器の準備が必要 ・涙道内視鏡操作の習熟が必要 ・涙点の拡張が必要

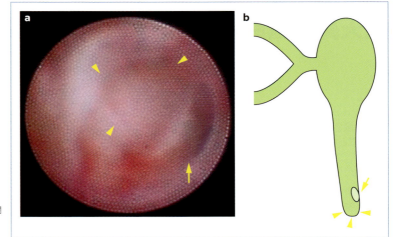

図2 | 鼻涙管開口部のポケット
a 左側のCNLDO症例の鼻涙管開口部．閉塞部(矢印)の奥にポケットを認める(矢頭)．
b ポケットのイラスト．

塞があることを意識することである．

初回不成功例や全身麻酔で行う場合

初回治療不成功例は，再度盲目的プロービングを行っても治癒率が低いことがわかっており[3]，涙道内視鏡やほかの方法との併用がよい．また全身麻酔は，麻酔そのものが侵襲的であり，より確実な治療が求められる．そのため，全身麻酔を行って治療を行う場合は，盲目的プロービングよりも，涙道内視鏡などの補助的な道具を使用したほうがよいと考える．

先天鼻涙管閉塞診療ガイドライン

上記の理由などから，2022年に作成された先天鼻涙管閉塞診療ガイドラインでは，弱い推奨ながら，涙道内視鏡の使用が勧められている[4]．小児に対して涙道内視鏡を使用できる施設が限られていることを考慮し，状況に応じての推奨であり，盲目的プロービングを試みることを決して止めるものではない．医療施設の状況や医師の経験，患者の病態や保護者の希望などを考慮し，主治医と患者が相談して決定することになるであろう．

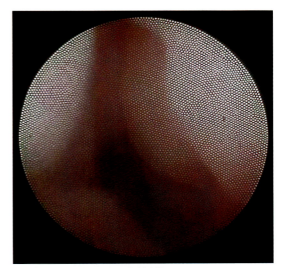

図1 | CNLDO症例の鼻涙管(左側)
涙道内は屈曲し，凹凸が強い．

文献

1) Matsumura N, et al：Transcanalicular endoscopic primary dacryoplasty for congenital nasolacrimal duct obstruction. Eye 33：1008-1013, 2019
2) Ueta Y, et al：Assessment of office-based probing with dacryoendoscopy for treatment of congenital nasolacrimal duct obstruction：A retrospective study. J Clin Med 12：7048, 2023
3) Repka MX, et al：Repeat probing for treatment of persistent nasolacrimal duct obstruction. J AAPOS 13：306-307, 2009
4) 佐々木次壽，ほか：先天鼻涙管閉塞診療ガイドライン．日眼会誌 126：991-1021, 2022

Controversy

先天鼻涙管閉塞——"ブジー" or "経過観察"

大多喜眼科　岩崎明美

先天鼻涙管閉塞の患児が受診したら〜負担が少ない&治ることを目標に!

ブジーをするか経過観察をするかは，正解がなく，悩ましい問題である（表1）．明確な「正解」は存在せず，患児や家族の状況，医療施設の条件や地域の特性によって最適な対応は異なるものである．治療方針を決定する際には，先天鼻涙管閉塞が治癒すること，また患児や家族の負担を最小限に抑えることを主目標にするとよい．

経過観察だけで本当に治る?〜生後数ヵ月は自然治癒しやすい

生直後に先天鼻涙管閉塞がある場合，1歳までに約8割が自然治癒をするとされる．しかし，月齢が上がるごとに自然治癒の可能性は減少し，生後6〜9ヵ月の患児の場合，6ヵ月間の経過観察中に片側では66％，両側では56％が治癒したと報告されている[1]．ほかの報告も同様で，自然治癒率は生後数ヵ月が最も高く，その後徐々に低下し，生後9ヵ月以降は横ばいとなる[2]（図1）．

ブジーはしてよい?〜適切な時期に．不成功の場合は繰り返さない

ブジーでの，片側の治癒率は92％と高いが，両側では66％と低い．その原因は治療時間の延長による患児の抵抗などが考えられる．また，保護者のアンケートでは，外来でのブジーに対する満足度が全身麻酔を用いた治療よりも高い傾向にある．そのため先天鼻涙管閉塞診療ガイドライン[3]では，生後6〜9ヵ月の間に片側のブジーを行うことを弱く推奨している．ブジーに慣れた医師の場合は，慣れた環境・道具で，適切な時期に片側あるいは両側のブジーを行うことに問題はない．しかし，一度のブジーで治癒しなかった場合に，再度行われたブジーでの治癒率は低いため[3]，一度不成功であれば，涙道内視鏡を

表1｜ブジーと経過観察の比較

	良い点	悪い点
ブジー	・すぐ治せる ・処置室でも可能で簡便	・自然治癒でも治った可能性 ・感染症の危険 ・拘束ストレス（患児と保護者）
経過観察	・自然治癒を待てる ・拘束の必要なし	・治癒まで症状遷延 ・待機期間中に急性涙嚢炎や蜂窩織炎を生じることがある

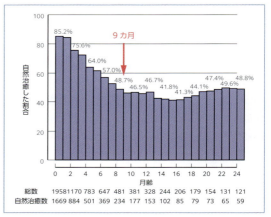

図1｜月齢別の自然治癒した割合
自然治癒率は生後数ヵ月が最も高く，その後徐々に低下して，生後9ヵ月以降は横ばいとなる．
（文献2）より改変）

使用したほうがよいと考えられる．

経過観察中のマッサージは?〜上から下に優しくCrigler法

通常の大人の診察では涙嚢部に眼脂や粘液がたまっているかを診察するために，涙嚢部を下から上に圧迫し，眼脂が戻ってくるかを見る．しかし，乳児のマッサージは，その逆で，上から下に圧迫する．目頭の涙嚢部を上から下に優しく押し，鼻涙管の管腔に圧をかけて下部開口部の癒着が開放するように加圧する

のがCrigler（クリッグラー）法マッサージである．最近の研究では，保護者が1日2回，1回につき10ストロークを1ヵ月間行うと3〜6ヵ月未満の場合は，マッサージ群68.8％，非マッサージ群28.6％でマッサージをしたほうが有意に改善すると報告されている[4]．家族に説明する際には，実際に患児に行うだけでなく，家族自身にもマッサージをして押される方向や感覚，眼球を押さないように指導するとよい．また動画（図2）を併用するとより理解が深まる．

抗菌薬点眼は使う？〜必要時に短期使用

抗菌薬点眼が先天鼻涙管閉塞の治癒を即することはないが，眼脂がひどく結膜炎や眼瞼炎が起きたときの症状緩和には役に立つ．先天鼻涙管閉塞に対する抗菌薬の長期使用での耐性菌出現のエビデンスはまだないが，必要時短期間での使用にとどめたい．筆者は，抗菌薬の長期使用で耐性菌が出る可能性と，眼脂は拭いておけばよいことを伝えて，その後，患児の眼を家族と一緒に見てもらい「目ヤニは出ていても今は白眼がきれいですね．もし白眼が赤くなったら結膜炎です．そのときに使えるように，抗菌薬の点眼を1本お守りに出します．良くなったらすぐやめてください．」と説明している．きちんと説明しておくと，抗菌薬点眼を使用せずに経過観察できることが多い．

ブジーか経過観察か〜筆者はマッサージ＆ブジー（内視鏡）派

まだ結論は出てないが，現在は患児が来たら，以下の順で行っている．医療の進歩や新しい研究結果がでると，今後も治療方針が変わる可能性がある．

▶情報を与え，家族の希望と治療時期の相談をする．

先天鼻涙管閉塞診療ガイドラインや，読みやすいWEBの記事[5]を紹介する．患児を保育園に預ける予定や，兄弟がいるかなどを聞き，風邪をひくと治療日程が合わなくなるので，自然治癒しない場合は，保育園に預ける前に治療するのは一つの戦略であると説明している．家族が1歳以上までの経過観察を希望するときは，全身麻酔になる可能性を伝え，経過観察をする．

▶経過観察方法

6ヵ月までの患児にはマッサージを指導している．抗菌薬点眼は必要時使用として1本処方し，1ヵ月後

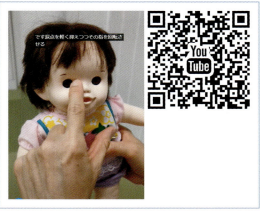

図2｜涙嚢マッサージのやり方（ユーチューブより）
https://youtube.com/shorts/QfJwvFGTXUY?si=dyjikQKNSaWE1lAP
（頓宮真紀先生に許可を得て掲載）

に再診とする．1ヵ月で改善なければマッサージは中止する．結膜炎や眼瞼炎の状態，家族の不安や点眼の使用状況により受診間隔は変わるが，生後6ヵ月位で必ず一度受診してもらい，今後の治療方針を改めて相談するとよい．「治らなかったら来て」と伝えると，3歳くらいまで眼脂がひどいまま放置される患児がいるので注意する．

▶6ヵ月以降で治療をする，または紹介する

患児の固定が大変になる前にブジーを行う．他院に紹介する場合は，生後6ヵ月，あるいは連携先の医師が希望する紹介時期に紹介する．筆者の場合は6ヵ月〜1歳2ヵ月位までは外来でブジーまたは涙道内視鏡（全身麻酔でなくてもできる）を行うが，患児が大きいときや，全身合併症があるときは総合病院に紹介して治療してもらっている．治療時は抗菌薬内服3日間と抗菌薬点眼を5日間使用している．

文献

1) Pediatric Eye Disease Investigator Group：Ophthalmology 115：577–584, 2008
2) Sathiamoorthi S：JAMA Ophthalmol 136：1281–1286, 2018
3) 先天鼻涙管閉塞診療ガイドライン作成委員会：日眼会誌 126：991-1021, 2022
4) Asano M, et al：Br J Ophthalmol 19：bjo-2023-324595, 2024
5) 古藪幸貴子：たまひよWEB https://st.benesse.ne.jp/ikuji/content/?id=162347

Controversy

先天鼻涙管閉塞─弱視

愛媛大学眼科 **飯森宏仁**

先天鼻涙管閉塞と弱視の関連

先天鼻涙管閉塞（congenital nasolacrimal duct obstruction：CNLDO）と弱視発症の関連についての報告はこれまで複数あるものの，その内容は報告によってさまざまであり，CNLDOが弱視のリスクを増やす要因となるのかについてはいまだに議論のあるところである．日本涙道・涙液学会によって定められたCNLDOのガイドラインでは，CNLDOが弱視リスクを増やすのかという点について判定不能であり，一般的検査をできる範囲で行うことが推奨されている．

本稿ではCNLDOと弱視の関連についての既報を紹介しながら，どのようにCNLDO患者のフォローアップを行っていくべきか述べる．

CNLDOは弱視リスクを増やすという報告

Mattaらの報告[1]では，3歳以下のCNLDO患者375例のうち82例（22％）の症例が弱視リスクファクターに該当する屈折異常を有し，そのうち44例が弱視治療を要した．またこの44例のうち10例が不同視弱視であったが，6例は片側性CNLDOであり，すべての症例で患側の眼の遠視が強いという結果であった．米国の一般小児の弱視有病率は1.6〜3.6％とされており，CNLDO患者において弱視有病率が高くなると考えられるため，調節麻痺下屈折検査を含めた弱視モニタリングを行うことが望ましいとしている．

CNLDOは弱視リスクと関連ないとする報告

一方，Yooらの報告[2]では，4歳以下のCNLDO患者446例のうち5.4％の症例が弱視リスクファクターに該当する屈折異常を有していたが，コントロール群でも6.5％が該当し，両者に有意差がなかったとしている．また，片側性CNLDO患者と両側性CNLDO患者との間にも弱視リスクファクターを有した割合に有意差は認めなかった．さらに一部の症例では

表1｜AAPOSの定める弱視リスクファクター

	年齢	閾値
中間透光体混濁		＞1 mm
斜視		＞8 P D
不同視		＞1.25 D
遠視		＞4.00 D
乱視	＜4歳	＞3.00 D

（文献3)を参考に作表）

CNLDO治療前と治療後において弱視リスクファクターの保有率を比較したが，そこでも両者に有意差は認めず，CNLDOが弱視リスクとなる根拠はないと結論付けている．

弱視リスクファクターとは

弱視リスクファクターという言葉を先ほどから述べているが，米国小児眼科斜視学会（American Associate for Pediatric Ophthalmology & Strabismus）によって定められた基準[3]を用いて，前述の報告を含め多くの論文中でCNLDOとの関連を検討されている．この基準はこれまで何度か更新されているが，Mattaらの報告では2003年，Yooらの報告では2013年に公表されたものを用いており，以前の基準を用いた報告では新しいものと比較してリスクファクターを有する患者を過剰に拾い上げている可能性があるとYooらの報告内で言及されている．

2021年にあらたな弱視リスクファクターが定められている（**表1**）が，以前のものと比較し月齢の区分が少なくなり簡略化され，乱視の基準値が緩くなり，屈折左右差（不同視）の基準値が厳しくなった．

低年齢児の屈折検査

疑わしきは調べるという心構えでCNLDO患者に対して屈折検査を積極的に行うというのは言うは易しであるが，実際は低年齢児の屈折検査を行うにはハー

ドルがある．従来，低年齢児の屈折評価のために検影法やオートレフケラトメーター（手持ち型）を駆使して検査を行う場合が多かったのではないかと思うが，正確に検査を完了することは簡単ではない．ときに鎮静処置の検討を要することもあるが，副作用のリスクもあるのでできれば患者への侵襲は最低限に抑えたいのはいうまでもない．

近年，スポット™ビジョンスクリーナー（WELCH ALLYN社）やプラスオプティクスA12（Plusoptix社）といったフォトレフラクション法を用いて屈折検査を行う機器が発売され，低年齢児に対する屈折検査を比較的簡単に行うことが可能となった（**図1**）．これらの機器は3歳児健診の場でも多く採用されており，また眼科医だけでなく小児科医にも広く普及している．3歳時健診におけるスポット™ビジョンスクリーナーの検査成功率は99.4％，6ヵ月以下の乳児においては95％であったとする報告[4]もある．

国内から近藤らが片側性CNLDOと弱視リスクについてスポット™ビジョンスクリーナーを用いて評価を行っている[5]ので内容を紹介する．生後6〜30ヵ月の片側性CNLDO94例のうち67％の症例でスポット™ビジョンスクリーナーによる屈折値の測定が可能であった．自然瞳孔下で測定された僚眼と患眼の等価球面値に有意差はなかったが，弱視リスクファクター（AAPOS 2013）には8例（13％）が該当し，遠視に関して3例中3例が患側の遠視が強く，乱視に関しては5例中2例が片側性で，うち1例が患側の異常であった．また球面，円柱，左右差のいずれかが1Dを超える症例にはシクロペントラート塩酸塩点眼液を用いて調節麻痺下屈折検査を行っているが，検査を行った6例の等価球面値は僚眼＋2.81±1.05D，患眼＋3.85±1.81Dであり，患眼の遠視が有意に高度であった．スポット™ビジョンスクリーナーによるCNLDOの乳幼児に対する屈折スクリーニングは有用と考えられたと結論付けている．

遠視化する要因として，涙液メニスカスの貯留，分泌物によるデフォーカス，生来の眼窩解剖の関連などの説があるが未だ不明である．

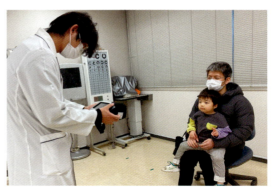

図1 | スポット™ビジョンスクリーナーを用いて屈折検査を行っている様子
検査機器が顔に近づかないので低年齢児に対しても嫌がられることなく屈折検査を行うことができる．

屈折検査をしなくてよいわけではない

CNLDOが弱視リスクを増やすかどうかについて結論は出ていないが，CNLDOの治療のため病院受診をする患児は0歳や1歳といった低年齢児が多く，屈折検査を行うのは簡単でない場合も多い．もし初診や治療直後に検査が困難で施行できなかった場合にも，弱視リスクファクターを有している可能性があるということを念頭に置いて検査を行うタイミングを伺い続けるべきである．特に片側性CNLDOの場合には不同視の存在について注意を払っておく必要がある．

文献

1) Matta NS, et al：High prevalence of amblyopia risk factors in preverbal children with nasolacrimal duct obstruction. J AAPOS 15：350-352, 2011
2) Yoo Y, et al：Amblyopia risk factors in congenital nasolacrimal duct obstruction：A longitudinal case-control study. PLoSOne 14：e0217802, 2019
3) Arnold RW, et al：AAPOS uniform guidelines for instrument-based pediatric vision screen validation 2021. J AAPOS 26：1, 2022
4) 松岡真未，ほか：6ヵ月以下の乳児に対するSpot Vision Screenerの使用経験．眼臨紀 15：42-46, 2022
5) 近藤紋加，ほか：スポット™ビジョンスクリーナーによる片側性先天鼻涙管閉塞の屈折スクリーニング．臨床眼科 73：787-791, 2019

VI. 涙道診療の立ち上げ

VI. 涙道診療の立ち上げ

1. 涙道診療の立ち上げ

藤田眼科　**下江千恵美**

項目のポイント

- 専門施設への見学, 各種シミュレータートレーニングを積極的に行う
- 涙道診療に特有な所見のとり方を知る
- 内視鏡治療は検査からはじめ, 症例を選びながら治療を開始する
- 涙道内視鏡は適切に洗浄滅菌を行う

I　学びの場, トレーニング

涙道内視鏡治療を開始するには, まず涙道の解剖を十分に理解したうえで, 内視鏡技術を習得する必要がある[1].

1. トレーニング

涙道内視鏡, 鼻内視鏡については指導医の元で研修できればベストであるが, 個人で取り組む場合は専門施設への積極的な見学と各種シミュレータートレーニング（涙道スキルトランスファーやキャダバーサージカルトレーニング[2]）への参加が有用である.

2. 実臨床での技術習得

内視鏡治療の習得には一定時間を要するため, 自院で行う場合も, しばらくは指導者を招聘し開始するのが望ましい. また一人で行う場合は, 涙道内視鏡検査からはじめるとよい. 上級医に紹介し治療を受けた後のチューブ抜去時の涙道内視鏡検査などは, 初心者にも観察しやすい例である. 鼻内視鏡の扱いを苦手とする眼科医もいるが, 涙嚢治療に携わるなら避けては通れず, 涙管チューブ挿入術で鼻内視鏡を用いて鼻内操作に慣れておくことは, 後の涙嚢鼻腔吻合術の習得にもつな

がる.

3. 症例を選ぶ

立ち上げ初期は症例を選ぶことが大切で, 罹患期間が短い慢性涙嚢炎はある程度涙嚢が大きく粘膜に炎症が少ないためチューブ挿入まで完遂しやすい. 初期は総涙小管周辺の屈曲や内総涙点の隆起などに苦労することが多いが, 周辺組織は脆弱なため内視鏡は慎重に進める. 総涙小管閉塞は, この部分の観察にある程度慣れてから着手することを勧める. 内視鏡をこれ以上進ませることができない, 仮道形成した, などの場合は潔く中止して検査のみで終わらせる判断も必要である.

涙道内視鏡治療で着手しやすい症例, 注意すべき症例を**表1, 2**にあげておく.

II　涙道外来を開設する

涙道診療に特有な所見のとり方があることを知り, 外来器具を準備しておく（**図1**）.

1. 問診・視診

流涙は常時か間欠的か, 痛みや眼脂を伴うか, 罹患期間など, 対面で問診をしながら顔の表情も観察する. 本人の訴えがなくても軽度の片側顔面

表1 | 内視鏡治療で着手しやすい症例

涙管チューブ挿入術後の内視鏡検査	涙道が拡張しており観察が容易
罹患期間の短い慢性涙囊炎	炎症が軽度で涙囊が観察しやすい
罹患期間が短く涙囊炎のない鼻涙管閉塞	鼻涙管上皮の損傷が少なく観察しやすい
罹患期間が短い総涙小管閉塞	閉塞が強固でない場合が多く開放しやすいが総涙小管周辺の仮道に注意 術後成績が良好

表2 | 初心者は注意すべき症例

通水検査で痛みが強い症例	滑車下神経麻酔でも体動が大きい可能性あり
誤嚥の危険性がある症例	脳梗塞後,認知症など
矢部・鈴木分類Grade2,Grade3の涙小管閉塞	再建は非常に難しいことが多い
長期にわたる慢性涙囊炎	出血も多く再閉塞率が高い
弁機構がある慢性涙囊炎	弁機構を解除しないと涙囊内には入れない
急性涙囊炎	急性期は痛みが強く,炎症が消退しても再発率が高い

痙攣症や顔面神経麻痺後の浅い瞬目などが観察されることもある．鼻疾患の有無や，抗癌剤，レバミピド点眼などの使用薬物の確認，また治療時に留意すべき抗血栓薬の使用や脳梗塞後の嚥下障害など既往歴の確認も重要である．

2. 細隙灯顕微鏡検査

外眼部や前眼部に流涙を引き起こす疾患の有無を確認し，涙液メニスカス高を観察する．ドライアイを合併していたり涙道狭窄の場合は，流涙は必ずしも恒常的ではないため，涙液メニスカス高は必要に応じて複数回確認することが大切である．上下涙点周辺の状況や涙点からの逆流物の性状も観察する．

3. 涙管通水検査

涙管通水検査では，閉塞や狭窄，上下交通，膿の逆流，注水から逆流までの時間などの情報から閉塞部を推測する．注水時に涙囊部の皮膚表面を指先で触れることで涙囊への貯留が確認されることがあり，涙囊炎の生じていない鼻涙管閉塞や弁機構の存在が推測されることもある．弁機構がある場合は必要以上の注水や強い圧迫で涙道を損傷しないように気をつける．上下交通がない場合はブジーで涙点から閉塞部までの距離を測り，涙小管閉塞のGrade（矢部・鈴木分類）を確認する．

座位での通水検査は診察室内で一連の検査として行えること，誤嚥の可能性が少ないことが利点である．仰臥位では体動の影響が少なく，上涙点からの通水や涙小管閉塞部の計測が行いや

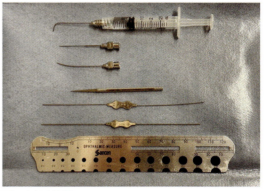

図1 | 外来器具
上から涙管洗浄針（一段針曲，二段針，保手浜式），涙点拡張針，ボーマン氏涙管消息子，メジャー．

すい．通水検査は涙道疾患の治療方針を決定する重要な検査であり，座位のみでなく仰臥位でも検査し，丁寧に所見をとる習慣をつけておく．

4. Schirmer試験

ドライアイ合併が疑われる場合に施行する．

5. 涙液メニスカス測定

数値化する場合は，前眼部OCT CASIA2®（TOMEY社）やIdra®（イナミ社）などで測定可能である．

6. 画像検査依頼，耳鼻科紹介

頻度は低いが涙道腫瘍も念頭に置き，涙管通水検査で血性の逆流物がみられたり，実質性の腫瘤が触れるなどの場合はCT・MRIによる画像検査を依頼する．また副鼻腔炎などの耳鼻科疾

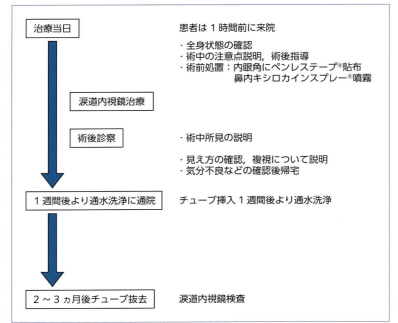

図2｜治療当日からチューブ抜去までの流れ

患や手術歴があれば治療前に紹介する．

III 涙道内視鏡治療に進む

外来診察時に涙道内視鏡検査ができれば理想だが，外来での限られた時間やスペースなどの設備問題もあり，別日に涙道内視鏡治療として予定することが多い．

1. 患者への説明

各種パンフレットや動画で患者に予備知識をもっていただき，個別に説明を行う．説明では，まず涙道内視鏡検査で閉塞部位を確認し，涙道粘膜の炎症所見や線維化などを観察すること，その後，閉塞が開放可能であれば穿破後チューブを留置すること，状況によっては検査のみで終了する場合もあることを伝える．症例を積み重ね，自院でのチューブ留置率や治癒率などを具体的に説明できるようにする．

2. 当日の流れ

患者は開始1時間前に来院，全身状態の確認後，術中の注意事項や術後指導などの説明を行う．鼻内にリドカインポンプスプレー噴霧，滑車下神経麻酔部分の内眼角にリドカインテープ剤やリドカイン・プロピトカイン配合クリームを使用し待機，その後手術室へ入室する．術後は，滑車下神経麻酔による複視のため術眼に眼帯をして帰宅する（図2）．

3. 術後管理

術後点眼は抗菌薬点眼と低濃度ステロイド点眼を使用，通水洗浄に通院してもらい，2～3ヵ月でチューブ抜去を行う．抜去時は涙道内視鏡検査を行っているが，検査のみであれば滑車下神経麻酔は不要で涙管内の麻酔のみで施行可能である．

IV 内視鏡機器の設置・管理

1. 機器の設置

涙道内視鏡システム，鼻内視鏡システム，画像鮮明化装置などは1つのラックにまとめるとコンパクトで切り替え作業などにも便利である．モニターは1台でも可能だが，涙道と鼻道で術者の立ち位置を変えるため2台設置が望ましい（図3）．使用する手術器具を図4に示す．

1. 涙道診療の立ち上げ　233

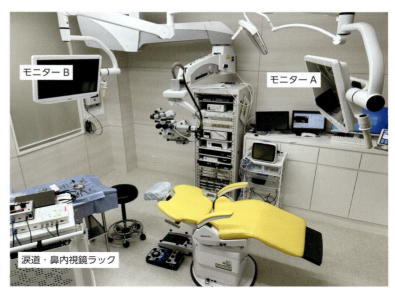

図3｜手術室の写真
涙道内視鏡使用時は患者の頭側に立ち，Aのモニターを見ながら操作，鼻内視鏡使用時は患者の右側に立ち，Bのモニターを使用している．このように設置すると，患者の顔，自身の手元，モニターに映る術野を同一方向に見ることができる．

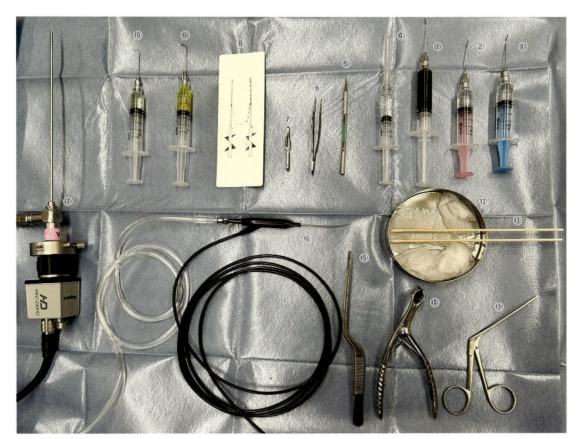

図4｜手術器具
①ベノキシール®点眼液0.4％，②キシロカイン®点眼液4％，③16倍イソジン®洗浄液，④滑車下神経麻酔用キシロカイン®注射液2％エピレナミン，⑤涙点拡張針，⑥ソープ氏異物鑷子，⑦涙道シースストッパー，⑧涙管チューブ，⑨フルオレセイン液，⑩抗菌薬点眼液．⑪麦粒鉗子，⑫⑬鼻内麻酔用ガーゼ・綿棒，⑭鼻鏡，⑮ルーツェピンセット，⑯涙道内視鏡（18Gエラスター針装着），⑰鼻内視鏡．

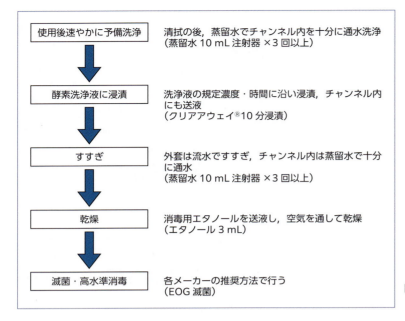

図5｜当施設における涙道内視鏡の洗浄滅菌

2. 洗浄滅菌

涙道内視鏡は分泌物や血液などに接触する機材であり，Spauldingの分類では「やや危険な器材」にあたるため，感染対策として滅菌もしくは高水準消毒を行うことが要求されている[3]．消毒滅菌は各メーカーの推奨に従って行うが，基本的な注意点をあげておく．

- 付着した汚れは乾燥すると除去しにくいため，使用後速やかに予備洗浄で極力除去する．
- 蛋白質などの汚染物質が変性して固着しないよう酵素洗浄液を使用する．
- ガス滅菌の際には水分が残っていると滅菌が不十分になるため，エタノールを通した後，空気で完全に乾燥させる．
- 高水準消毒剤での消毒時は，チャンネル内に消毒剤を残留させないよう十分注意する．

参考までに，当施設における涙道内視鏡の洗浄滅菌を図5に示す．涙道内視鏡治療を低侵襲で安全に行うためにも，内視鏡機器の取り扱いを含め医療スタッフへの教育や情報共有に努める．

涙道外来では流涙症を見落とさず，涙道閉塞疾患には涙道内視鏡検査を勧めることで，治療機会を遅らせないことが大切である．

文献

1) 宮崎千歌：涙道手術における鼻内視鏡のコツ．眼科手術 34：208-213，2021
2) 鎌尾知行：わかりやすい臨床講座　涙道疾患．日本の眼科 93：1570-1576，2022
3) 高階雅紀，ほか：軟性内視鏡洗浄と消毒．医療現場の滅菌，改訂第5版，監修／一般社団法人日本医療機器学会，へるす出版，東京，43-52，2020

VI. 涙道診療の立ち上げ

2. スキルトランスファー

愛媛大学眼科 **鎌尾知行**

■ 項目のポイント

- 涙道手術教育には，涙道模型を用いた涙道スキルトランスファーとご遺体を用いた愛媛涙道手術手技研究会がある
- 涙道模型は，実臨床との乖離が大きいが，涙道スキルトランスファーの受講者の77.8％が涙道内視鏡手術を開始していた
- 涙道内視鏡手術を開始する際に，難症例への対応やサポート体制の問題があげられ，スキルアップのサポートの必要性が示唆されている

I | 手術教育

これまでの手術教育は，主として座学から得られる知識と実際の手術の場で上級医から学ぶ手術手技，いわゆるOn-JT（on the job training）での経験の伝達により行われるものが主体であった．しかし，現在の高度で複雑な手術治療を習得するのは容易ではない．また，医療安全への社会的な関心が高まり，安全な手術を提供する必要性が高まっている．そのため，手術手技の修練をいきなり患者で行うのではなく，手術手技の効率的な習得が重要となり，手術室外でのトレーニングOff-JT（off the job training）の必要性が広く認識されるようになった[1]．眼科におけるOff-JTとしては，3つの代替模型がある．マネキンなどを使ったドライラボ，豚などの動物を使用するウェットラボ，そしてご遺体を用いるギャダバーラボの3つである．眼科分野におけるドライラボとしては白内障手術練習用模型眼「机太郎[®]」が，ウェットラボとしては豚眼を用いた白内障手術が有名である[2, 3]．

II | 涙道手術教育の問題点

わが国で行われている涙道手術としては涙道内視鏡を用いた涙道内腔再建術と涙嚢鼻腔吻合術（dacryocystorhinostomy：DCR）が一般的である．いずれの手術も，涙道周囲の解剖学的構造が複雑であること，涙道や鼻内視鏡操作，骨削開，出血コントロールといったなじみの少ない手術手技があること，手術教育の機会が少ないことなどさまざまな問題があり，涙道手術を行っている施設ならびに術者が普及しているとは言い難い．

そこで，涙道手術の普及を目的としたOff-JTとして，ドライラボの涙道スキルトランスファー事業と，ギャダバーラボの愛媛涙道手術手技研究会事業が立ち上がった．ギャダバーラボに関しては次稿を参照していただきたい．

III | 涙道スキルトランスファーの概要

涙道スキルトランスファーは，2013年の第2回日本涙道涙液学会総会会期中に開始された．当初は涙道内視鏡手術（SGI）実習コースのみであったが，途中から涙嚢鼻腔吻合術（DCR）鼻内法実習コースが開設された．その後，毎年日本涙道

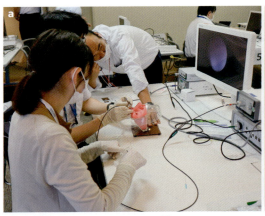
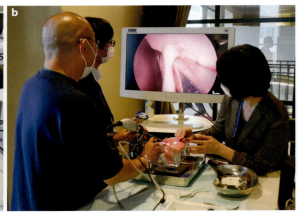

図1｜涙道スキルトランスファーの様子
a SGI実習コース，b DCR鼻内法実習コース．

　涙液学会総会会期中に涙道スキルトランスファーが行われている．コロナウイルスの蔓延に伴い，2020，2021年度は中止を余儀なくされたが，2022年度の第10回日本涙道涙液学会総会から再開された．現在までにSGI実習コースが9回開催され，受講者がのべ235名，DCR鼻内法実習コースが7回開催され，受講者がのべ39名である．

　SGI実習コースは，涙道内視鏡操作に精通した涙道術者が講師をつとめる．現在は感染症に留意しながら，会場の規模に合わせて8〜10ブースを準備し，各ブースに受講者1名，講師1名で60分，マンツーマンで，臨床に即した指導を受けることができる（図1a）．DCR鼻内法実習コースは，鼻内視鏡手術に精通した耳鼻科医が講師をつとめる．4ブースに受講者1名，講師1名で60〜80分，マンツーマンで指導を受ける（図1b）．いずれのコースも，実臨床で使用する手術機器と涙道模型を用いて行うため，臨床に即した実習となっている．

IV 涙道模型iシミュレーター®の概要（図2）

　現在涙道スキルトランスファーで使用している涙道模型iシミュレーター®は，頭部本体に付属キットを付け替えることによりSGI，DCR鼻内法の練習が可能である．頭部本体は仰臥位に設置され，顎の前後屈が可能な仕様になっている（図2）．どちらのキットもCTによるヒトデータを基に鼻腔・涙道の形状を詳細に再現している．

　SGIキットは高度に配合の調整が可能なシリコン樹脂が用いられている．涙道内視鏡挿入時の眼瞼の水平牽引の再現のため柔軟性のある眼瞼になっている．柔らかすぎると容易に亀裂損傷を生じ，硬すぎると涙道内での内視鏡可動域が狭くなったり，内視鏡損傷のリスクになったりするので，適切な硬度が選択されている．鼻中隔を半透明にし，横から透見することで解剖学的位置関係が理解しやすくなっている．本キットを用いて涙道内腔再建術手技である内視鏡直接穿破法（direct endoscopic probing：DEP）およびシース誘導内視鏡下穿破法（sheath-guided endoscopic probing：SEP），シース誘導チューブ挿入法（sheath-guided intubation：SGI），また鼻内視鏡による鼻内操作の練習が可能である．

　En-DCR（DCR鼻内法）キットは骨部と粘膜部に分かれている．骨部は硬質ウレタン樹脂で作成され，ヒトの骨と感触が近い．また骨部表面を粗造に加工することで粘膜部との圧着を強めている．粘膜部はSGIキットと同様のシリコン樹脂を用いて作成されていたが，骨部との癒着・剥離の感触が実際に近い軟質ウレタン樹脂を用いて作成され，その厚みも限りなくヒトの鼻粘膜に近い．涙囊からのライトガイドの透過光の強さも臨床に近いものになっている．涙囊粘膜を全層切開しやすいようにSGIキットに比べ涙囊内腔が大きくなっている．本キットを用いて鼻粘膜下麻酔による鼻粘膜の骨壁からの液性剥離，鉤状突起の除去，鼻

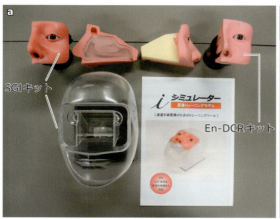
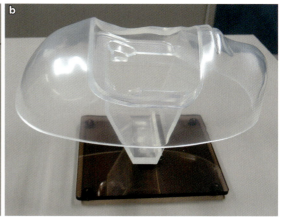

図2 | iシミュレーター®
a iシミュレーター®のセット，頭部本体．中央にキットを固定する凹みがあり，SGI，En-DCRキットを容易に交換可能．顎の前後屈も可能（b）．

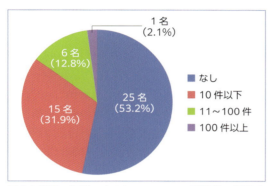

図3 | 質問：涙道スキルトランスファー受講前に涙道内視鏡検査または手術の経験があったか

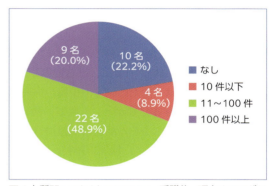

図4 | 質問：スキルトランスファー受講後，現在までにどれくらいの涙道内視鏡下涙管チューブ挿入術を行ったか

粘膜切除，涙点からのライトガイド挿入による総涙小管の高さの確認，ドリルによる骨窓作成，涙囊切開と一連の操作を行うことができる．骨にドリルを当てる際に粉塵が出て視野を損なうため，水灌流下で施行できるように灌流水の排出経路も装備されている．

V 涙道スキルトランスファーのアンケート調査

涙道スキルトランスファーの受講が涙道手術の開始や手技向上に寄与しているかを確認するためにアンケート調査を行った．対象は2013〜2019年の過去7回の涙道スキルトランスファーを受講した181名に，アンケートの案内状をメールした．有効回答数は53名（29.3％）であった．回答が一定数得られたSGI実習コースの結果について図3，4にまとめた．

涙道スキルトランスファー受講前に涙道内視鏡検査または手術の経験があったかという質問の回答は図3に示した．受講者の8割以上が涙道内視鏡未経験または初心者であった．次に，スキルトランスファー受講後，現在までにどれくらいの涙道内視鏡下涙管チューブ挿入術を行ったかという質問の回答は図4に示した．受講者の約8割が涙道スキルトランスファーのSGIコースを受講後，涙道内視鏡手術を開始していた．22.2％の涙道内視鏡手術開始に至らなかった理由としては，費用の問題が30.8％，人員の問題が15.4％，手技の問題が23.1％，器材の問題が46.2％，教

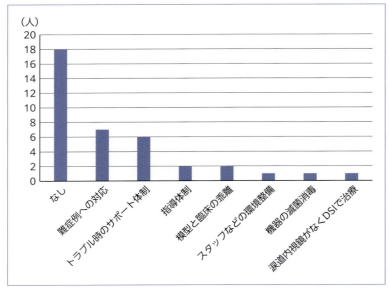

図5｜質問：涙道手術を開始する際に困ったことはあったか
DSI：盲目的涙管チューブ挿入術

育体制が38.5％と，費用や器材，教育体制の問題が理由として多くあげられた．涙道内視鏡手術を行うにあたっては，新たに涙道内視鏡や鼻内視鏡システムを導入する必要があり，機器の購入という問題が存在する．さらに涙道内視鏡検査や手術の診療報酬点数が低く，機器の維持コストとのバランスの問題もある．次に，涙道手術を開始する際に困ったことはあったかという質問の回答を図5に示した．なしが18名と最も多く，難症例への対応が7名，トラブル時のサポート体制6名が続いた．本実習で使用するiシミュレーター®は，涙道形状を比較的単純にして初心者に扱いやすい形状にしている．実際の涙道形状はもっと複雑な形状をしていること，また涙道閉塞のような病的模型ではないことから，難症例への対応のトレーニングはできず，模型と臨床に乖離があることは否めない．今後，涙道内視鏡手術を開始した受講者に対してさらなるスキルアップのトレーニング教材の作成が望ましい．

次に涙道内視鏡手術開始に至った34名について，涙道スキルトランスファーから実際の涙道内視鏡手術までに受講した教育で特に役立ったものは何か（受講したなかで有効と感じた割合）という質問をした（図6）．この結果から，涙道スキルトランスファー以外に座学や実習，臨床見学などさ

ざまな教育またはトレーニングを受けていることがわかった．また，いずれの教育またはトレーニングも有効と感じている受講者が多かった．一方で，涙道スキルトランスファーの受講のみで手術を開始していた受講者はいなかった．自施設で涙道内視鏡手術をはじめる際にサポート体制はあったかという質問の回答は図7にまとめた．自施設8割の受講者が指導者立ち会いのもと涙道内視鏡手術を開始していた．一方で，何のサポートもなく手術を開始していた受講者が2割存在し，指導者が十分でない可能性が考えられた．

VI 涙道スキルトランスファーの課題

本実習はドライラボであり，代替模型を使用した医療技術トレーニングとしては，最も臨床との隔たりがある．CTによるデータを基に鼻腔・涙道の形状を詳細に再現しているものの限界があり，実際の涙道のような複雑な走行は完全に再現できていない．アンケートの結果からは受講者の多くが涙道内視鏡手術初心者であったが，そのうち77.8％が本実習を受講後，涙道内視鏡手術を開始していた．また，涙道スキルトランスファー以外に座学や実習，臨床見学などさまざまな教育またはトレーニングを受けていることがわかった．このことから，涙道内視鏡手術の導入としての使用

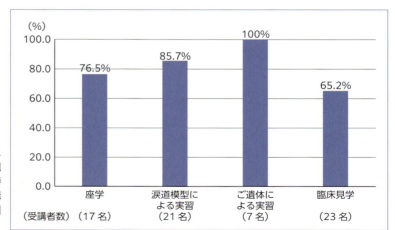

図6 | 質問：涙道スキルトランスファーから実際の涙道内視鏡手術までに受講した教育で特に役立ったものは何か（受講したなかで有効と感じた割合）

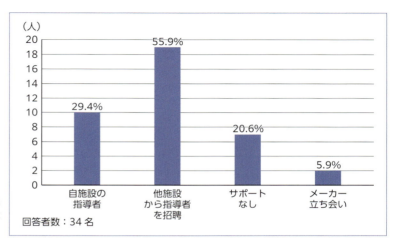

図7 | 質問：自施設で涙道内視鏡手術を始める際にサポート体制はあったか

には適しているが，臨床とのギャップを埋めるさまざまな教材が必要と考えられる．現状，座学や実習，臨床見学などが存在するが，難症例への対応や模型と臨床との乖離を問題点としてあげている受講者がいることから，涙道内視鏡手技の向上に有用なツールを充実させることが望ましい．現在，新たな教材として日本涙道・涙液学会のホームページで涙道スキルトランスファーの動画の公開を開始している．これは涙道手術に関するさまざまな情報を動画で解説する教材で，テーマを絞ることで1動画10分程度にまとめ，受講者の視聴の負担を軽減するように工夫している．

文献

1) 友田幸一：手術教育の未来像―バーチャルリアリティの応用―．Otol Jpn 14：144-148，2004
2) 鳥居秀成：白内障手術教育．眼科手術 34：185-189，2021
3) 國重智之：白内障手術．眼科手術 32：173-176，2019

3. Cadaver surgical training

愛媛大学眼科　三谷亜里沙

項目のポイント

- 日本では，ガイドラインに準じてCadaver surgical trainingが行われている
- Thiel法による解剖体固定では，生体に近い感触で手術手技が確認できる
- 反復した学習や危険部位の確認により，安全で質の高い手術手技の獲得が期待できる

I わが国におけるキャダバートレーニングの現状

　眼科領域における手術技術トレーニングには，次の3つのアプローチ法がある（図1）．まずは模型を使ったドライラボ，次に動物を利用するアニマルラボ，そしてご遺体を使用したキャダバーラボである．キャダバーラボであるCST（cadaver surgical training）は，海外においては新しい術式や医療用機器の評価システムとして一般的に普及し，医療安全上の見地からもその有用性が認められている．一方，わが国の法律では，医学部学生に対しての教育を目的とする解剖実習以外の研修などに遺体を利用することについて，長い間明確な指針が存在しなかった．そのため，たとえ医療上の有用性が認められる研修であっても，常にその違法性が問われる危険があり，CSTの普及が進まない状況が続いていた．そこで違法性を問われない遺体の利用とはどういうものか，2012年日本外科学会と日本解剖学会が連名で『臨床医学の教育及び研究における死体解剖のガイドライン』を策定する流れとなった．ガイドラインには臨床医学の教育および研究における遺体使用の例として，研修医などを対象にした腰椎穿刺や胸腔ドレナージ実習などの基本的な医療技術の習得や，基本的もしくは高度な手術手技向上のため，また新規の手術手技，医療機器などの研究開発目的の使用などが明記されている．現在このガイドラインに準じて，多くの科で適切なCSTの運用が可能となっている．

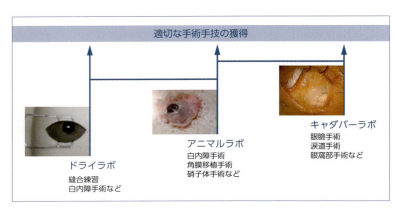

図1 | 眼科領域における医療技術トレーニング方法
①マネキンなどを使ったドライラボ，②豚などの動物を使用するアニマルラボ，③ご遺体を使用するキャダバーラボ．それぞれの教育効果を見据え，特性に応じて使い分けることが重要である．

表1 | Thiel法による解剖体固定の内蔵保存液・遺体灌流液組成

組成	内臓保存液(%)	遺体灌流液(%)
プロピレングリコール	17.3	17.9
フェノール	0.31	0.3
亜硫酸ナトリウム	3.8	3.9
ホルマリン	6.3	3.2
モノホリン	2.8	2.9
エタノール	12.5	12.9

Thiel法による解剖体固定では，ホルマリン溶液の濃度が従来のホルマリン法で用いられる濃度（8～10％）よりも低濃度である．

（文献1）より改変）

表2 | 解剖体固定法別の利点と欠点

固定法	感染の危険性	操作性	費用
ホルマリン	なし	×	○
凍結法	あり	○	×
Thiel法	なし	○	△

Thiel法による解剖体固定法では，既知の病原体の感染リスクがない，臓器の組織硬化やホルマリン臭（刺激臭）が少ない，常温保存（冷凍保管庫が不必要）などの利点がある．

図2 | Thiel法固定期間による眼瞼組織変化
a 固定期間1ヵ月，b 固定期間1年．固定期間が短期間のものでは結膜血管などの構造も判別可能である．一方，固定期間が長期間になると組織硬化が進み，細かな組織の同定は困難である．

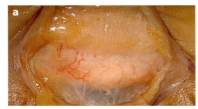 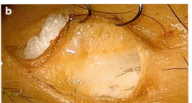

II 遺体固定法

CSTを行う場合，重要な点の一つに遺体の固定法があげられる．従来のホルマリン固定による解剖体では組織の硬化が強く，術式に即して術野を展開することが困難であった．対してThiel法は1992年にオーストリアのW. Thielによって報告[1]された新しい解剖体固定法である．この方法は，ホルマリンに加えプロピレングリコールや亜硫酸ナトリウムといった食品添加物を用いるのが特徴で，ホルマリン溶液の濃度が従来のホルマリン法で用いられる濃度より1/3～1/2程度に低くなっている（表1）．そのため，凍結法で問題となる感染の危険は抑えられつつも，皮膚，筋肉，血管，神経の質感が生体に近い状態に保たれ，実際の術式に即した形をとることができる．また献体の常温保存が可能であり，冷凍保管庫が必要ないため，管理費用が低コストと，さまざまな面でCSTに適した解剖体固定法といえる（表2）．

さらに，固定期間による違いも見受けられる．Thiel法で固定後1ヵ月と固定後1年で眼瞼下垂手術のCSTについて比較検討したところ，固定期間1ヵ月の短期間のものでは，眼瞼組織の質感が生体に近い感触で維持され，Müller筋，結膜血管などの微細な構造も判別でき，より臨床に近い形で手術手技の学習が可能であった（図2）．

III 涙道手術手技習得におけるCSTの役割

涙道は涙点から下鼻道開口部まで複数の屈曲点を経ながら三次元的に走行している（図3）．涙道内を観察し，狭窄・閉塞部位の開放に使用される涙道内視鏡は硬性鏡であるため，進行方向を誤れば誤道形成につながり，治療成績は不良となる．また，鼻涙管閉塞に対する世界的標準治療である涙嚢鼻腔吻合術（dacryocystorhinostomy：DCR）は，涙嚢と鼻腔に適切なバイパス道を形成する必要がある．この複雑な眼窩部，鼻腔，副鼻腔領域の立体構造を見誤れば前篩骨動脈損傷や頭蓋底損傷などの重篤な手術合併症を引き起こす危険があるため，適切な涙道手術手技の習得には人体による立体構造の理解が必須と

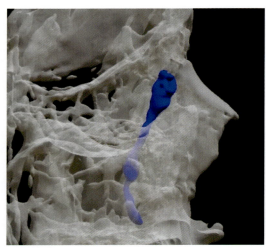

図3｜涙道のVirtual Realityモデル
患者の涙道造影Cone beam CTデータから作成．頭蓋骨を白，涙道を青で描出．右側涙道を右外側方向から観察した様子を示す．

なる．CSTは人体の構造そのままに，手術手技を習得できる貴重な機会であり，反復して鍛錬が可能であることや，通常の手術では確認できない危険部位を敢えて操作し観察できるなど，さまざまな点で有用である．過去に日本涙道・涙液学会が主催する涙道スキルトランスファーを受講した医師に，これまで受けた涙道手術教育についてアンケートを実施したところ，CSTが役に立ったと感じている人は75％とその有用性を実感している医師が多く認められた．その反面，参加可能な機会が少ないことが課題としてあげられる（図4）．

IV わが国における涙道領域CSTの実施例

愛媛大学の手術手技研修センター（図5a）には，モニター付きの解剖台が設置された実習室や，ご遺体専用の内視鏡や顕微鏡，CTなどが完備されている．ここで多くの科が手術の技術習得や，新しい手術方法開発のためのCSTを行っている．これらは医療の発展のため，献体してくださる皆様や解剖学教室の多大なバックアップによって実現されているものである．

涙道領域では，2014年よりご遺体による愛媛涙道手術手技研究会を立ち上げ，毎年11月位にCSTを実施している．以下愛媛涙道手術手技研究会で行っているCSTの実際について概説する．

1. 研修内容

① DCR鼻外法
② DCR鼻内法
③ 涙道内視鏡下涙管チューブ挿入術の実習および見学

1) 実習前日までにエキスパートの講師による涙道手術に必要な解剖および手術方法と適応に関する講義

実習前日に講演1時間，ほかビデオ配信が受講可能である．

2) 手術手技実習

実習参加者はマンツーマンで講師に直接指導を受ける体制（図5b）になっている．DCR鼻外法コース（約2時間／人），DCR鼻内法コース（1時間／人），涙道内視鏡下涙管チューブ挿入術コース（時間配分は参加人数によって調整）．

Thiel法による固定体で，可能な限り固定期間の短いご遺体を使用して実習を行っている．

2. 実績

初開催した2014年以降，全国から参加者を公募し，毎年11月ごろに実施している．これまで県外からも多数の参加者を得ている（表3）．

1) 実習参加可能人数（2024年現在）

DCR鼻外法コース2名，DCR鼻内法コース4名，涙道内視鏡下涙管チューブ挿入術コース約10名が参加可能である（見学は特に人数制限なく，どのコースも見学可能）．

2) 公募方法

日本涙道・涙液学会ホームページなどにて告知される．

V CSTから実臨床へ

最後に，CSTは人体による貴重なシミュレーショントレーニングの機会である．実臨床ではさらに出血，疼痛，手術時間などの負荷がかかり，難易度は上がる．そのため，シミュレーションで習得が可能な手術手技に関しては，可能な限りトレーニングを積み重ね，初心者，熟練者が自己

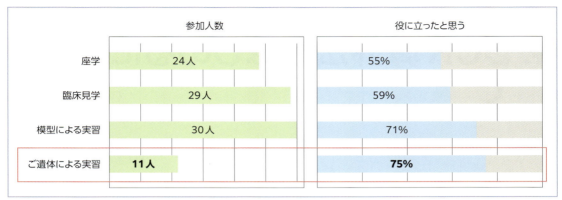

図4｜涙道スキルトランスファー受講者に実施したアンケート調査結果
これまで受けた涙道手術手技教育について回答を得た（複数回答）．CSTは多くの受講者が有用性を感じている一方，参加機会が少ない．

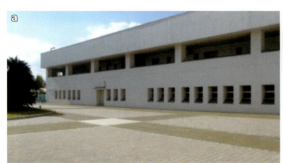
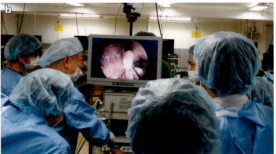

図5｜愛媛大学手術手技研修センター外観(a)およびCST実習風景(b)
実習では，参加者一人ひとりが講師に直接指導を受けられ，ガイドラインに沿ったCSTが行われている．

表3｜愛媛涙道手術手技研究会参加医師数

	開催日時	講師	愛大	四国	四国外	合計
第1回	2014/02/15	2	4	4	1	11
第2回	2014/10/25	2	4	10	10	26
第3回	2015/11/08	3	8	8	13	32
第4回	2016/11/20	3	4	3	18	28
第5回	2017/11/19	4	3	1	21	29
第6回	2018/11/04	5	4	1	18	28
第7回	2019/11/03	4	2	1	23	30
第8回	2022/11/27	4	4	3	9	20

愛媛大学では全国に先立って，Thiel法固定を用いたCSTを開始し，毎年1回11月ごろに開催している．全国から参加者を公募しているため，県外からの参加者も多い．

の手術の技術力と安全性を高め，患者の安心，安全な，そして時代に即した高度な医療を提供することで患者へのフィードバックが期待できる．

文献
1) Thiel W：Supplement to the conservation of an entire cadaver according to W. Thiel. Ann Anat 184：267-269, 2002

4. DCR鼻外法をはじめるにあたって

松本眼科　頓宮真紀

項目のポイント

- DCR鼻外法は局所麻酔・日帰り手術が可能である
- DCR手術の見学・助手経験で知識を得る
- 学会参加，スキルトランスファーの受講，キャダバートレーニングの受講を勧める
- 手術器具の選定は，見学や実習から自分に必要なものをそろえる
- 手術中のペインコントロール，手術後の鼻出血予防を徹底すること
- DCR鼻外法の周術期に重要なのは，患者へのICである

I プレステップ

- DCR鼻外法 (external endoscopic dacryocystorhinostomy：Ex-DCR) とはどんな手術か，実際の手術を見学する．YouTubeでどんな手術でも見られる時代であるが，リアルな術野を見ないとDCR術野の深さがわからない．かなり深いものである．
- 日本涙道・涙液学会のスキルトランスファーに参加し，実際の手術機器の感覚を体験する（「VI. 2. スキルトランスファー」参照）．
- キャダバートレーニングを愛媛大学で体験する（「IV. 3. Cadaver surgical training」参照）．

II ファーストステップ

　鼻内視鏡の扱いを覚える．眼科医にとってはこれが涙道診療，特にDCRを習得していくにあたり必須といえる（「IV. One Point Advice 鼻内視鏡の扱い方」参照）．

　DCR習得を目指している際は，涙道内視鏡手術の際に鼻検査も積極的に行い，鼻内視鏡および鼻の観察に慣れておく．シース誘導チューブ挿入法 (sheath-guided intubation：SGI) などの術前に鼻粘膜を収縮させるためのガーゼ挿入や鉗子の操作が，DCRの手技に必要となる．

- 鼻内視鏡の持ち方は3点固定（図1）．スコープを落とさないように固定．

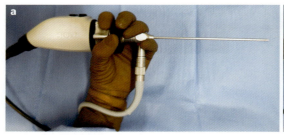 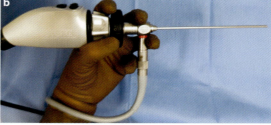

図1｜鼻内視鏡の持ち方
a, b, どちらの持ち方でも，持ちやすいほうで固定．

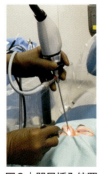
図2｜器具挿入位置
患者尾側から見た挿入位置.

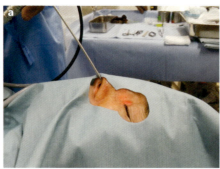
図3｜鼻内視鏡による中鼻道の見方
a 鼻尖固定. b aの挿入の仕方で見える鼻内. 中鼻甲介が真正面に見える.

図4｜鼻内視鏡による下鼻道の見方
a 患者横から見た鼻内視鏡角度.
b 患者尾側から見た鼻内視鏡角度.
c aの挿入の仕方で見える鼻内. 下鼻道と鼻涙管開口部が見える.

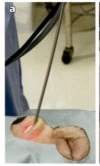
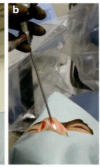
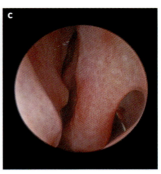

- 鼻尖固定（イメージは"ブタさんの鼻"）器具の出し入れは，鼻内視鏡の下からする（図2）.
- 鼻内視鏡の見方：中鼻道の見方（図3）と下鼻道の見方（図4）.
- 曇り止めについて：先端の洗浄・曇り予防にできたら湯もしくは水を入れたビーカーを用意. 底にはガーゼをひき鼻内視鏡の割れやすい先端を保護.
 もしくは，アスペンサージカルのDr.Fog®は曇り止めスポンジでドレープに張り付けて使用できる（図5）.

III｜セカンドステップ

Ex-DCRを実際に全身麻酔下（可能なら）で指導医の元で行う.

最初の手術は，できたら全身麻酔下で出血のコントロールをしながら行うことを勧める. Ex-DCRはDCR鼻内法（En-DCR）より出血も少なく止血も行いやすいため，局所麻酔下でも可能であるが，初心者は全身麻酔下のほうが安心である.

経験者に助手についてもらい指導を受ける. 白内障の手術と同様であり，手技を確認してもらう.

数例Ex-DCRを行い，自信がついたら局所麻酔下で行うこともできる.

IV｜サードステップ

Ex-DCRを，自分の責任のもとに行う.
※手術手技は前出（「IV．4．DCR鼻外法」参照）.

Ex-DCRをはじめて行う施設でどのような準備が必要か，手術手技以外で気をつけたいポイントを解説する.

1. 手術器具・機器をそろえるとき

1）ノミ&ハンマーか？ドリルか？
- ノミ&ハンマー：ハイスピードに骨切削が可能だが，局所麻酔下では患者が痛みや振動を感じやすい. ノミはときどき研ぎに出すこと.
- ドリル：スピードは遅いが，安全性は高い. 初心者にはお勧め. 回転数が高いほど痛みは感じにくいが，術者のスキルに応じて慎重に決定.

2）ドリルシステムやソノペット®
- OSADA®歯科用ドリル（図6）：安価で持ち運び可能. ステンレスバーで鼻粘膜近くまで開け，

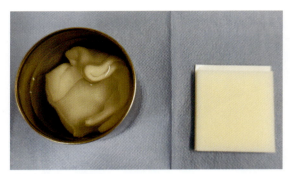

図5 | Dr.Fog®（右）

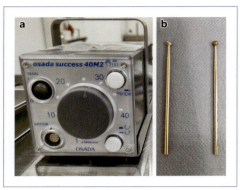

図6 | OSADA®歯科用ドリル
a 本体．b 左：ステンレスバー．右：ダイヤモンドバー

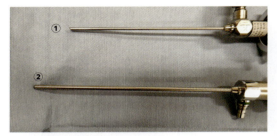

図7 | 硬性内視鏡（①0°，②30°）

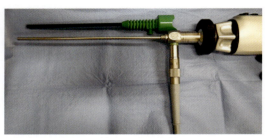

図8 | エンドスクラブ（上，緑色の柄）

ダイヤモンドバーで最後の仕上げをする．最後までステンレスバーを使用すると粘膜まで破損の可能性あり．送水＆吸引が必要．

・超音波手術器ソノペット®：骨破砕・送水・吸引が1本のハンドピースででき，医師の助手がいない施設は便利．

3）鼻内視鏡は下記の2タイプがお勧め（図7）

・硬性内視鏡0°/直径4 mm：まっすぐ大きく術野を観察したいときに使用．一般的にはDCRの際はこちらの使用が推奨．

・硬性内視鏡30°/直径2.7～3 mm：少し下から低倍率で術野をあおって観察するときに使用．鼻腔が狭い症例にお勧め．SGIではこれを使用．

※スコープの長さは術者の好みで選ぶとよい．筆者のお勧めの長さは14～18 cmである．

4）エンドスクラブ（図8）

鼻内視鏡（直径4 mm）外側に取り付け，自動で鼻内視鏡先端を洗浄し，手術中の鼻内視鏡の出し入れを最小限にするためのツールである．手技に慣れてくると必要ないが初心者にはお勧めのツールである．装着するときは水でよく濡らしてまっすぐにはめる．

5）吸引器

ドリルを使用する場合は送水するため，術野の吸引が重要である．

6）耳鼻科領域の手術器具

はじめは必要最小限をそろえ，後から術者の好みに合わせて追加されることを勧める．

・鼻鏡，鼻用鑷子，麦粒鉗子：必須の器具（図9）．

・リウエル（図10）：骨截除鉗子で曲，直ともに顕微鏡下でも使いやすく，使用頻度が高い．骨を安全にかじる器具．

・ケリソン（図11）：局麻下では骨窓を広げる程度の使用頻度．全麻下ではスピーディーに骨切削可能．ドリルより出血が多くなる．直径1～5 mmとサイズは多々あるが，直径が小さめのものから試すとよい．

・エレバラスパトリウム＆ラスパトリウム（図12）：エレバラスパトリウムの片端はエレバトリウム形状，もう片端はラスパトリウム形状になっており利便性が高い．エレバトリウム（骨膜起子）は涙嚢を周辺組織から剥がすとき，ドリルを使用するときの涙嚢保護に使える．ラスパトリウム（骨

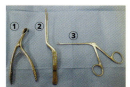
図9 | 必須の器具
（①鼻鏡，②鼻用鑷子，③麦粒鉗子）

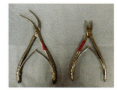
図10 | リウエル

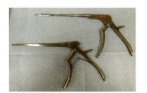
図11 | ケリソン

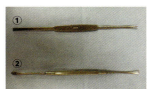
図12 | エレバラスパトリウム（①）&ラスパトリウム（②）

膜剥離子）は骨から骨膜を剥がすときに使用．

7) 開創器

術者と看護師で手術をする場合，開創の手段は重要である．栗橋式開創器は2個を交互に組み合わせて使用する．しかし手術中はずれたりすることもある．その予防に4-0シルクとペアンで創部を数ヵ所牽引開創した後，さらに開創器をかけると，手術中に開創器が緩んで軟部組織にドリルが誤接触するなどのトラブルを回避でき，開創器が1個で足りる（図13）．

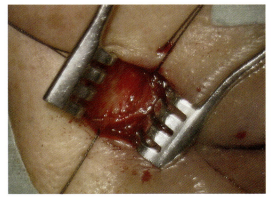
図13 | 開創器
索引糸を数ヵ所かけて，開創器をかけると術中開創器の緩みが起きたときに安全である．

2. 初症例の選択

- 慢性涙囊炎や急性涙囊炎で，涙囊が大きくなっている症例⇒ただし急性涙囊炎は出血も多く痛みのコントロールがむずかしいため，全身麻酔下手術を勧める．
- 抗凝固治療をしていない症例⇒DCRでの手術ストレスはやはり出血である．特に局所麻酔下日帰り手術の場合は，このような症例は慣れないうちはするべきでない．
  ※全身麻酔下入院治療ならその限りではなく，日本循環器学会／日本不整脈心電学会合同ガイドライン「2020年改訂版不整脈薬物治療ガイドライン」[1]を参照．

3. 術前CT・鼻検査

- DCR術前には必ずCTを撮ること．涙道腫瘍や副鼻腔疾患が潜んでいる可能性があり，涙道腫瘍だった場合の悪性率は70％に上る．ルーティンとするべきである．また涙囊周囲の骨の状態，涙囊の高さ，鉤状突起の状態も評価できる．
- 術前に鼻内視鏡で鼻腔の状態をチェックする．CTで見つからなかった鼻涙管開口部の腫瘍が見つかったこともあり，一度は術前に鼻検査を行うとよい．

4. 術前処置

- カルバゾクロムスルホン酸ナトリウム水和物〈アドナ1A（50 mg）〉／トラネキサム酸〈トランサミン®1A（1 g）〉／抗菌薬点滴．
- 心電図・血圧モニター・酸素飽和度モニター装着．
- 鼻粘膜麻酔：リドカイン塩酸塩（キシロカイン®4％）／アドレナリン（ボスミン®0.1％）外用液＝2：1 or 1：1混合液をジャクソンスプレーもしくは図でも表示しているルネミッシュ®で中鼻道に噴霧．キシロカイン®8％も効果は高いが刺激が強いため，鼻腔奥まで入れず鼻孔付近で噴霧（図14）．
  またキシロカイン・ボスミン混合液を浸したタンポンガーゼをlacrimal ridgeを狙って中鼻道に詰める．
- 必ず入れたガーゼの枚数は確認すること（ガーゼに糸をつけておくと忘れにくく，血液で染まっても粘膜と鑑別しやすい）．
- 涙囊染色のための医療用色素を使用する際は，

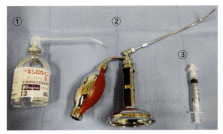

図14｜鼻粘膜麻酔のための薬物と器材
①キシロカイン®ポンプスプレー8％
②ジャクソン型スプレー
③ルネミッシュ®（経鼻内視鏡用前処置スプレー）

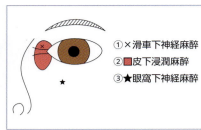

図15｜局所麻酔の部位
①×滑車下神経麻酔
②■皮下浸潤麻酔
③★眼窩下神経麻酔

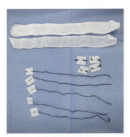

図16｜糸付きガーゼ

眼軟膏をたっぷり点入し，角膜障害を予防する．

5．麻酔

局所麻酔下では，鎮静&出血コントロールが重要である．

1）局所麻酔（図15）

① 滑車下神経麻酔：キシロカイン® 2％を27G1/2針（13 mm）で3〜4 mL．
※エピネフリン（アドレナリン）無添加のキシロカイン®を使用（RAOリスク回避）．
② 皮下浸潤麻酔：キシロカイン® 2％エピレナミンを切開部位と骨膜下に注入約1〜2 mL．
③ 眼窩下神経麻酔：キシロカイン® 2％エピレナミンを眼窩下孔に伝達麻酔約1 mL．
※この3ヵ所を順に麻酔していけば患者が痛みを訴えることが少ない（「IV.1涙道治療の麻酔法」参照）．

2）鼻粘膜麻酔

キシロカイン® 2％エピレナミンを必要に応じてlacrimal ridgeに約1 mL．カテラン針使用．鼻粘膜切開前に術野から注射してもよい．

3）静脈内麻酔

痛みを訴えた際，側管から投与もしくは持続投与．クリニックか病院かによっても選択が変わる．
① ジアゼパム（ホリゾン®）静脈内投与を体重により加減．初期投与は2 mgから緩徐に投与開始．局所麻酔での鎮静に使用しやすい．
② ミダゾラム（ドルミカム®）静脈内投与．1 cc=1 mgに調整したものを0.5〜1 ccずつ静脈内投与（70歳以上は0.5 ccずつ投与）．
③ デクスメデトミジン塩酸塩（プレセデックス®）静脈内投与をシリンジポンプにて体重により加減．呼吸抑制が軽微で自発呼吸温存され，局所麻酔下でも使用しやすい[2]．

6．手術手技

「IV．4．DCR鼻外法」の稿を参照．

7．手術中トラブル

1）出血対策：いかに最低限にとどめるか

基本は高周波メスでピンポイントに止血する．
① 糸付きガーゼ（図16）：ガーゼが迷子になりにくい．さまざまなサイズのガーゼに前述のキシロカイン®・ボスミン®混合液を浸し，出血点の範囲に圧迫止血．
② 上記でも止まらない場合は，出血部位にその範囲よりやや大きめのガーゼを置き，そのガーゼごとじんわりと高周波メスで止血する（図17）．
③ ドリル逆回転：反対方向に一瞬削ると骨からの血が止まりやすい．
④ 骨蝋：骨からの出血を止める最終手段．

2）粘膜損傷対策

鼻粘膜損傷対策：鼻粘膜に近づいてきたと思ったら早めにダイヤモンドバーに切り替える．ケリソンを使う場合は押切りでなく，引き切り．もし鼻粘膜を損傷しても骨窓を広げて，涙嚢および鼻粘膜を大きく展開すればよい．ただし，鼻粘膜損傷部からドリルの還流液や血液が患者の咽頭に流入しやすくなるので，患者に声掛けしながら誤嚥に注意する．

8．手術終了前後の注意

・ガーゼ取り忘れ
・患者の咽頭クリーニング：咽頭に残っている血

液を鼻内視鏡で確認しながら吸引．血液を誤飲すると術後嘔気・嘔吐の原因となる．
- 創部を翌日まで圧迫：創部下の死腔予防と止血のため翌日まで圧迫．
- 鼻腔へのタンポナーデ：骨窓にベスキチン®ガーゼ（甲殻類アレルギー患者には禁）やシリコンスポンジなどが充填されている．さらに出血があればガーゼを創部に詰めるが，骨窓は鼻腔上方にあるため，できるだけガーゼは上方に集中的に詰め，下方はなるべくスペースを空けるよう留意（図18）．出血が不安で鼻腔全体にガーゼを詰めると，帰宅後患者が息苦しい．また鼻外法は鼻内法と違い初心者でも鼻出血は範囲が限定的である．
- 生活指導・食事指導の重要性：鼻かみ，いきみは禁．長風呂禁．体温の上がる食事禁（牛肉・しょうが・にんにくなど，香辛料類）．綿球で鼻腔湿潤環境を維持（1～2週）．

医師の常識は患者の非常識であることを忘れずに，十分な術前後のIC（インフォームドコンセント）が必要．

9. 術後経過観察（図19）

- 点眼：抗菌薬1～2週間・ステロイド・トラニラスト1～2ヵ月間使用．
- 内服：抗菌薬・止血剤5日間．トラニラスト1ヵ月間使用．
- 鼻うがい：1～2ヵ月．アレルギー性鼻炎がある場合，ステロイド点鼻追加．

文献
1) 日本循環器学会／日本不整脈心電学会合同ガイドライン：2020年改訂版不整脈薬物治療ガイドライン
2) 植田芳樹 ほか：デクスメデトミジンを用いた涙囊鼻腔吻合術．あたらしい眼科 36：107-110，2019

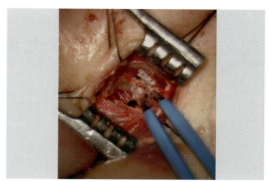

図17｜圧迫止血以外の止血方法
高周波メスでガーゼの上から止血．

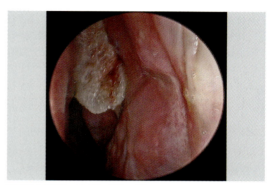

図18｜鼻腔へのタンポナーデ
ベスキチン®ガーゼ創部挿入．

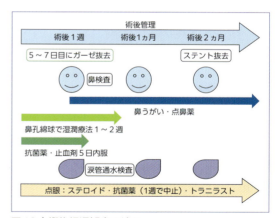

図19｜術後経過観察の流れ

5. DCR鼻内法をはじめるにあたって

仙台なみだの眼科クリニック **目黒泰彦**

項目のポイント

- 鼻内法を学ぶにあたっては，まず鼻内手技の習得が必要である
- 単独で開始するのではなく，経験豊富な指導医や耳鼻科医との連携が望ましい
- 適切な術中操作・術後処置を行うことで，安全な周術期管理を目指す

I いつ涙嚢鼻腔吻合術をはじめるか

涙嚢鼻腔吻合術（dacryocystorhinostomy：DCR）をはじめたいと思うタイミング，それは涙道内腔再建術の限界を知るようになったときであろう．すなわちチュービングでは治癒しない急性・慢性涙嚢炎や，チューブ抜去後の鼻涙管閉塞再発などを多数経験するにつれ，DCRで根治したいとの思いは自ずと強まってくる．

II 鼻外法からか，鼻内法からか

これまでDCRの習得はまず鼻外法から，という流れが一般的であったように思う．筆者もその一人であったが，現在そのステップは必ずしも必須ではないかもしれない．あくまで鼻外法は眼形成手術であり，鼻内法（endoscopic DCR：En-DCR）は純粋な鼻内視鏡手術であるため，手技的な共通点はほとんどない．涙嚢腫瘍など鼻外法が必要な症例はまれで，鼻の操作に熟達してくるとほぼすべてEn-DCRで対応可能となるので（実際に筆者はこの5年以上鼻外法を行っていない），まずEn-DCRから習得を開始しても大きな問題はない．

III 鼻内法をはじめる前に

1. 指導医の招聘

En-DCRをはじめるにあたり，指導医の招聘は不可欠である．スキルトランスファーやキャダバーサージカルトレーニング（CST）などでの練習も有用であるが，実際に初心者が単独で鼻内手術を開始するのはリスクが高すぎる．そこで知人・業者などを通じて連絡を取る，学会場で直接声をかけるなどして，専門医の施設へ見学に赴くところからはじめよう．手術の流れを十分に理解できたら，自施設へ招聘し指導を仰ぐようにする．

2. 耳鼻科との連携

総合病院の場合は院内耳鼻科との連携も重要である．鼻内視鏡や手術器具は耳鼻科のものを借りる必要があるし，鼻中隔彎曲症や慢性副鼻腔炎の合併例などでは同時手術を要する場合もある．術後出血時にはオンコールで救済いただくこともあり得る．良好な信頼関係を構築するには平素からのコミュニケーションが大事であり，その相性は運にもよるが，いつでも相談できる耳鼻科医がいることは眼科DCRサージャンにとって一生の宝となる．筆者は勤務医時代に院内耳鼻科と連携して「涙道サージセンター」を立ち上げ，手

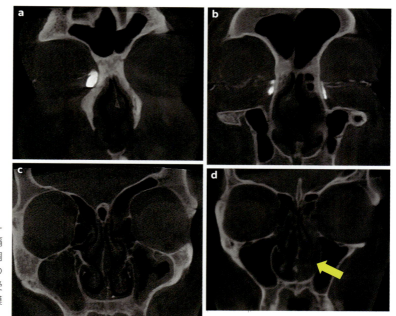

図1｜副鼻腔CT
a バルーン状に拡張した涙嚢．En-DCRのよい適応である．b 鼻中隔彎曲症による右狭鼻腔．c 右上顎洞炎（慢性副鼻腔炎）．偶然CTで見つかるケースも多い．d 左流涙症で受診した悪性リンパ腫の例．左鼻粘膜が異常肥厚している（矢印）．

術のみならず術前のプランニング，術後診察も両科合同で行う協力体制を作った．その後3年に及ぶ指導を受けた後，日帰り全身麻酔によるEn-DCR専門のクリニックを個人開業するに至った．

3．必要な設備・機器

以下に述べる設備投資はすべてが必須ではないが，一例として参考にして欲しい．

1）CT

En-DCRの術前検査として造影剤を用いたCT撮影は非常に有用である（図1）．涙道の閉塞部位診断はもちろん，鼻副鼻腔疾患・鼻中隔彎曲の程度，骨窓予想位置などの手術プランニングを行える（図1）．近年はコンビームCTが登場し診療所でも手軽にCT撮影が行えるようになった．当施設ではRAY JAPAN社製のRAY SCANm+®を導入している（図2）．撮影前の患者セッティング時に放射線が発生しないのが利点で，医療スタッフの被曝がない．

2）鼻内視鏡（硬性鏡）

手術のみならず，術前術後の鼻内観察にも使用する．術前には鼻粘膜の炎症性疾患（ANCA関連血管炎など）がないかの確認が必要であるし，術後は吻合孔の観察はもちろん，痂疲の除

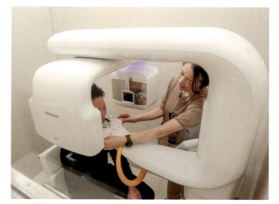

図2｜RAY SCANm+®は患者セッティング時に医療従事者の被曝がない

去や癒着切離などの処置に使用する．内視鏡角度は30°の斜視鏡を好む術者もいるが，前述のように外来などでの汎用性を考えると0°の直視鏡があれば十分である（図3）．

3）ドリルシステム

骨削開に使用する器具はノミ・ハンマーやケリソンパンチなどがある．リユースできるためコスト面で優れるが，high-sacや上顎骨の分厚い例では苦慮することもある．慣れないうちはドリルを備えたほうが無難である．当施設ではMedtronic社のIPCを採用した．M5ハンドピース®の先端に，

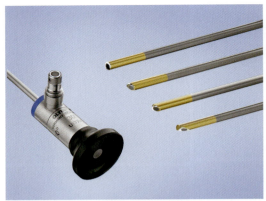

図3｜En-DCRの場合，0°の直視鏡があれば十分である
（画像提供：メドトロニック®社）

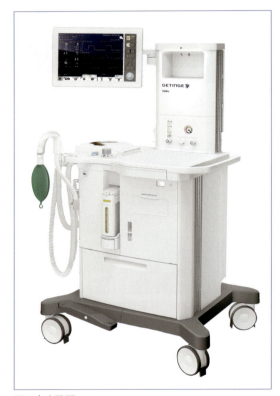

図4｜麻酔器

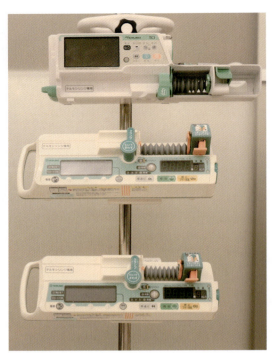

図5｜シリンジポンプ

リニックでの日帰り全身麻酔も可能となってきた．以下にその実例を述べるので，これから開業しEn-DCRを行いたいという方にはぜひ参考にしていただきたい．

日帰り全身麻酔システム（一例）
- 麻酔器（GETINGE社：flow-c®）（図4）．
- 麻酔記録システム：CAP-0500®．
- シリンジポンプ（TE-351®，TE-SS835T®）（図5）．
- モニター：日本光電工業　CSM-1000シリーズ®（手術室）．日本光電工業　PVM-4000シリーズ®（リカバリー室）．
- ボンベ室：医療ガスは手術室に置くとかなりスペースを取るので，保管室を別に作っておくとよい．ガスはそこから配管を通じ手術室の壁のアウトレットに到達する．新旧ボンベの自動切換え（オートマニホールド®）や余剰ガス排出装置もボンベ室に設置する（図6）．
- リカバリー室の設置．
- ストレッチャー（タカラベルモント社：ベルフリットN®）．
- 麻酔科医の確保について

鼻粘膜除去時にはトライカットブレード®4.0 mm，骨削開時には30Kコーアナルアトレジアバー®4.0 mm 15°を装着している．

4）全身麻酔

　En-DCRは局所麻酔での疼痛が強く，できれば全身麻酔下に行うほうが医師・患者双方のストレスが少ない．昨今は麻酔薬の進歩などによりク

クリニックにて全身麻酔を行う場合，ハードルとなるのは麻酔科医の確保であろう．勤務形態には常勤・非常勤・スポット応援などさまざまあるが，できれば同一医師（もしくは医局などの同一チーム）による定期的な派遣体制が望ましい．継続的に携わってもらうことで手術の性格を深く理解いただき，より適した麻酔計画へと進化させてもらうことができる（図7）．全身検査の項目や，麻酔機器・薬剤の選定なども実際に担当する麻酔科医に指導してもらうのがよい．

IV 鼻の操作を習得する

1. 内視鏡と手術器具の挿入原則

最初に覚えるべきは「内視鏡と手術器具の挿入原則」である．内視鏡は鼻尖部（鼻孔の上方）に押し付けるようにし（図8），カメラの下から手術器具を出し入れする（図9）．内視鏡と手術器具は決してクロスさせてはならない．

2. 画面の天地中央を保つ

次のステップとして，見たい場所（＝器具の先端）が常に内視鏡画面の天地中央にくるようにする．筆者はiシミュレーター®（リィツメディカル社）の鼻模型（「VI. 2. スキルトランスファー」図2参照）を用いて自主トレーニングを行い，画面の中央へスムーズにガーゼ挿入を行えるまで繰り返し鍛錬した（図10）．En-DCRで生じうる出血に圧迫で止まらないものはなく，適切にガーゼタンポンを行えることが安全な手術を行う第一歩である．あまり天地を重視しない術者もあるが，ゆくゆく鼻中隔矯正術習得などの応用力が身につかない．スポーツでも武道でも，基本の型（かた）を重視することに通ずると思われる．

V 鼻内法をやってみる

手術の実際は他稿に譲るが，最初のうちは涙囊が腫大し，総涙小管閉塞の合併がなく，鼻腔も広いといった症例がやりやすい（図11）．ちなみにボスミン®ガーゼで収縮させてもなお中鼻甲介基部が視認できない狭鼻腔例は，鼻中隔矯正術

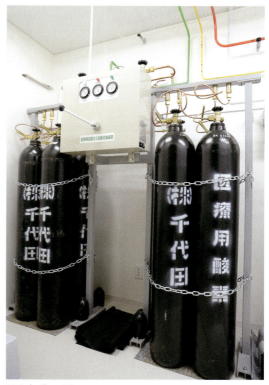

図6｜ボンベ室

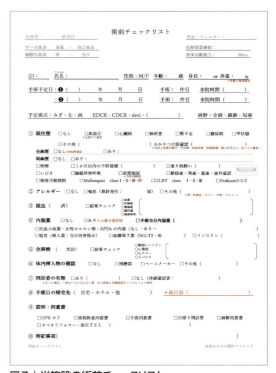

図7｜当施設の術前チェックリスト
当施設で使用している日帰り全身麻酔のチェックリスト．

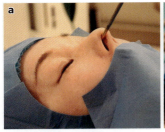
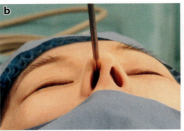

図8｜鼻内視鏡の挿入
a，b 硬性鏡は鼻尖の方向に固定すると術中ぶれず，患者の痛みもない．

図9｜器具はカメラの下から挿入する

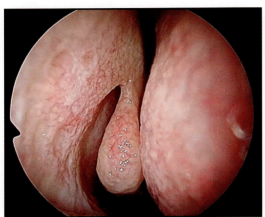
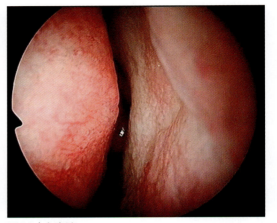

図10｜内視鏡画像正面(右鼻腔)
術中もできるだけ天地を保つように意識する．

図11｜左鼻腔
鼻中隔彎曲症のため，中鼻甲介基部が視認できない．鼻中隔矯正術の適応である．

が必要と考える．

VI 術後管理

　En-DCRの合併症で一番問題となるのは術後出血である．その頻度は少ないが，当施設では手術患者の数％で後出血への追加処置を要した．総合病院の場合は入院設備があり耳鼻科の協力も仰ぎやすいが，日帰り手術の場合はより厳格に対策する必要がある．後出血の予防にエビデンスのある明確な指針は存在しないものの，眼科医しかいない無床クリニックではやや過剰気味な予防策を講じておくほうが無難と思われる．以下はあくまで一例であるが参考にされたい(表1)．

1．抗血小板・凝固薬について

①抗血小板薬1剤→休薬せずに手術(※処方医の許可があれば休薬しても可)
②抗血小板薬2剤併用療法→単剤に減薬し，数ヵ月後に①へ
③抗凝固薬(ワーファリン®)：PT-INRを2以下に調整して手術

2．パッキング

　パッキングの要・不要については議論の分かれるところである．当施設ではベスキチン®を2日間パッキングするようにしてから(図12)，処置を要する後出血は1例もみられていない(2024年10月現在)．過去には不織布状のアルギン酸カルシウムや吸水性スポンジ製剤なども試したが，どれも止血力に劣る印象があった(約1～2％で術後数時間内に後出血あり)．抗血小板薬の服用例(休薬中も含む)の場合，術2日後のガーゼ抜去では鼻堤蜂巣付近から再出血する例が散見されたので，術3～5日後に延長したところ抜去時の出血はみられなくなった．なお休薬した抗血小板薬の内服再開は術後1～3日以内としている．

3. リカバリー室での術後体位

ストレッチャーを10〜20°ギャッジアップし，上半身を軽度挙上させる（セミファウラー位）（図13）．血液が下半身に行き鼻腔への還流が抑えられる．下半身も下げる逆トレンデレンブルグ体位でもよいが，通常のストレッチャーでは困難かもしれない．なお頭部のみの挙上（ヘッドアップ）は舌根沈下のリスクがあるので全身麻酔・鎮静例には禁忌である．

4. 帰宅後の出血に対する対応

緊急連絡用の携帯電話を用意し，術当日は夜間でも応答できるように備えておく．耳鼻科側の見解として，術当日の後出血はまず執刀施設が初動に当たるべき，という暗黙のルールがある（かもしれない）．ほとんどの後出血は術後数時間内に発生するので，最低でも術翌日の朝までは止血機器をスタンバイしておく，看護師を最低1名オンコールにしておくなどの体制を整えておくのが望ましい．

5. 術後の生活指導

ガーゼ抜去の翌日までは入浴を禁止とする（表2）．術後1週間は筋トレや重いものを持つなどの運動，鼻かみ，飲酒，長風呂は避けてもらう．

表1｜予想される後出血のタイプとその原因

出血時期	考えられる主な原因	対策例
術後数時間内	・術中止血の不足 ・パッキング不足（創部を十分に圧迫していない） ・糖尿病・高血圧など	・術中の動脈出血は焼灼 ・創面をすべてカバーするようパッキングする ・内科的管理
ガーゼ抜去時	・抗血栓薬治療中	パッキング期間を3〜5日と長めにする
術1〜2週間後	・動脈出血への無焼灼 ・仮性動脈瘤の破裂	・術後2週は鼻かみ・重量物運搬・怒責動作を禁止 ・病院のない場所（航空機・海上など）を避ける

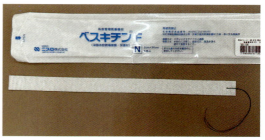

図12｜ベスキチン®ガーゼ
ベスキチン®ガーゼに牽引糸を付けて鼻外に出しておくと，外来や自宅での抜去が容易である．

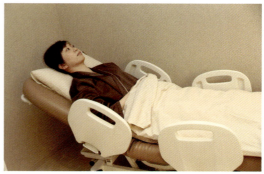

図13｜セミファウラー位

表2｜術後の生活指導

	手術日	翌日	2日目以降	ガーゼ抜去の翌日
シャワー	×	○	○	○
洗顔洗髪	×	×	○	○
入浴	×	×	×	○

和文索引

あ

悪性リンパ腫　132
圧力スパイク　42
アレルギー性結膜疾患　44, 51
アンピシリンナトリウム・スルバクタムナトリウム　118

い

意図的強瞬目　42
陰圧スパイク　42

え

愛媛涙道手術手技研究会　72, 242
エレバラスパトリウム　246
炎症性涙道閉塞　127
エンドスクラブ　246

か

外眼角靱帯　153
外傷性鼻涙管閉塞　77
外傷性涙道閉塞　128
外反症　55
外鼻孔　20
外涙嚢瘻　220
下眼瞼下制筋前転法　150
下眼瞼牽引筋腱膜　148
下眼瞼内反症　148
角膜障害　108
角膜穿孔　134
仮性動脈瘤　255
画像鮮明化　73
滑車下神経　18, 158
滑車下神経ブロック　18, 158, 164
仮道　70
カペシタビン　107
眼窩下神経ブロック　158
眼窩膿瘍　116

眼窩の構造　159
眼瞼炎　221
眼瞼下垂　56
眼瞼腫瘍　53
眼瞼前葉切除　141
眼瞼内反　53
患者報告アウトカム　93
感染性涙道閉塞　127
顔面神経麻痺　55, 143
眼輪筋　16
眼類天疱瘡　102

き

機能性流涙　57, 123
機能的導涙不全　86
キャダバーサージカルトレーニング　230, 240
キャダバーラボ　10
球後出血　159
急性涙嚢炎　8, 116, 218
近位線維性閉塞　192
近接型　75

け

経涙嚢涙小管開放術　192
結膜弛緩症　45, 51, 86
結膜鼻腔吻合術　196
結膜涙嚢鼻腔吻合術　194, 196, 199
ゲムシタビン塩酸塩　106
ケリソン　246

こ

抗癌剤関連涙道閉塞症　103
抗菌薬点眼　225
鉤状突起　24
コーンビーム (Cone-beam) CT涙道造影　79, 88
骨性鼻涙管　120
骨性涙道　14
骨窓の作成　183

し

シース　167, 171
シース誘導チューブ挿入法　4
色素残留 (消失) 試験　82, 91, 175, 209, 220
刺激性涙液分泌亢進　121
篩骨　15
篩骨洞　21
篩骨胞　25
自然瞬目　42
弱視　226
重症ドライアイ　205
重症涙小管閉塞　194
腫瘍性涙道閉塞　128
瞬目テスト　149
上顎骨　14
上顎骨前頭突起　24
上顎洞　26
上眼瞼挙筋腱膜内角　38
睫毛　171
睫毛内反　54
睫毛乱生　139
ジョーンズチューブ　194, 196
シリンジング法　89
新生児涙嚢炎　208

す

スキルトランスファー　71
スリットサイン　90

せ

切開排膿　117
セファゾリンナトリウム　119
セミファウラー位　255
前眼部 OCT　49
前眼部 OCT 涙液クリアランス　87
前眼部光干渉断層計　84
前篩骨神経　18
前篩骨動脈　159

先天鼻涙管閉塞　10, 82, 213, 221, 222, 224, 226
先天鼻涙管閉塞開放術　212
先天鼻涙管閉塞診療ガイドライン　208, 223, 224
先天涙嚢ヘルニア　214
先天涙嚢瘤　214, 218
先天涙嚢瘻　220
前頭窩　25
前頭洞　26
腺様嚢胞癌　133

そ

総涙小管　16
続発性後天性涙道閉塞　216

た

第三基板　23
タキサン系　105

ち

中間型　75
中鼻甲介　22
チューブ治療　67
鎮静　67

つ

通水・通色素試験　121

て

ティーエスワン®　194
テガフール　108
テガフール・ギメラシル・オテラシルカリウム配合剤　194
点眼法　89
電気分解術　140

と

導涙機能　58
導涙性流涙　44, 48
兎眼症　55
ドセタキセル　107

ドライアイ　45, 50, 85
ドライラボ　10
ドリル　245

な

内眼角靱帯　153
内視鏡を用いた鼻内法　179
内反症　53
ナブパクリタキセル　106

に

乳頭腫　130

は

パクリタキセル　107
ハニカム除去　73
半月裂孔　25
バンコマイシン塩酸塩　119
反射性涙液分泌　30

ひ

非侵襲的　85
鼻前庭　20
鼻中隔　21
鼻堤　23
鼻堤蜂巣　25
鼻内視鏡　246
鼻内視鏡下涙嚢鼻腔吻合術　186
鼻内パッキング　184
びまん性大細胞型B細胞リンパ腫　132
鼻涙管　18
鼻涙管の海綿体　35
鼻涙管閉塞　8, 124, 177

ふ

ブジー　211
ブジーと経過観察　224
フッ化ピリミジン　104
フルオレセイン色素残留試験　82, 175, 209, 220
プロービング　210
分子標的薬　104

分泌性流涙　44, 48

へ

ベスキチン®ガーゼ　249
ヘルペス後涙道閉塞　216
扁平上皮癌　133

ほ

放線菌　112
ポケット　222
母斑　130
ポンプ機能　35

ま

マイボーム腺機能不全　46, 50
膜性鼻涙管　120
膜性涙道　14
慢性涙嚢炎　8, 69, 98, 116, 134

め

滅菌もしくは高水準消毒　234
免疫チェックポイント阻害薬　104

も

盲目的プロービング　222

や

矢部・鈴木分類　100, 231

よ

陽圧スパイク　42

り

リウエル　246
リノストミーの作成　183
流行性角結膜炎後涙道閉塞　216
流涙　33
流涙症　4, 85, 93
流涙症疾患特異的QOL質問紙

票 96

る

涙液クリアランス　49, 58, 87
涙液減少　34
涙液分泌能検査　7
涙液ポンプ　37
涙液ポンプ力　121
涙液メニスカス　84, 120
涙液リザーバー　35
涙管チューブ　168, 171
涙管チューブ挿入　184
涙管チューブ挿入術　58, 122
涙管通水検査　7, 46, 62, 70, 82, 231
涙丘腫脹　52
涙湖　52
涙骨　15
涙骨の除去　183
涙小管炎　8, 69, 98, 102, 112, 117, 130, 134

涙小管狭窄・閉塞　100
涙小管形成手術　192
涙小管断裂　202
涙小管閉塞　109, 190, 192, 196
涙腺　28
涙点狭窄・閉塞　8, 100
涙点形成不全　100
涙点プラグ　170
涙点閉塞　190
涙道　62
涙道疾患関連角膜潰瘍　119, 134
涙道腫瘍　231
涙道障害　108
涙道シンチグラフィー　88
涙道診療の立ち上げ　10
涙道診療の流れ　6
涙道スキルトランスファー　230, 236
涙道スキルトランスファー動画　71
涙道内圧　41

涙道内異物　170
涙道内腔再建術　3, 109, 235
涙道内視鏡　3, 75, 124
涙道内視鏡検査　47
涙道内視鏡の種類　66
涙道内視鏡プロービング　211, 222
涙道内粘膜麻酔　162
涙乳頭　100
涙囊　16
涙囊移動術　199
涙囊結石　124
涙囊腫瘍　68, 79, 118, 122
涙囊切開　206
涙囊造影 X 線撮影法　77
涙囊摘出術　205
涙囊の開放　183
涙囊鼻腔吻合術　2, 67, 122, 174, 179, 235
涙囊皮膚瘻　220
涙囊剖出　205
涙囊マッサージ　210

欧文索引

B

B モード超音波検査　97

C

cadaver surgical training　240
capsulopalpebral fascia
　(CPF)　38
Cone-beam（コーンビーム）CT
　(CBCT)　79, 88
conjunctivodacryocystorhinos-
　tomy (CDCR)　196, 199
conjunctivorhinostomy
　(CR)　196
Crigler 法　210, 224
CST　240
CT 涙嚢造影撮影法（CT-
　DCG）　77

D

dacryocystectomy (DCT)　205
dacryocystography (DCG)　77
dacryocystorhinostomy
　(DCR)　2, 67, 174, 179, 235
DCR 鼻外法　174, 244
DCR 鼻内法（En-DCR）　245
direct endoscopic probing
　(DEP)　165, 172

E

EB ウイルス　216
endoscopic dacryocystorhinos-
　tomy (En-DCR)　179, 186
epiphora　44, 48
external endoscopic
　dacryocystorhinostomy
　(Ex-DCR)　244

F

floppy eyelid syndrome　143
fluorescein dye disappearance
　test (FDDT)　58
fluorescein dye retention
　(FDRT)　91
Functional endoscopic dye test
　(FEDT)　91

G

G-SGI　172

H

Horner 筋　37, 202

I

immune check inhibitor
　(ICI)　104

K

Kuhnt-Szymanowski 法を改良し
　た Smith 変法　145

L

LACRIFAST　168
lacrimation　44, 48
lateral canthal tendon
　(LCT)　153
Lateral canthopexy　144
Lateral distraction テスト　149
lateral tarsal strip (LTS) 法　150
Lateral tarsal strip (LTS)
　procedure　144
LDAK　134
LER plication 法　150
Lid-wiper epitheliopathy
　(LWE)　51

M

MALT リンパ腫　132
Marx's line　51
medial canthal tendon
　(MCT)　153
medial horn of levator aponeu-
　rosis (MH)　38
Medial distraction テスト　149
Minds　213
MRI　77

N

N-ST　168
No delay　90
No pick up　90

O

OSDI　87

P

PF カテーテル　168
pinch テスト　149
pinch test　46
post-saccal obstruction　77
Post-sac delay　90
pre-saccal obstruction　77
Pre-sac delay　90

Q

QOL　94

R

reflex loop　30
Riolan 筋　202

S

Schirmer 試験　32, 49
SF-36　96
sheath-guided endoscopic
　probing (SEP)　165, 172
sheath-guided intubation
　(SGI)　172, 236, 244
sheath-guided non-endoscopic
　probing (SNEP)　165
snap back テスト　149

snap back test　46

T

TC 療法　107
tear meniscus (TM)　84, 120
tear meniscus area (TMA)　57
tear meniscus height
　(TMH)　57
tetra-compartment theory　37,
　42
The Lacrimal Symptom Ques-

tionnaire　93
Thiel 法　241

U

ultrasound biomicroscopy
　(UBM)　97

W

WEQOL　94

検印省略

新篇眼科プラクティス 18
涙道診療オールインワン
定価（本体 13,000円＋税）

2025年4月6日　　第1版　第1刷発行

監修者　大鹿　哲郎
編集者　白石　　敦・園田　康平
　　　　近藤　峰生・稲谷　　大
発行者　浅井　麻紀
発行所　株式会社 文光堂
　　　　〒113-0033　東京都文京区本郷7-2-7
　　　　TEL（03）3813 - 5478（営業）
　　　　　　（03）3813 - 5411（編集）

ⓒ大鹿哲郎・白石　敦・園田康平・近藤峰生・稲谷　大，2025
印刷・製本：広研印刷

ISBN978-4-8306-5632-3　　　　Printed in Japan

・本書の複製権，翻訳権・翻案権，上映権，譲渡権，公衆送信権（送信可能化権
　を含む），二次的著作物の利用に関する原著作者の権利は，株式会社文光堂が
　保有します．
・本書を無断で複製する行為（コピー，スキャン，デジタルデータ化など）は，
　私的使用のための複製など著作権法上の限られた例外を除き禁じられています．
　大学，病院，企業などにおいて，業務上使用する目的で上記の行為を行うことは，
　使用範囲が内部に限られるものであっても私的使用には該当せず，違法です．
　また私的使用に該当する場合であっても，代行業者等の第三者に依頼して上記
　の行為を行うことは違法となります．
・ JCOPY〈出版者著作権管理機構 委託出版物〉
　本書を複製される場合は，そのつど事前に出版者著作権管理機構（電話03-
　5244-5088, FAX 03-5244-5089, e-mail：info@jcopy.or.jp）の許諾を得てください．